이 책은 매일의 영양에서부터 삶의 목적을 찾는 일에 이르기까지 모든 것에 관한 팁과 함께 당신의 삶에서 더 많은 웰니스wellness를 발견하도록 안내하는 과학적이고 아주 실용적인 가이드를 제공한다. 더 건강하고 더 번영하기를 원하는 모든 사람에게 강력히 권장한다!

로리 산토스Laurie R. Santos 박사

예일대학교 심리학 교수

행복 실험실 팟캐스트The Happiness Lab podcast 호스트

〈웰니스로 가는 길 닦기PAVING the Path to Wellness〉 프로그램은 나에게 개인적으로나 직업적으로나 놀라운 도구가 되어 주었다. 나는 25년 이상 기업 웰니스 업계에 몸담고 있으면서 생활습관의학을 직장에 도입하고자 많은 도구를 사용했지만, 그중 어느 것도 직원들의 정신적, 신체적 질환의 근본 원인을 다루는 이 프로그램의 유익성에 비교할 만한 것이 없었다. 베스Beth, 미셸Michelle 그리고 에이미Amy는 이 주제뿐만 아니라 생활습관의학 분야의 강자이다. 그들은 이 도구를 사용하여 의료 및 기업 웰니스를 혁신하고 있다. 건강지표를 개선하기 위해서는 사람들이 사회적 관계, 목적, 수면, 스트레스 회복탄력성 등과 같은 여러 가지 중요한 영역에서 자신의 현재 상태를 인지해야 한다. 이는 직원 및 환자들이 그들의 건강과 웰빙에 긍정적인 영향을 줄 수 있는 지속 가능하고 장기적인 생활습관의 변화를 이루기 위한 첫 단계이다. 결과적으로 이것은 의료 비용을 줄이고 직원 참여도를 높이는 데 기여한다. 만성질환은 미국에서 사망, 장애 그리고 의료 비용 발생의 주된 원인이다. 현상 유지는 더는 수용할 수도 없고 지속 가능하지도 않다. 기업들은 진정으로 도움이 될 수 있는 일을 시작해야 하며, 〈웰니스로 가는 길 닦기〉가 바로 그것이다!

발레리아 티브난Valeria S. Tivnan 공중보건학 석사, 교육학 석사

직원 복리후생 솔루션Employee Benefit Solutions

인구 건강 전략 및 웰빙Population Health Strategy and Well-being 이사

당신이 만성질환을 관리하고자 할 때나 혹은 그저 신체적, 정신적, 정서적인 웰니스를 개선하고자 할 때, 다양한 매체에서 쏟아져 나오는 방대한 정보와 때로는 모순되기도 하는 조언들에 혼란스러웠다면, 바로 이 책이 당신에게 도움을 줄 것이다. 몸과 마음 그리고 정신적 웰빙을 위한 여섯 가지 기둥을 다루고 있는 이 워크북은 인간의 건강과 웰니스의 모든 측면을 다루기 위해 함께 작업하는 과학적으로 검증된 건전한 정보와 개입을 제공하고 있다. 이 워크북을 당신 자신만의 웰니스 계획을 세우고 건강과 번영으로 향하는 개별화된 경로를 만들기 위한 지침서로 활용하라. 뇌졸중 생존자 웰니스 프로그램에서 '페이빙 스텝스PAVING STEPSS' 프로그램의 원칙들을 사용해 보았던 나는 환자와 그 보호자들이 이 프로그램을 통해 큰 가치와 만족을 얻었고, 그들의 전반적인 건강과 삶의 질이 크게 향상되었다는 사실을 증언할 수 있다.

이레나 마타노비치Irena Matanovic

임상 심리학 석사

공인 건강 및 웰니스 코치Certified Health and Wellness Coach

나는 자선단체 세임유SameYou 덕분에 나의 뇌 손상 재활치료의 일환으로 존경하는 베스 프레이츠Beth Frates 박사를 소개받고 페이빙PAVING 코스에 참여하게 되었다. 과학, 심리학, 문화 그리고 고대의 지혜가 조화를 이루는 페이빙 프로그램은 모든 사람이 자신만의 웰니스로 가는 여정을 시작하도록 영감을 주는 무언가가 있다. 나의 재활을 위한 도구였던 페이빙 코스의 실용적인 단계들은 이제 최상의 내가 되도록 도와주는 일상의 길잡이가 되었다. 웰빙에 대한 이 실용적이고 고무적인 접근 방식은 사람들이 저마다 인생 여정의 어느 단계에 있든지 간에 모든 이에게 혜택을 줄 수 있는 선물이다.

마크 로빈슨Mark Robinson

페이빙 프로그램 참여자

《웰니스로 가는 길》 워크북은 사람들이 매일의 습관과 행동의 힘을 활용하여 만성질환의 위험을 낮춤으로써 건강과 삶의 질을 향상시킬 수 있도록 돕는 근거기반 계획이다. 생활습관의학 분야에서 인정받는 3명의 전문의가 집필하고 검증한 이 워크북은 사람들이 자신의 건강과 행복 그리고 웰빙을 향상할 수 있도록 따라 하기 쉬운 로드맵을 제공한다.

제임스 리페James M. Rippe 의학박사

리페 생활습관연구소Rippe Lifestyle Institute 설립자 겸 소장

지은이

베스 프레이츠
미셸 톨레프슨
에이미 커맨더

옮긴이

이승현·이동엽
이혜원·이정한
김민균·이대희

PAVING the Path to Wellness

웰니스로 가는 길

하버드 의대 생활습관의학 전문의가 알려 주는
12단계의 웰니스 라이프스타일

KOREAN COLLEGE OF
LIFESTYLE MEDICINE
대한 생활습관의학 교육원

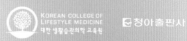 청아출판사

하버드 의대에 소속된 내 팀과 대한생활습관의학교육원^{KCLM}이 또 한 번의 파트너십을 통해서 진행한 출판 프로젝트! 우리의 신간 《PAVING the Path to Wellness Workbook》이 한국에서 《웰니스로 가는 길: 하버드 의대 생활습관의학 전문의가 알려 주는 12단계의 웰니스 라이프스타일》이라는 제목으로 출간됨을 영광스럽고도 기쁘게 생각한다.

우리 두 팀은 이미 《생활습관의학 핸드북》(초판, 개정판), 《청소년 생활습관의학 핸드북》을 한국어로 출간하는 학술적인 팀업을 해냈다. 모든 협력이 명예롭고 큰 기쁨이었으니, 이는 제니리 박사님이 아니었다면 불가능했을 것이다. 그녀는 나의 오랜 파트너이자 영혼이 통하는 친구이며, 내가 존경하는 재능이 많은 생활습관의학 전문가로서 한국과 아시아의 생활습관의학 운동을 선두에서 이끌어 온 장본인이다.

코로나19 팬데믹과 함께 웰니스 실천은 생존과 번영에 필수가 되었다. '페이빙 스텝스^{PAVING STEPSS}' 웰니스 프로그램은 6개의 생활습관의학 기둥에 6개의 부수적인 단계가 포함되어 있다. 이 12단계의 웰니스 라이프스타일은 사람들이 건강한 몸과 평화로운 마음, 충만한 정신을 취하고 누리도록 도와준다. 나는 이 페이빙 프로그램을 뇌졸중 생존자, 만성질환자, 의료인(예: 의사, 외과 의사, 간호사), 의대생에게 성공적으로 안내했다. 그들은 이 프로그램에 참여하고 웰니스 워크북을 사용한 후, 여러 긍정적인 면으로 건강이 증진되었다고 말했다.
"우리의 태도와 에너지 관리, 행동(무엇을 먹고, 어떻게 움직이고, 언제 잠자리에 들며, 누구와 관계하고, 어떻게 이완하는가)을 조절하게 됐음을 깨달았습니다."

이 책과 프로그램은 당신이 데시 및 라이언 박사가 제시한 '자기 결정 이론'의 3요소인 자율성과 역량, 관계에 관한 센스를 느끼도록 도와줄 것이다. 또한 이 책은 의료보건 제공자에게 좋은 리소스가 된다. 그리고 환자들이 건강한 습관을 채택하고 지속하도록 돕는 데 지침서로 사용할 수 있다. '페이빙' 웰니스 프로그램은 환자나 제공자 모두 자기돌봄에 포커스를 맞추도록 도와주며, 의미 있게 도전할 수 있는 목표를 세우고 성장할 수 있는 영역을 파악하도록 도와준다.

한국 독자에게 전하는 말은 이 정도로 줄이며, 다시 한번 세니리 박사와 훌륭한 KCLM 공역자 팀에게 감사를 전한다. 그들 덕분에 이 페이빙 프로그램과 웰니스 워크북을 한국에 안내할 수 있었다. 모든 사람이 인생의 어느 단계, 어떤 연령대, 어디에 있든지 번영하는 데 이 책이 도움이 되기를 바란다. 감사합니다!

베스 프레이츠

이 워크북을 만드는 데 도움을 준 모든 학생과 환자들에게 감사의 인사를 전한다. 이레나 마타노비치는 2015년 스폴딩 재활병원 Spaulding Rehabilitation Hospital에서 실시한 〈웰니스로 가는 길 닦기〉 프로그램의 참여자들을 위한 첫 번째 페이빙 PAVING 매뉴얼을 만든 학생이었다. 첫 프로그램의 몇몇 참여자들은 자료와 정보를 집으로 가져가서 활용할 수 있도록 프로그램 슬라이드의 복사본을 요청해 왔다. 그들은 몇 주, 몇 달 이내에 자료를 참조할 수 있기를 원했다. 그들의 열정에 감사드린다.

또한 이 워크북이 최대한의 영향력을 발휘할 수 있도록 만들고자 노력한 우리를 지지해 준 가족과 친구들에게도 감사의 마음을 전하고 싶다. 우리는 매주 금요일 아침에 2~3시간씩 만났는데, 그런 우리를 지원해 준 배우자와 가족들이 있음에 너무나 감사한다.

〈웰니스로 가는 길 닦기〉 프로그램은 내가 의사 경력에서 더 큰 성취감을 얻을 수 있도록 이끌어 주었다. 2013년 2년 차 전공의 시절의 어느 이른 아침, 스탠퍼드 대학병원 물리치료 및 재활의학과 그랜드 라운드(Grand Round; 의학 교육 및 입원 환자 치료의 한 방식으로서, 의료진들이 모여 특정 환자의 의료 문제 및 치료를 제시하고 토의하는 회의 - 역자 주)에 참석한 나는 녹초가 되어 앉아 있었다. 그때 베스 프레이츠 박사가 환자들이 건강 상태를 관리할 수 있도록 돕기 위해 생활습관의학(영양, 운동, 스트레스, 수면, 중독성 물질 조절, 사회적 관계 등)을 어떻게 활용했는지를 열정적으로 설명하는 것을 보며 활력을 느꼈다. 그녀는 환자와 함께 운동하고, 그들과 정서적으로 연결되고, 그들이 스스로 건강한 결정을 내리도록 북돋아 주며 코치 역할을 효과적으로 해내고 있었다. 그녀의 환자들은 눈에 띄게 좋아졌고, 베스는 그녀의 역할을 너무도 사랑했다. 이제 그것은 가치 있는 의학이 되었다!

베스는 하버드에서 뇌졸중 생존자들을 위해 막 시작했던 〈웰니스로 가는 길 닦기〉라는 새로운 프로그램에 관해 이야기할 때 특히 더 열정적이었다. 그녀는 소규모 그룹 토론과 그룹 산책을 이끌며 건강한 삶의 기초를 강조했을 뿐만 아니라 의미 있는 사회적 상호작용의 장을 제공했다. 그녀의 프로그램은 매우 흥미로웠다! 프로그램은 초기 단계에 있었지만, 환자들은 더 많이 걷고, 채소를 더 많이 먹고, 스트레스를 덜 받고, 심지어 금연하는 변화를 보였다. 그 후 나는 몇 년 동안 나의 멘토로서 베스를 따라다녔다. 그녀의 강의를 경청했고, 그녀의 일을 관찰했으며, '페이빙 스텝스PAVING STEPSS' 프로그램을 심도 있게 다룬 그녀의 하버드 익스텐션 스쿨Harvard Extension School 생활습관의학 과정에 참석했다.

조금 더 과거로 돌아가서, 나는 캘리포니아대학교 샌프란시스코 캠퍼스의 의대 4학년 때 딘 오니시Dean Ornish 박사님이 설립한 예방의학연구소에서 연구하면서 처음으로 생활습관의학의 힘을 알게 되었다. 심장병(심장마비, 협심증 등) 환자 그룹들은 매주 만나서 운동을 하고, 건강식을 요리하고, 요가를 하고, 그룹 지원 토의에 참여했다. 본래 나는 의학 기술에 깊은 신뢰와 고마움을 가지고 있었다(실제로 나는 이전에 8년간 소프트웨어 분야에서 일했었다). 그러나 이 간단한 프로그램이 내가 의대에서 보았던 다른 어떤 개입보다 더 우수한 효과를 나타냈다. 연구 결과, 환자들의 증상이 감소하고 콜레스테롤 및 혈압 등 모든 생체지표biomarker가 엄청나게 개선되었으며, 심지어 동맥경화증이 역전되었다. 그뿐만 아니라 환자들은 스스로 호전되었음을 느꼈고, 이 프로그램을 너무나도 좋아했다. 내가 본 어떤 그룹은 무려 25년간 자발적으로 만나고 있었다!

심장마비(심혈관질환)를 유발하는 기저질환은 뇌졸중(뇌혈관질환)을 유발하는 질환과 본질적으로 같다. 따라서 오니시의 프로그램이 뇌졸중 환자에게도 성공적으로 적용될 가능성은 아주 분명해 보였으며, 특히 베스가 페이빙 프로그램을 초기에 성공시킨 것을 보면 더욱 그러하다. 나는 뇌졸중 생존자들이 피로와 근골격계 변화, 잘못된 식습관, 사회적 고립, 스트레스로 인해 건강이 더 나빠지고 뇌졸중 재발 위험이 증가하는 악순환에 빠지는 경우를 많이 보았다. 의료 시스템은 일반적으로 급성 치료에 필요한 약물과 요법을 제공하지만, 환자들이 근본적이고 장기적인 건강 증진 행동을 통해 회복력을 높이고 뇌졸중 재발을 예방하여 이러한 악순환을 깰 수 있도록 돕는 것에는 거의 초점을 맞추지 못한다.

우리의 목표는 페이빙 프로그램을 뇌졸중 환자들을 위한 종합적인 생활습관의학 프로그램으로 전환하는 것이었고, 이는 2018년 팔로알토 보훈병원Veteran Affairs Palo Alto Hospital에서 실현되었다. 우리는 주 1회 운동, 요리, 마음챙김, 그룹 지원, 교육 그리고 코칭을 포함하는 3개월간의 집중적인 외래환자 프로그램을 도입했다. 겨우 몇 개의 코호트cohort만이 코로나19 발생 이전에 프로그램을 마쳤지만, 그 결과는 매우 고무적이었다. 심폐 건강의 척도가 되는 최대산소섭취량VO₂ max을 측정하여 참여자들의 체력 수준을 평가한 결과, 사망 위험이 10~40% 감소하고 뇌졸중 발생 위험이 17% 감소했을 정도로 참여자들의 체력이 향상되었다. 또한 약물 변경 없이도 혈압(뇌졸중 유발 위험 인자 1위), 지구력, 보행 속도(6분간 걷기 테스트), 기립 능력(30초간 앉았다 일어서기 반복), 악력과 균형 감각이 개선되었다. 환자들은 프로그램에 참여하는 것을 좋아했으며 전반적인 만족도 점수는 10점 만점에 9.6점 이상이었다. 출석률은 90%에 가까웠으며, 많은 환자가 동기 모임과 멘토 프로그램에 지속적으로 참석했다. 그 결과는 《미국생활습관의학저널American Journal of Lifestyle Medicine》 2021년 1월호에 발표되었고,[1] 우리는 팬데믹 이후 다시 이 프로그램을 이어 나가기를 희망한다.

페이빙 프로그램은 뇌졸중 생존자뿐만 아니라 누구나 자신의 웰니스 수준을 개선할 수 있도록 도울 수 있다. 이러한 원칙들은 당뇨병, 비만, 고혈압에서부터 암과 근골격계질환 및 척추 손상 후의 재활에 이르기까지 다양한 건강 상태들을 치료하는 기초가 된다. 《웰니스로 가는 길》 워크북은 3명의 경험이 풍부한 의사들의 관점을 공유하고, 중요한 사실을 풍부하게 제공하며, 실용적인 자기 성찰self-reflection 연습을 제공한다. 이 워크북에 나오는 페이빙 질문들은 평가에 도움이 되며, 다양한 주제의 장들은 독자들을 웰니스로 가는 길로 인도하고자 구체적인 조치를 취하도록 안내한다. 이 워크북은 개개인이 사용할 수도 있고, 임상의들이 자신의 환자와 함께 사용할 수도 있다. 몇 년 전 나에게도 이 워크북이 있었더라면 얼마나 좋았을까!

너무나도 귀중한 책을 집필하여 출간해 준 베스 프레이츠와 미셸 톨레프슨Michelle Tollefson 그리고 에이미 커맨더Amy Comander 박사에게 깊은 감사를 드린다. 이 책이 나의 환자들과 나 자신에게 그랬던 것처럼 당신에게도 똑같이 긍정적인 영향을 주기를 희망한다.

제프리 크라우스Jeffrey Krauss 의학박사, 생활습관의학 전문의

힌지 헬스Hinge Health 최고의료책임자CMO

팔로알토 보훈병원 전임 의사

스탠퍼드 의대 물리치료 및 재활의학과 임상 조교수

---

1 Krauss J, Frates E, Parekh M, et al. (Jan. 2021). Comprehensive lifestyle medicine program improves fitness, function, and blood pressure in poststroke veteran cohort: a pilot study. *American Journal of Lifestyle Medicine*. doi:10.1177/1559827620988659

이제는 웰니스 시대라고 한다. '웰빙 포커스'에서 '웰니스 라이프스타일'로 옮겨 가고 있다. 웰니스Wellness는 Well(잘, 좋은)이라는 부사 또는 형용사에 명사형 접미 사 ness가 붙은 외래어 명사이다. 잘하게 하는 것, 좋게 하는 것이란 뜻이다. 즉, 웰니스에는 잘된 상태, 좋은 상태, 곧 최적의 상태까지도 만들어 가고 성취한다는 의미가 있다. 그래서 과정과 결과, 둘 모두를 품고 있는 것이 웰니스이다.

웰니스는 본질상 '라이프스타일(Lifestyle; 생활 행태나 습관화된 생활 패턴, 곧 생활습관)'을 동반하고 있다. 웰빙과 건강도 이미 포함되어 있다. 건강과 웰빙이 좋은 상태의 결과를 뜻하면, 웰니스는 그러한 결과를 가지고 오게 하는 과정, 길, 노력, 행동 등의 방향과 방법을 포함하되 습관화된 라이프스타일을 다루고 있다.

21세기의 우리는 그 어느 때보다 '왜 웰니스?' 및 '어떻게 웰니스?'에 관해 더욱 발 전된 근거기반의 이해와 지식, 체계적인 방법과 노력 등을 가지게 되었다. 의과 학을 비롯해 수많은 학제적 영역들이 보고하고 있는 학문과 연구 데이터 덕분이 다. 특히 한 생명체가 온전히, 최적의 상태를 유지하며 기능하고 누리기 위해서 는 어떻게 살아야 하는지, 곧 삶의 길, 라이프스타일을 더욱 잘 이해하게 되었다.

그중 우리 존재와 삶의 뿌리를 흔들었던 생명체의 비밀, 알고 보니 생명체의 기 본 단위인 세포를 지시하고 조절하는 유전체 대부분은 어떻게 사느냐, 곧 라이 프스타일이 제공하는 신호에 의해 발현하거나 침묵하는 등 영향을 받는다. 이 런 후성유전체epigenomes들은 세포의 활동을 긍정적(예: 기능적, 건강적, 치유적, 최적적, 생 명적) 또는 부정적(예: 불기능적, 질병적, 상처적, 위험적/비최적적, 사망적)으로 변화시킨다. 이 말은 유전체가 운명이 아니라, '매 순간 어떻게 사느냐' 하는 우리의 라이프스 타일 선택과 경험이 우리 생명체의 존재와 삶에 결정체determinants가 됨을 뜻한다.

흔한 예로서, 한 개인, 가족, 집단, 지역사회, 국가가 지금 무엇을 왜 그리고 어떻게 먹고 있는가의 식생활 eating-style 은 그들의 유전체와 세포 활동에 영향을 미친다. 그래서 그들 생명체와 최소 3세대 후손까지의 삶을 비롯해 환경과 기후, 생태계, 심지어 코로나19 팬데믹의 감염원인 동물과 미생물 세계에까지 영향을 미칠 수 있다. 여기에 더욱 주시해야 할 것은 음식 하나도 사람들의 생리와 화학작용, 심리와 행동 등에 영향을 미친다는 이치이다. 그러할 때, 그 음식의 영향력은 삶의 코스에서 사람들이 선택하고 판단하고 결정하고 수행해야 하는 수많은 다양한 영역의 활동과 역할, 질과 양 등으로 전이되고 발휘된다. 같은 이치로서, 우리가 선택하고 길들여지는 모든 라이프스타일 요소들의 영향력은 전인적이며 또한 나비효과 같기도 하다.

이 책《웰니스로 가는 길: 하버드 의대 생활습관의학 전문의가 알려 주는 12단계의 웰니스 라이프스타일》은 전인적이자 전반적인 영역에서 사람들에게 기본적으로 필요한 주된 12단계의 웰니스 라이프스타일 요소를 선택해 안내한다. 우리 인생이 그러하듯이 어느 무엇도 완벽하지 않을 때 500쪽이 넘는 이 책이 도움이 될 것이다. 온전히 과학적 연구를 통한 근거에 기반해 6가지 유형의 웰니스 라이프스타일과 그것을 생활습관으로 유지하는 데 도움을 주는 6가지 부수적 생활습관 요소를 담고 있다. 또한 웰니스 생활습관의 채택과 실천을 위해 '웰니스 워크북 Wellness Workbook' 형태로 디자인했다.

이 웰니스 책 한 권으로 이론에서 실행까지 '원스톱 쇼핑 one stop shopping'처럼 다 취하고 이룰 수 있다. 12단계의 웰니스 라이프스타일을 통해 우리가 소망하고 바라고 이루기를 원하는 생명체-존재-삶 그리고 생태계의 최적이자 최선의 길(과정)과 목표(결과)를 이룰 수 있다. 이제 그 12단계의 기본적이자 필수적인 웰니스 라이프스타일이 무엇인지 알아보고 정리하며 채택하고 실천해 보자!

바라건대《웰니스로 가는 길: 하버드 의대 생활습관의학 전문의가 알려 주는 12단계의 웰니스 라이프스타일》이 국민과 사회의 건강 및 질병을 다루고 책임지고 있는 의학계 및 의료보건복지계에 종사하는 모두에게 그들의 전문성을 발휘하게 하고 개인적 웰니스 라이프 성장에 필수적인 지침서 및 리소스가 되기를! 또한 이 책이 생명체를 가지고 존재하며 삶을 영위하는 모든 살아 있고 생활(생명활동)하는 인생들에게 생활의 지혜이자 가이드로 활용되기를 기원한다.

그래서 모두가 좀 더 웰Well해서 영직으로, 지적으로, 정서석으로, 신체적으로, 사회적으로, 직업적/직분적으로, 환경적으로 그리고 개인과 가정부터 교육, 정치, 행정, 경제, 사회, 문화, 종교, 생산업, 예술, 미디어, 도시, 시골 등의 분야까지 가능한 한 일니스(Illness; 아픔, 질병, 비정상)를 예방하고 치료하고 역전시키길 바란다. 동시에 건강과 웰빙, 건강 수명 및 삶의 질, 곧 웰니스가 증진되어 모두가 전인적으로 진정 행복하기를, 좀 더 성숙된 웰니스 삶과 집단지성 속에서 모두가 번영하고 충만하기를 기도한다.

"Living well, beautifully, and justly are all one thing."
- 그리스 철학자 소크라테스, 기원전 470년경~기원전 399년

2022년 8월, 우리나라 국민과 사회가 진정 WELL 하기를 바라며,

옮긴이 일동 대표 이승현 박사

(미국 로마린다 의과대학 예방의학과 교수, 대한생활습관의학교육원 설립자/원장,

국제생활습관의학보드기관 및 글로벌생활습관의학연맹기관 집행 자문위원)

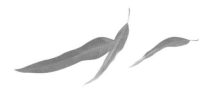

목차

PAVING the Path to Wellness

서문

건강한 삶과 최적의 웰니스에 도달하는 비결은 무엇일까? 당신의 나이가 몇이고 생애 주기가 어느 단계에 있든지, 또는 심장마비, 뇌졸중, 당뇨병, 암 치료와 같은 건강 역경으로부터 회복하는 단계에 있든지, 또는 직장 내 변화, 사랑하는 사람의 상실, 이혼, 집에 난 화재 같은 인생 역경으로부터 회복되는 단계에 있든지 상관없이 이 워크북은 당신에게 도움을 줄 수 있도록 만들어졌다.

수십 년 동안 의학 문헌을 검토하고, 환자의 이야기를 듣고, 셀 수 없이 많은 책을 읽고, 다양한 강좌를 듣고, 사람들이 건강한 생활습관을 갖도록 돕는 일을 행하면서 우리는 변화가 가능하다는 것을 알게 되었다. 그러나 모든 것이 하나의 과정으로 이루어지는 것은 아니다. 실제로, 몸과 마음 그리고 정신과 관련된 12가지의 구체적인 단계에 주의를 기울여야 한다. 사람들이 체중 감량을 원하든, 체력을 더 기르기를 원하든, 담배를 끊고 싶든, 수면제 복용을 끊고 싶든, 또는 엄청난 좌절을 겪은 후 다시 일어서려고 하든, 이러한 12가지 단계는 사람들이 자신의 목표를 달성하고 더 행복하고 더 건강한 삶을 누리도록 힘을 불어넣어 준다.

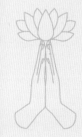

살면서 배우기: 베스 프레이츠 박사

내가 건강한 삶을 살고 심장마비와 뇌졸중을 예방하는 일에 열정을 갖게 된 것은 1986년이었다. 심장질환은 수십 년 동안 전 세계 사망 원인 1위였다. 그것이 내가 이 일에 관심을 갖게 된 이유는 아니었고, 순전히 내가 아는 한 환자 때문이었다. 그 환자의 이야기를 여러분과 나누고 싶다. 많은 사람이 이 특정 환자에게서 자기 자신 또는 친구, 가족, 동료의 모습을 볼 수 있을 것이다. 그는 평범한 사람이었기 때문이다.

이 신사는 1986년 당시 52세였다. 그는 과도하게 일했으며 과한 스트레스에 억눌려 있었고, 빨리 걷고, 빨리 말하고, 급하게 먹는 과체중의 뉴욕시 사업가였다. 그는 종종 걷기와 말하기, 먹기를 동시에 했다. 그는 패스트푸드, 버거, 프렌치프라이, 케이크, 쿠키, 아이스크림, 사탕을 주로 먹었고, 그의 사무실 책상 중간 서랍은 이런 것들로 가득 채워져 있었다. 그는 소위 '위로 음식comfort food'을 먹으면서 스트레스를 해소했고, 때로는 약간의 고함도 질렀다. 이 시기에 그에게는 10대의 자녀와 부인이 있었다. 그러나 그는 거의 매일 아침 7시부터 밤 9시까지 또는 더 늦게까지도 일했기 때문에 가족들을 거의 보지 못했다. 일요일에도 대개 교회에 갔다가 가족과 브런치를 먹은 후 일터로 갔다. 그가 집에 있을 때도 그의 정신은 온통 고객들을 걱정하고 궁금해하는 데 쏠려 있었기 때문에 사실 그는 집에 없는 것과 마찬가지였다.

그와 그의 형제들은 아버지가 시작했던 가족 회계 사업을 이어받아 뉴욕에서 운영하며 사업을 계속 번창시키려고 필사적으로 일했다. 그의 직업은 곧 그의 삶이었다. 그는 사람들이 대출금을 받을 수 있도록 돕고, 자녀들의 대학 학자금을 마련할 수 있도록 돕고, 그들의 삶에 기쁨을 주는 목표들을 이룰 수 있도록 돕고 싶었다. 이런 이유로 그는 자기 일에 몸과 마음을 바쳤다. 실제로 그는 주로 밤에 좋은 아이디어가 떠올랐고, 그것을 즉시 메모해 둬야 한다고 생각했기에 2시간 이상 잔 적이 거의 없을 정도로 밤잠을 설치곤 했다. 게다가 한밤중에 허기가 져 새벽 2~4시에 식사할 때도 많았다.

짐작하겠지만 그의 하루 일과, 심지어 주간 일정 중에도 운동은 없었다. 그는 학창 시절 운동선수였고, 주목받는 농구 선수이자 야구 선수였다. 그러나 이 시기에 그는 아무런 운동도 하지 않았다. 사실, 이건 완전히 맞는 말은 아닐 수도 있다. 그는 한 가지 신체활동을 하기는 했다. 이 활동을 특정 요일마다 하거나 매주 한 것은 아니었고 어쩌다 가끔 했지만, 이 활동을 할 때는 항상 정확하게 밤 11시 7분 정각이었다. 그 활동은 바로 전력 질주였다. 그렇다, 그것은 그가 할 수 있는 한 최대로 빠르게 달리는 것이었다. 밤 11시 7분에 이 남성은 집으로 가는 마지막 기차를 타기 위해 그의 사무실에서부터 그랜드 센트럴^{Grand Central} 역까지 전력 질주했다. 그는 사무실에서 기차역까지 얼마나 걸리는지를 정확하게 알고 있었다. 그는 마지막 기차를 타기 위해 필사적으로 뛰었다. 그 기차를 놓치면 하는 수 없이 사무실로 돌아가 간이침대에서 자야 했기 때문이었다. 가끔 있는 일이었지만 영 편하지는 않았다.

어느 날도 기차역으로 미친 듯이 달려가던 중, 이 신사는 가슴에 약간의 압박감과 통증을 느꼈다. 그의 좌우명 중 하나가 "고통이 없으면, 얻는 것도 없다^{No Pain, No Gain}"였다. 그래서 그는 앞으로 내달려 마지막 기차를 잡아탔다. 그의 집이 있는 역에 도착했을 때, 그는 마치 코끼리가 가슴을 짓누르는 듯한 느낌을 받았다. 땀이 나고 숨이 가빴다. 그의 왼쪽 팔부터 손가락 끝까지 감각이 없고 저려 왔다.

그를 집에 태워 가려고 역으로 왔던 그의 아내는 창백하고, 땀에 젖고, 일그러진 그의 얼굴을 보고 즉시 그를 지역 병원의 응급실로 데리고 갔다. 그곳에서 그는 심근경색, 심장마비 그리고 연이어서 일어난 우측 중간대뇌동맥경색, 뇌졸중을 치료받았으나 그의 몸 왼편이 마비되었다. 그는 어느 날은 호전되었다가 그다음 날은 그렇지 못했다.

나는 이 환자의 이야기를 아주 잘 알고 있다. 내가 말한 이 환자가 바로 나의 아버지이기 때문이다. 이 일이 일어났을 때 나는 18세였다. 하버드대학의 1학년생이었고, 경제학을 전공할 예정이었다. 나의 계획은 가족 사업을 물려받아서 3대째를 이어가는 것이었다. 그러나 내 아버지의 심장마비와 뇌졸중은 나의 모든 것을 변하게 했다. 인생, 일, 직업, 가족 그리고 건강을 바라보는 관점을 바꾸어 놓은 것이다.

나의 아버지는 거의 회복되었으나, 왼쪽 손의 미세한 운동 능력은 돌아오지 않았다. 이 말은 식료품 가게에서 동전을 집는 일조차 어려울 수 있다는 것을 의미했다. 아버지는 생활습관을 완전히 바꾸었고, 집중적인 생활습관 개선 프로그램들을 찾아 어머니와 함께 참여했다. 나의 어머니는 남편이 온전하고 행복한 삶을 누리도록 도울 수 있는 일이라면 무엇이든 하고자 했다. 아버지는 프리티킨^{Pritikin} 프로그램에 참석했으며 건강식, 운동의 중요성, 스트레스를 다스리는 방법을 배웠다.

52세였던 나의 아버지는 정말로 달라지셨다. 아버지는 종종 심장마비와 뇌졸중이 자신이 생애 최고의 세월을 살아가도록 도와주었다고 말씀하셨다. 물론, 변화의 초기에 그는 화를 냈고 괴로워했고 분노했으며 자신에게 왜, 어떻게 이런 일이 일어났는지 혼란스러워했다. 아버지는 과거의 삶과 생활방식들을 잃어버렸을 때 겪게 되는 상실의 모든 단계를 통과하셨다. 마침내 아버지는 더 현명해지고, 더 건강해지고, 더 즐거워지셨다. 아버지는 친구나 가족들과 있을 때 그들과 온전히 함께했다.

개인적으로, 나뿐만 아니라 나의 어머니와 남동생도 큰 변화를 감지했다. 아버지는 집에서 더 많은 시간을 보낼 수 있도록 근무 일정을 바꿨다. 아버지는 실내 자전거를 사서 매주 5일 하루에 30분씩 자전거를 탔다. 아버지는 자전거를 타면서 종종 경제 뉴스를 보거나 라디오를 들으셨다. 또 어머니와 함께 산책도 했다. 이것은 아버지의 스트레스를 줄이는 계획의 일부이기도 했다. 사회적 연결은 아버지에게 더욱 중요해졌고, 사람과의 관계를 우선시했다. 사실, 나는 아버지의 건강이 나빠진 후에야, 아버지가 어머니에게 키스하는 것을 처음으로 목격했다. 부모님의 공개적인 애정 표현을 본 것은 정말 처음이었다. 나는 지금도 나와 함께 식탁에 앉아 있는 어머니의 뒤에서 아버지가 살며시, 조용히 그리고 사랑스럽게 다가와 어머니의 오른쪽 뺨에 부드러운 키스를 하는 모습을 본다. 그들은 미소를 지었고, 나도 웃었다.

더불어, 아버지의 식단도 완전히 바뀌었다. 아버지는 처음으로 그의 접시에 채소와 통곡물, 생선을 담았다. 후식은 과일이었고, 더 이상 아버지를 위한 쿠키나 사탕은 없었다. 말할 필요도 없이 나의 식단도 달라졌다. 나는 전에는 절대 먹지 않았던 샐러드, 완두콩, 아스파라거스, 강낭콩, 당근, 가지 그리고 다른 채소들을 먹었다. 우리 가족은 모두 식단을 바꾸었다.

나의 아버지는 어떤 목표를 달성하기로 마음을 먹으면, 100%의 에너지를 투입하는 편이다. 이 경우에 그 목표는 바로 건강해지는 것이었다! 아버지의 건강 악화는 그와 나를 엄청나게 변화시켰다.

아버지의 새롭고 건강한 생활습관이 아버지의 심장을 구했다. 그는 27년을 더 멋지고 즐겁게 사셨다. 우리는 한 해 한 해에 감사했다. 아버지는 심장마비와 뇌졸중이 일어났을 당시 고혈압, 고지혈증, 울혈성 심부전, 심방세동 진단도 받았었다. 이러한 건강 문제에도 불구하고 아버지는 생활습관의 변화 덕분에 건강하고 행복한 삶을 누릴 수 있었다.

아버지의 심장마비와 뇌졸중 발생 후, 나는 소명을 받은 셈이었다. 그것은 의학이었다. 나는 사람들이 심장마비와 뇌졸중을 예방할 수 있도록 돕고 싶었다. 그래서 하버드에서 전공을 바꾸었고, 전공 선택 과목으로 생물학과 심리학을 택했다. 나는 이 과목들이 너무나 좋았고, 공부하는 게 즐거웠다. 의대 예비 과정(pre-medical; 미국은 의대 진학을 학사 후 대학원 시기에 하며, 의대 지망생은 학부 때 관련 전공을 이수하면서 MCAT 의대 입학시험을 준비함 - 역자 주)은 매우 어려웠지만, 나는 그것이 의대로 진학하기 위한 나의 여정에 중요한 부분임을 알고 있었다.

나는 특히 심리학 과정을 좋아했다. 2학년 때는 운 좋게도 심리학계의 거장 스키너B.F Skinner 교수가 지도하는 튜토리얼에 참여했다. 우리 12명은 스키너와 한 테이블에 앉아 있다는 것을 믿을 수가 없었다. 평생 잊지 못할 것이다.

나의 졸업 논문은 스트레스가 심장에 미치는 영향에 관한 것이었다. 나는 연속으로 숫자 7을 빼는 것이 심전도electrocardiogram, EKG 및 심장근육 수축에 어떻게 영향을 미치는가를 시험해 보는 연구 프로젝트에 참여했다. 우리는 환자들에게 100에서 7을 빼고, 그 숫자에서 또 7을 빼고, 계속해서 7을 뺀 답을 구하도록 요청했을 때 환자가 받는 정신적 스트레스 유형은 사람들의 심장 전기생리electrophysiology를 변화시키고 심장근육 세포에 심근허혈(저하된 혈액 공급으로 인한 산소 부족)을 일으키면서 그들의 심전도를 변화시키기에 충분했다는 사실을 발견했다.

스탠퍼드 의대에 진학해서는 심장학 및 심장 건강에 관한 연구를 수행하고 싶었다. 나는 산화질소가 많은 음식이 혈관의 내피세포에 미치는 영향을 조사하는 실험팀의 한 구성원이 되었다. 우리는 산화질소가 풍부한 음식이 콜레스테롤 수치가 높은 음식보다 내피세포에 더 건강함을 발견했다. 나는 이러한 일에 매료되었다.

스탠퍼드 의대를 졸업한 후, 나는 하버드 부속 스폴딩 재활병원에서 물리치료 및 재활의학과 전공의 수련을 하기 전에 내과로 전환하기 위해 매사추세츠 종합병원Massachusetts General Hospital으로 갔다. 내가 이 전공을 택한 이유는 뇌졸중 환자들을 장기적으로 돌보는 분야이기 때문이었다. 나의 열정과 목적은 뇌졸중 환자들이 온전한 삶으로 완전히 회복할 수 있도록 돕고, 그 여정을 함께하는 그들의 가족을 돕는 것이었다.

이런 마음가짐은 나로 하여금 뇌졸중 재발을 예방하는 방법에 관한 책을 쓰게 만들었다. 나는 이때 운동, 영양, 스트레스 그리고 생활습관의학의 다른 기둥들에 뛰어들게 됐다. 그 책을 쓴 직후인 2008년, 나는 건강 및 웰니스 코칭 분야에서 교육을 받고 자격증을 딴 최초의 의사 중 하나가 되었다. 나는 코칭 접근법이 좋았다. 사람들이 좋은 생활습관을 만들고 유지하도록 힘을 불어넣는 일을 아주 좋아했다. 그때 이후로 나는 4가지 유형의 코칭 프로그램을 완성하고 동기면담motivational interviewing 자격을 인증받았다. 지금 나는 의대생이나 임상 의사들에게 환자들이 생활습관을 변화시키고 유지하도록 힘을 북돋는 방법을 가르치고 있다.

이후 나는 미국생활습관의학회American College of Lifestyle Medicine, ACLM에 깊이 관여하게 되었다. 2018년, 나는 조너선 보닛Jonathan Bonnet, 리처드 조셉Richard Joseph, 제임스 피터슨James Peterson과 함께 《생활습관의학 핸드북Lifestyle Medicine Handbook》이라는 책을 공동 집필했다. 나는 환자와 의료진 모두에게 건강한 삶에 관한 정보를 공유하는 일이 좋았다. 이 책이 책 추천 기관인 '북 어쏘러티Book Authority'가 선정한 당대 최고의 의학책 리스트에 들어간 것을 정말 영광스럽게 생각한다. 개정판은 2020년에 출간되었다. 나는 이 책에 내가 환자들이 건강한 습관을 채택하고 유지하도록 상담할 때 사용했던 모든 원칙을 담았다.

내가 환자들이 최적의 건강과 웰니스에 도달하도록 돕는 일을 처음 시작했을 때, 나는 주로 운동과 영양에 집중했다. 나의 환자들은 걷기, 줄넘기, 테니스 치기 같은 신체활동을 하며 몸을 움직이는 방식을 조정했다. 그들은 또한 그들이 무엇을 먹고 있는지 세심한 주의를 기울였다. 맛있고 건강한 음식들로 몸에 영양을 공급하는 것은 체중 감량에 좋은 방법이다.

우리는 또한 환자들을 위한 주간 목표인 '스마트(SMART: Specific 구체적이고, Measurable 측정할 수 있고, Action-oriented 행동 지향적이고, Realistic 현실적이고, Time-sensitive 기한이 있는) 목표'를 세웠다. 나의 환자들은 대부분 체질량지수body mass index, BMI를 기준으로 보면 과체중이거나 비만이었다.

우리가 함께한 세션이 끝나 갈 무렵, 나의 환자들은 행복해했고 체중도 줄었다. 그들의 기분은 아주 좋았다! 그러나 몇 개월 후, 그들의 삶에 스트레스를 주는 사건들이 일어났다. 예컨대, 이직이나 관계 변화, 이사, 집 매매, 아이 탄생, 부모의 죽음, 친구와의 말다툼 같은 일들 말이다.

이러한 사건들은 사람들을 낙담시키고, 다시 예전 습관으로 돌아가게 만들기도한다. 다행히도 환자들 상당수가 나에게 전화를 해 왔다. 우리는 다시 함께 작업했으며 스트레스 회복탄력성에 집중했다. 심호흡을 배우고, 명상하고, 자신이 통제할 수있는 일에 집중하고, 스트레스를 주는 사건을 생산적이고 창의적이며 차분한 방식으로 해결하기 위한 계획을 세우는 것은 큰 도움이 되었다. 스트레스를 받는 동안, 수면은 심각하게 방해를 받는다. 그래서 우리는 그들의 행동과 야간 루틴에 몇 가지 중요한 변화를 주면서 규칙적으로 숙면을 취할 수 있도록 함께 노력했다.

이처럼 나는 신체활동, 영양 그리고 목표를 중점으로 코칭을 시작했고, 그 후 스트레스 회복탄력성과 적정 수면을 나의 코칭에 재빨리 추가했다. 시간이 흐름에 따라, 나는 내가 태도 교정attitude adjustment을 활용하고, 내담자들이 불행과 좌절을 배움과 성장의 기회로 여길 수 있도록 격려하고, 매일 감사하는 마음을 갖도록 하고, '몰입flow' 상태를 더 자주 즐길 수 있도록 그들의 강점을 활용하도록 돕고 있음을 알게 되었다.

또한 나는 환자들에게 새로운 것을 시도해 보고 그것이 어떻게 작동했는지 기록해 달라고 요청했다. 그들은 호기심을 가지고 자기 생활습관의 여러 부분을 탐구했다. 수백 일 동안 매일 똑같은 일을 즐겁게 하거나, 수백 일 동안 매일 똑같은 것을 즐겁게 먹을 수 있는 사람은 아무도 없기에, 나는 환자들이 운동, 식이, 스트레스 회복탄력성 기법, 우정 쌓기 등 다양한 방법을 활용하도록 권했다.

우리는 모두 소속감, 연결 그리고 사회적 지지를 분명히 필요로 한다. 내담자들이 그들의 가족이나 친구와 연결되도록 돕는 것은 〈웰니스로 가는 길 닦기PAVING the Path to Wellness〉 프로그램의 성공률과 즐거움을 높여 준다. 양질의 인간관계를 맺는 것은 건강한 생활습관을 유지하고 즐기는 데 중요한 열쇠가 된다.

사람들은 대부분 시간 관리에 집중하고, 에너지 개념을 무시한다. 나는 여러 환자를 대하며 이를 알아차렸다. 사람들은 스트레스를 받을 때 시간의 압박을 느낄 뿐만 아니라, 기진맥진하고 피곤하며 에너지가 부족함을 느낀다. 그래서 나는 에너지 관리와 에너지 최적화에 중점을 두었다. 이는 휴식을 취하고, 새로운 관점을 얻기 위해 잠시 쉬고, 긴장을 풀고, 에너지를 재충전하는 법을 배우는 것이다. 휴식은 실제로 힘을 불어넣는 순간이며, 우리가 새로운 관점을 얻고 에너지를 회복하도록 돕는다.

끝으로, 지난 10년간 내담자들과 함께한 나의 경험과 연구는 목적의식이 즐거운 삶과 장수의 핵심 요소임을 증명해 주었다. 그것은 또한 번아웃burnout 예방에도 도움이 되었다. 목적의식을 갖고 아침에 일어나야 할 이유를 찾는 것은 〈웰니스로 가는 길 닦기〉 프로그램의 핵심적인 부분이다.

페이빙PAVING 프로그램은 당신의 수명을 늘리고 삶에 활기를 주는 전인적, 전체론적 생활습관의학의 몸과 마음, 정신을 다루는 프로그램이다. 이 프로그램에는 진가를 발휘할 12가지 중요한 단계가 있다. 이는 "적게 먹고 더 많이 운동하라!"가 아니다. 그보다 훨씬 더 많은 것을 담고 있다. 심오하고, 가치 있고, 진심 어리고, 삶을 바꾸는 프로그램이다.

〈웰니스로 가는 길 닦기〉 프로그램의 12단계

P = Physical activity(신체활동)

A = Attitude(태도)

V = Variety(다양성)

I = Investigation(탐구)

N = Nutrition(영양)

G = Goal(목표)

S = Stress resilience(스트레스 회복탄력성)

T = Time-out(휴식)

E = Energy(에너지)

P = Purpose(목적)

S = Sleep(수면)

S = Social connection(사회적 연결)

첫 단계

첫 단계는 어디에서 시작할지를 결정하는 것이다. 정답은 없다. 당신의 가슴을 따르라. 당신을 끌어당기는 것이 스트레스 회복탄력성이든, 사회적 연결이든, 영양이든, 태도 교정이든, 운동이든 당신이 시작하고 싶은 것부터 시작하라. 이 특별한 여정을 주관하는 것은 당신 자신이다. 우리는 이 워크북을 통해 당신의 안내자 역할을 하고 우리의 〈웰니스로 가는 길 닦기〉 프로그램을 당신과 공유하게 된 것을 영광으로 생각한다.

"천 마일의 여정도 한 걸음부터 시작한다."

– 노자

고대 중국의 철학자이자 저자

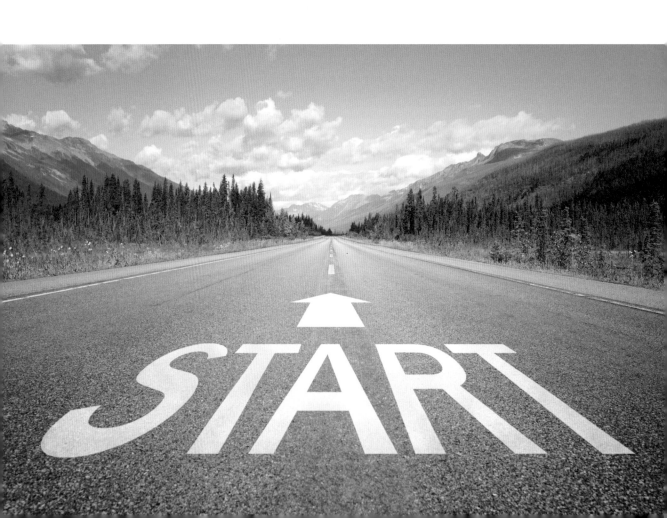

I

기초

CHAPTER 1

당신의 건강은 소중하다

아마도 당신은 건강이 염려되어 이 책을 읽고 있을 것이다. 설사 그렇지 않더라도, 상당수의 근거기반 연구들은 장수와 웰빙 그리고 즐거움을 위해서는 자신의 건강을 위해 시간을 보내고 건강한 습관을 실천하는 것이 중요함을 명시하고 있다. 단언컨대, 개인의 건강은 보편적인 관심사이다.

건강이란 무엇인가? 가장 기본적인 정의에 따르면, 건강은 질병이나 부상이 없는 상태를 말한다. 몇 년 전, 세계보건기구WHO는 "건강은 단지 질병이나 질환이 없는 상태가 아니라 신체적, 정신적, 사회적으로 완전한 웰빙 상태에 있는 것"이라는 좀 더 미묘한 관점을 제시했다.

그러나 건강을 어떻게 정의하든 상관없이, 미국의 건강 관련 통계를 검토해 보면 매우 부정적인 그림이 그려진다. 건강 관련 문제로 고통받는 사람의 수가 놀라운 속도로 증가하고 있을 뿐만 아니라, 지난 1년 동안 의료에 지출된 비용도 4조 달러를 넘어섰다.

의료비 지출의 주된 원인은 만성질환(장기간 지속되며 잘 낫지 않

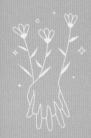

- 알츠하이머병
- 관절염
- 천식
- 암
- 당뇨병
- 심장병

- 고혈압
- 고콜레스테롤
- 요통
- 편두통
- 뇌졸중

그림 1-1. 미국에서 가장 흔한 만성질환(출처: 미국 질병통제예방센터)

는 질환)이다. 만성질환은 미국에서 사망과 장애의 가장 주된 원인이기도 하다. 미국에서 가장 흔한 11가지 만성질환은 그림 1-1에 나와 있다.

미국에서는 만성질환자들이 가장 많은 의료비를 지출하고 있다. 미국인의 약 60%(1억 9천만 명 이상)가 적어도 한 가지 이상의 만성질환을 앓고 있다. 사망자 10명 중 7명이 만성질환으로 인해 사망하며, 연간 170만 명 이상의 미국인이 만성질환으로 사망한다.

만성질환은 비교적 흔할 뿐만 아니라 대부분 예방이 가능하다. 연구에 따르면, 미국에서 조기 사망의 80% 이상은 사람들의 생활습관에 영향을 받아 발생한다고 한다. 다시 말해, 당신이 선택하는 생활습관과 당신의 건강 상태 사이에는 확실한 연결고리가 있다. 이런 점에서 긍정적인 생활습관을 선택하는 것은 긍정적인 건강 상태(즉, 더 건강한 당신)로 이어진다.

그렇다면 건강한 생활습관은 무엇일까? 미국생활습관의학회에 따르면, 건강한 생활습관은 다음의 6가지 기둥을 포함한다. 첫째, 건강한 식습관 지키기, 둘째, 규칙적으로 신체활동하기, 셋째, 스트레스 다스리기, 넷째, 위험한 중독성 물질 피하기, 다섯째, 충분한 양질의 수면 취하기, 여섯째, 긍정적인 관계를 맺고 유지하기이다. 각 기둥에 관하여 당신이 내리는 결정들은 삶의 질과 만성질환에 걸릴 위험성에 아주 극적인 영향을 줄 것이다.

　　건강한 생활습관을 선택할 수 있는 지식과 능력은 매우 중요하다. 건강한 선택은 개인의 영역인 만큼 당신에게 달려 있다. 이 워크북이 기본적으로 중점을 둔 것은 당신에게 실용적 도구인 '페이빙 스텝스 바퀴 PAVING STEPSS Wheel'를 제공하는 것이다. 이 도구는 당신이 일상생활에서 내리는 결정들이 건강 관련 문제가 생길 위험을 최소화할 필요성과 얼마나 일치하는지 쉽게 확인할 수 있도록 해 준다. 특히 이러한 12단계를 따르는 것은 당신의 삶에 더 많은 기쁨을 줄 것이며, 직장과 가정 그리고 일상에서 기쁨을 되찾는 데 도움을 줄 것이다.

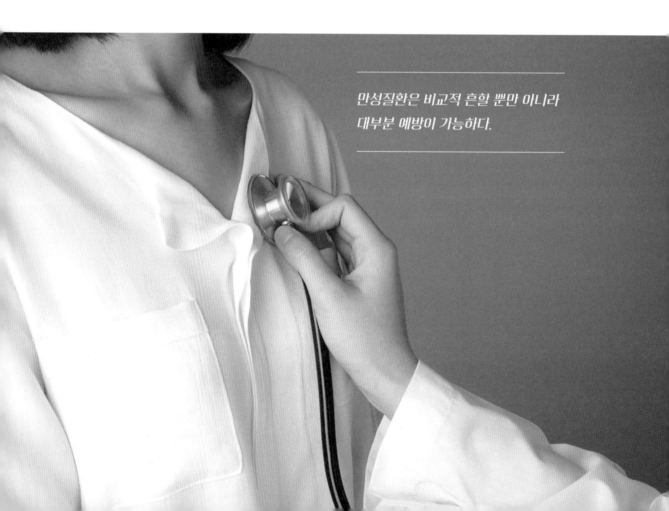

만성질환은 비교적 흔할 뿐만 아니라
대부분 예방이 가능하다.

CHAPTER 2

모든 사람을 위한 도구

〈웰니스로 가는 길 닦기〉 프로그램

〈웰니스로 가는 길 닦기〉 프로그램은 현재의 생활습관을 점검하고 긍정적인 변화를 이루고자 하는 사람들을 돕기 위해 고안되었다. 그런 점에서 이 워크북은 당신의 몸과 마음 그리고 정신을 충만케 하는 행복하고 건강한 삶으로 향하는 당신의 여정을 안내해주는 실용적인 도구이다. 단계별로 구성된 이 책은 당신이 취할수 있는 생활습관 관련 변화와 그러한 변화가 어떤 결과를 가져오는지 알 수 있게 도와주고, 더 건강하고 행복한 당신이 되기 위한즐거움이 가득한 여정을 가능하게 하는 데 도움이 될 행동들은 무엇인지 식별하는 데 도움을 준다.

　이 워크북은 근거기반 정보와 제시된 제안을 적용하여 당신의 생활습관과 웰니스 수준을 향상시킬 수 있는 전략을 설계하는데 도움을 주는 실습 책이다. 이 전략은 당신의 웰니스 여정을 성공적으로 완수하는 데 핵심이 되는 12단계(6개의 기초적인 생활습관들및 핵심적인 습관들을 유지하기 위한 6단계)에 대한 개요를 포함하여 상호관련된 몇 가지 부분들을 아우르고 있다. 예컨대, 다음과 같은 내

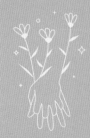

용이 포함된다. 현재 당신의 생활습관이 이러한 단계들에 어떻게 부합하고 있는지 확인하도록 도와주는 '웰니스로 가는 길 닦기 설문지', 12가지 필수적인 습관들을 어떻게 행하고 있는지 시각적 이미지로 보여 주는 '페이빙 스텝스 바퀴PAVING STEPSS Wheel', 이 워크북의 공동 저자들과 그들의 환자 몇몇이 웰니스 여정에 관한 개인적인 이야기를 공유해 주는 '살면서 배우기' 시리즈, '모스(MOSS: Motivators 동기, Obstacles 장애물, Strategies 전략, Strengths 강점) 기법'이나 '스마트SMART 목표 설정'의 원칙을 준수하는 습관별 목표 지정 기술 등 당신의 웰니스 여정에 필수적인 정보를 정확히 파악하는 데 도움이 되는 다양한 기술을 제공한다.

〈웰니스로 가는 길 닦기〉 프로그램의 구성 요소

페이빙PAVING 연상 기호

먼저, 〈웰니스로 가는 길 닦기PAVING the Path to Wellness〉 프로그램의 '페이빙PAVING' 연상 기호는 다음의 6가지 핵심 습관들을 기억하는 데 도움이 되도록 고안되었다.

- P = Physical activity(신체활동)
- A = Attitude(태도)
- V = Variety(다양성)
- I = Investigation(탐구)
- N = Nutrition(영양)
- G = Goal(목표)

페이빙PAVING의 첫 번째 습관 'P'는 규칙적인 신체활동physical activity이다. 여기서 신체활동은 몸을 움직이는 것을 뜻한다. 이는 체육관에 가거나 실내 자전거를 타거나 수영장에서 수영하는 것처럼 구조화된 운동 활동의 형태가 될 수 있다. 혹은 자전거를 타고 출근하거나 엘리베이터 대신 계단을 이용하는 것처럼 생활습관과 관련된 운동의 형태가 될 수도 있다. 규칙적이라는 표현은 가능하다면 매일 일상생활에서 운동을 일과로 삼는 것을 뜻한다.

운동에는 많은 이점이 있다. 왜 이러한 보상을 매일 얻지 않는가? 과학적 연구 결과, 운동하면 집중력이 높아지고, 불안이 감소하며, 스트레스 관리에 도움이 되고, 기분이 좋아지고, 수면의 질이 좋아지는 등 여러 가지 이점이 있다. 매주 150분씩 적당한 강도의 신체활동을 하는 것이 당신의 목표가 되어야 한다. 또한 일주일에 2회 정도 근력 운동을 실시해야 하며, 균형 운동과 유연성 운동을 하는 것도 중요하다.

신체활동은 당신의 외모를 보기 좋게 만들어 주며 기분도 좋아지게 한다. 그런데 어떻게 해야 이 습관을 당신의 일과로 포함시킬 수 있을까? 이것은 백만 달러짜리 질문이다. 이 주제에 관해서는 4장에서 다룰 것이다.

페이빙^{PAVING}의 다음 습관 'A'는 태도^{attitude}이다. 태도는 일반적인 다이어트와 운동에 관한 책에서 자주 간과되는 것 중 하나이다. 만약 당신이 만족감을 느끼고 싶다면 감사를 표현하기, 순간을 음미하기, 성공을 축하하기, 낙관적으로 보기, 현재의 과제에 정신을 집중하기, 상황을 재구성하기, 멀티태스킹(다중 작업)을 삼가기 등등 특정 태도와 정신적 활동을 연습할 필요가 있다.

우리의 조상들이 남긴 가르침은 상당히 정확하며 그것을 증명한 연구도 존재한다. 예를 들면, "잔에 물이 반밖에 없다고 보지 말고 반이나 차 있다고 보도록 하라.", "어떠한 상황에서도 희망을 찾아라.", "매일매일에 감사하라." 같은 것들이다.

말은 정말로 세상을 만든다. 감사할수록 감사한 일이 더 많아진다. 만약 당신이 쿠키를 얼마나 좋아하고 운동을 얼마나 싫어하는지를 항상 말하고 있다면, 그러한 생각들은 당신의 마음에 새겨질 것이다.

한편, 당신이 지닌 강점들을 상기하면서 당신 자신에게 긍정적이고 자비로운 방식으로 말할 기회를 찾는다면, 일상에서 작은 변화를 일으킬 수 있는 자신감과 힘을 얻게 될 것이다. 스탠퍼드대학의 저명한 심리학자이자 동기부여 분야의 연구자인 캐럴 드웩^{Carol Dweck} 박사가 제시한 '성장형 사고방식^{growth mindset}'을 활용하여, 자신의 실수를 부정적인 생각으로 냉혹하게 야단치는 대신, 성장의 기회로 삼는 것은 페이빙 프로그램에 필수적이다. 태도에 관한 상세한 내용은 5장에서 다룬다.

페이빙^{PAVING} 연상 기호의 다음 구성 요소 'V'는 다양성^{variety}으로, 삶의 모든 측면에서 중요한 요소이다. 때로는 운동이나 건강한 식습관에 지속적인 관심을 가지려면 새로운 무언가가 필요할 수도 있다. 어쩌면 새 운동화 한 켤레가 효과가 있을지도 모른다. 줌바 운동처럼 새로운 운동을 추가하는 것도 당신이 원하는 자극제가 될 수 있다. 당신이 원한다면 요가, 하이킹, 짐볼 운동, 스키 같은 새로운 유형의 운동을 시도하는 것이 신체활동을 하면서 즐거움을 유지하는 데 도움이 된다. 크로스핏^{cross fit}도 운동에 다양성을 포함할 수 있는 또 하나의 방법이다.

조깅처럼 특정한 방식으로 한 세트의 근육만 활용하여 운동하면 보람이 있고 심지어 명상 효과도 있을 수 있다. 그러나 달리기 주자들도 균형 잡히고 건강한 몸을 위해서는 유연성 운동과 상체 강화 운동을 해야 한다. 조깅하는 사람들은 달리기 외에 요가, 하이킹, 사이클링, 수영, 댄싱 그리고 소프트볼과 같은 팀 스포츠를 즐기는 것이 이상적이다.

부엌에서의 다양성도 너무나 중요하다. 당근을 매일 먹는 것은 분명 좋은 일이지만, 가능하면 매일 무지개를 연상시키는 다양한 색의 과일과 채소를 섭취하기를 권장한다. 그래야 모든 식물 영양소, 비타민, 미네랄 그리고 질병과 싸우는 천연 물질들을 섭취할 수 있기 때문이다. 다양성에 관해서는 6장에서 다룰 것이다.

페이빙^{PAVING} 연상 기호의 다음 요소 'I'는 탐구^{investigation}를 나타낸다. 이 워크북을 쓴 우리 세 사람은 의사로서 평생 학습자들이다. 이 워크북에 담긴 기본 목표 중 하나는 당신도 평생 학습자가 되도록 돕는 것이다.

당신은 현재 배움을 즐기고 있거나 아니면 어릴 적에 그랬었을 것이다. 어린이든 성인이든, 호기심이 생겨 탐험하고 탐구하는 일은 즐거움을 준다. 매일 새로운 정보를 배우는 것은 기쁨이다. 끊임없는 호기심은 선물이기도 하다. 예컨대 의학에서 새로운 것은 무엇일까? 요즘 당신의 몸은 어떤가? 어떤 음식을 즐기고 있는가? 휴지기 심박수는 얼마인가? 매일 몇 걸음을 걷고 있는가? 아침과 저녁 중 언제 운동하기를 좋아하는가? 운동한 지 6개월이 된 지금 혈압은 얼마인가?

자신에 대해 더 알아가고 자신의 몸을 더 잘 이해하고 싶어 하는 것에서 기쁨을 경험하는 일은 웰니스 여정의 중요한 부분이다. 이것은 부끄러움이나 불평 또는 죄책감에 관한 것이 아니다. 이것은 배움과 성장에 관한 것이다. 게다가 30세에는 내 몸에 잘 맞았던 것이 60세에는 잘 맞지 않을 수도 있다. 그렇다면, 이제 한번 살펴볼 시간이기도 하다. 탐구에 관해서는 7장에서 알아볼 것이다.

페이빙PAVING 연상 기호의 다음 요소 'N'은 영양nutrition을 나타낸다. 서점에는 수천 권의 영양 관련 서적이 즐비하다. 게다가 영양에 관한 수많은 미신과 오해, 왜곡된 설명이 널리 퍼져 있다. 무엇이 사실이고, 무엇이 허구인가? 당신은 누구를 신뢰하고 무엇을 믿어야 하는가?

이 워크북은 다양한 식단과 권장 식단을 검토한다. 가장 건강한 식단들의 공통점을 파악하고 논의한다. 자연식물식Whole-Food Plant-Based Diet, 지중해식 식단Mediterranean Diet, 메이요클리닉 식단Mayo Clinic Diet, 한 접시 식단Full Plate Diet이 강조되었고, 건강한 식사의 중요성과 약이 될 수 있는 음식을 다루었다.

사람들은 자신의 입에 어떤 음식을 넣을지 매일 선택한다. 건강한 식사를 위한 지침을 제시함으로써, 어떤 식습관이 당신에게 가장 적합한지 선택하도록 돕는 틀을 제공한다. 무엇을 먹어야 하는지 알고, 매일 건강한 음식을 먹기 위한 계획을 세우고, 그 계획을 실천하는 것이 영양에 관해 다룬 8장의 초점이다. 이 책의 정보는 당신의 식습관을 개선하고 웰니스 여정을 해 나가는 힘과 위로를 얻는 데 도움이 되도록 고안되었다.

페이빙PAVING 연상 기호의 6번째 습관 'G'는 목표goal를 세우는 것이다. 목표를 세울 때는 '스마트SMART 목표'가 필요하다. 이것은 구체적이고specific, 측정할 수 있고measurable, 행동 지향적이고action-oriented, 현실적이고realistic, 기한이 있는time-sensitive 목표를 뜻한다. 예컨대, 스마트 목표는 "나는 20파운드를 감량할 것이다."가 아니다. 이보다는 "나는 일주일에 5일은 아침에 일어나자마자 30분씩 걸을 것이다."가 스마트 목표이다.

작은 발걸음을 내딛는 것이 웰니스 여정의 핵심이다. 작은 성공은 더 큰 성공으로 이어진다. 성공을 위한 준비는 자신감을 얻고 웰니스 수준을 높이는 데 도움이 된다. "1년 안에, 나는 매일 점심과 저녁 식사 때 접시의 절반을 채소와 과일로 채우고, 1/4은 단백질로, 나머지 1/4은 복합 탄수화물로 채운 식사를 할 것이다."와 같은 장기적인 목표를 갖는 것은 적절한 전략이다.

1년 안에 성취하고 싶은 것과 같은 장기적인 목표를 정하는 것은 좋은 전략이다. 지금부터 10년 또는 20년 후의 미래에 대한 비전을 세우는 것은 지금으로부터 몇 년 후에 당신이 어디에 있기를 원하는지 볼 수 있게 도와준다. 그리고 나서 순조롭게 진행해 나가도록 3개월 목표, 월간 목표, 주간 목표 그리고 일일 목표를 사용하라. 또한 할 일 목록To-Do List을 갖는 것도 효과가 있다. 자기 자신에게 특정 기대치를 가지고 매일 구체적인 지침을 따르는 것은 당신이 최적의 웰니스 상태에 도달하도록 도울 것이다. 9장에서는 복표 설정에 관해 좀 더 자세히 살펴본다.

스텝스STEPSS 연상 기호

첫 6단계 이후, 또 다른 6단계가 있다. 두 번째의 6단계는 처음의 6가지 웰니스 습관을 지속하는 데 매우 중요하다. 모든 단계가 중요하나, 다음의 6단계가 없다면 변화가 삶의 습관이 되기는 어려울 것이다. 지속을 위한 6가지 단계들은 '스텝스STEPSS'라는 연상 기호로 표현되며, 다음과 같다.

S = Stress management(스트레스 관리)

T = Time-out(휴식)

E = Energy appraisal(에너지 점검)

P = Purpose identification(목적 파악)

S = Sleep(수면)

S = Social support(사회적 지지)

많은 질병의 기저에 있는 근본적 원인은 과도한 스트레스와 그에 상응하는 건강한 스트레스 관리법의 부족이다. 일곱 번째 습관인 스트레스 감소와 회복탄력성 구축은 스텝스STEPSS의 첫 글자 'S'로 표현된다. 약간의 스트레스는 동기부여나 자극이 될 수 있다. 그러나 과도한 스트레스는 몸과 마음에 만성적인 변화를 일으켜 번성하지 못하고 질병이 생기기도 한다.

스트레스의 목적, 투쟁-도피 반응fight-or-flight response 그리고 부교감신경계(심신의 이완을 활성화시킴)에 관한 이해는 웰니스 퍼즐의 중요한 부분이다. 어떻게 스트레스 반응을 끄고, 이완 반응을 켤 수 있을까? 심호흡은 스트레스를 받을 때 쓸 수 있는 가장 쉬우면서도 효과적인 방법의 하나이다. 심호흡과 함께 이완을 취하기 위한 여러 가지 방법이 있다. 이것은 10장에서 알아볼 것이다. 호흡 외에, 시야를 넓힐 수 있게 도와주는 긍정적인 혼잣말이나 재구성 방법도 있다. 위기로 보이는 것도 실제로는 쉽게 해결하고 고칠 수 있는 작은 불찰일 수 있다. 스트레스 유발 요인을 식별하고, 그것을 추적하고, 스트레스를 완화하는 방법들을 배우는 것이 10장의 주요 내용이다.

지속을 위한 다음 습관은 휴식time-out이다. 이것은 1시간 이상 앉아 있는 상황에서 잠시 벗어나 힘을 충전하는 순간인 짧은 휴식부터 모든 방법을 동원하여 일에서 벗어나는 휴식까지 모든 휴식을 말한다. 오래 앉아 있는 것이 심장병의 위험 요인이 됨을 아는 것이 중요하다. 그래서 많은 사람이 오랜 시간 앉아 있는 것은 '흡연'과도 같다고 말한다. 이것은 아마 당신에게 새로운 정보일 것이다. 이 책의 11장과 그 외의 모든 장은 당신이 새로운 것에 눈을 뜨게 해 줄 것이다. 즉, 새로운 사실이나 사물을 바라보는 새로운 방식 또는 행복감을 높이는 데 도움이 되는 새로운 전략과 같은 것들 말이다.

과도한 좌식 생활을 피하기 위해 필요한 행동은 장시간 앉아 있는 상태에서 벗어나는 것이다. 타이머를 사용하여 매시간 알람이 울리도록 해 둘 수 있다. 그러고는 매시간 일어서서 움직인다. 가령, 제자리 걷기나 줄넘기, 한 발로 균형 잡기 등등 몸의 큰 근육을 움직이고 혈액 순환에 도움이 될 만한 것은 뭐든지 해 본다. 이 상황에서 핵심 기법은 매일 할 수 있는 휴식 활동을 찾거나 매시간 긴장을 늦출 수 있는 다양한 휴식 활동을 식별하는 것이다. 이러한 휴식은 당신의 신체뿐만 아니라 두뇌에도 도움이 된다.

휴가는 어떠한가? 6주 동안이나 휴가를 보내는 덴마크인들은 세계에서 가장 행복한 나라 중 한 곳에서 살고 있다. 이와는 대조적으로, 미국인들은 휴가 시간을 비축하는 편이다. 그들은 대체 왜 휴가를 가지 않는지 다소 의아하다. 아마도 그들은 사망 후 유산을 남기듯이, 자녀들에게 그 시간을 물려줄 수 있다고 생각하는 것 같다. 어떤 사람들은 휴가 시간을 아플 때 사용하기 위해 비축한다고 말한다. 이는 프레이츠 박사가 진행했던 〈웰니스로 가는 길 닦기〉 워크숍에 참석한 누군가가 한 말이다. 프레이츠 박사는 그 사람에게 "휴가 시간을 가지고 휴식을 취하는 것이 건강을 지키는 데 도움이 되지 않을까요?"라고 물었다. 그 참석자는 그런 식으로는 생각해 본 적이 없다고 말했다. 주기적인 휴식을 취할 필요성과 가치에 관한 새로운 지식과 기술, 태도는 11장에서 다루고 있다.

12장은 스텝스STEPSS 연상 기호의 3번째 요소인 에너지energy, 곧 자연적 에너지와 인위적 에너지에 초점을 두고 있다. 무엇이 당신에게 자연스럽게 에너지를 가져다주는가? 가령, 특정 친구나 동료와 함께 있을 때, 당신은 행복하고 자신감이 생기고 힘이 넘치는가? 그렇다면 그들은 에너지 공급자들이다. 한편, 당신을 비하하고, 당신을 일에 이용해 먹고, 당신이 쓸모없다고 느껴지게 하는 동료들은 어떨까? 이들은 에너지 탈취자들이다. 2000년대 초, 한 친한 친구가 프레이츠 박사에게 말했다. "베스, 이제 거머리를 제거하고 백합을 가꿀 시간이야!" 그는 그녀의 시간과 자원 그리고 에너지를 빼앗고 있는 몇몇 동료들을 가리켜 '거머리'라고 말하고 있었다.

운동, 건강한 식단을 통한 꾸준한 포도당 공급, 최소 7시간의 밤 수면과 같은 자연적인 형태의 에너지를 살펴보는 것도 중요하다. 예컨대, 에너지를 얻기 위해 커피를 마신다면 얼마나 마시는가? 당신은 카페인이 어떤 수용체에 결합하여 어떤 작용을 하는지 아는가? 그것의 대사 시간은 얼마나 되는가? 이러한 질문들에 대한 답이 이 책에 들어 있다. 고려해야 할 또 다른 질문들은 이러하다. 당신은 언제 커피를 마시는가? 왜 커피를 마시는가? 자정을 지나 한 시간을 더 깨어 있기 위해서인가? 만약 깨어 있거나 좀 더 에너지를 얻기 위해서 다른 약물을 사용하고 있다면, 그것들의 필요성에 대하여 지금 평가하라!

당신 인생의 목적purpose은 무엇인가? 이것은 비교적 심오한 질문이며 13장에서 자세히 살펴볼 것이다. 당신은 어떻게 목적을 찾는가? 만약 당신의 인생에 더 큰 목적이 있다고 생각하지 않는다면 어떨까? 사실, 의리가 있는 친구가 되고, 다정한 엄마가 되고, 훌륭한 요리사가 되고, 정직한 사람이 되는 것도 큰 목적이 된다. 이것은 프레이츠 박사의 그리스인 할머니의 인생 목적이었다. 로즈 할머니는 18세에 그리스에서 이민을 왔고, 그리스에서 가족의 친구와 중매결혼을 했다. 로즈 할머니는 그녀를 존경했던 사랑스러운 가족을 부양했다. 가족, 우정 그리고 사랑을 우선시하는 것이 그녀 인생의 목적이었다. 우리는 모두 목적을 가지고 있다. 때때로 그 목적은 기회와 상황의 변화에 따라 달라진다. 우리는 모두 존재의 이유, 매일 아침 잠자리에서 일어나는 이유 그리고 매일 작은 방법으로 세상을 더 나은 곳으로 만드는 법을 찾을 수 있다. 우리 중 누군가는 이번 생에 암을 치료하고 달나라로 여행을 떠나겠지만, 우리 모두가 그렇지는 않다. 그러나 우리는 모두 해야 할 몫이 있고 더 큰 선^善에 기여할 수 있는 독특한 방법을 가지고 있다.

어떤 사람은 소위 루게릭병(근위축성측삭경화증)과 기타 치명적인 질병을 치료하길 원하며, 또 누군가는 그들의 가족이 먹고 쉴 수 있는 곳을 마련하기 위해 돈을 벌고자 한다. 한 걸음 뒤로 물러나서 당신 자신의 강점과 그것을 매일 활용하여 세상을 더 좋은 곳으로 만들 방법을 고려해 보면, 당신의 목적을 찾는 데 도움이 될 것이다. 인생의 목적을 찾는 또 다른 연습으로는 자신의 유언장을 써 보거나 친구들과 자신의 장점에 관해 이야기를 나누는 것이 있다. 목적에 관해서는 13장에서 자세히 살펴볼 것이다. 특히 홀로코스트(Holocaust; 제2차 세계 대전 중 히틀러 중심의 독일 나치 정권이 12년 동안 600만 명의 유대인을 포함하여 약 1,100만 명의 민간인과 전쟁 포로를 박해하고 학살한 사건 - 역자 주)에서 살아남은 유명한 정신과 의사인 빅터 프랭클의 업적이 이 장에 강조되어 있다.

14장에서는 수면^{sleep}의 힘을 살펴본다. 잠을 못 이룬 밤은 다음 날 우리의 생산성과 반응 시간에 부정적인 영향을 미친다. 또한 학습력을 떨어트리기도 한다. 예컨대, 졸음운전은 심각한 문제이며 사고의 주된 원인이다. 극도의 피로는 우리가 세상을 보는 방식과 우리의 기분에 영향을 준다. 더불어 수면 부족은 건강한 체중을 유지하기 어렵게 하며, 탄수화물 갈망을 유발한다. 수면장애는 뇌졸중을 초래할 수 있는 수면무호흡증(수면 중 호흡이 일시적으로 중단되는 코골이 증상) 등 몇 가지 질병과도 관련이 있다.

14장에서는 수면의 기초와 수면의 생리학을 알아본다. 수면-각성 주기^{sleep-wake cycle}와 같은 다양한 주제를 다루고 있으며, 피로할 때 카페인이 어떻게 당신을 깨어 있게 하는지에 대한 설명도 포함되어 있다. 건강한 수면 위생의 원칙과 연령대 및 생애 단계에 따라 권장되는 수면의 양도 다룬다. 가장 중요한 요점은 수면은 자연적인 회복력이며, 수면을 대수롭지 않게 여겨서는 안 된다는 것이다. 건강한 몸과 마음을 위해서는 얼마나 자는 것이 좋은지 아는가? 당신은 권장 시간만큼 잠을 자고 있는가? 당신은 숙면을 취하기 위해 무엇을 할 수 있는가? 14장에서는 이러한 질문들에 답할 것이다.

스텝스STEPSS 연상 기호의 마지막 요소 'S'는 사회적 연결social connection과 당신의 평생에 걸친 웰니스 여정을 지지해 줄 특정 사람들을 선택하는 것의 중요성을 뜻한다. 이에 관해서는 15장에서 다루고 있다. 당신의 목표와 목적을 이룰 수 있도록 돕는 역할을 하기 위해 당신의 지원팀 멤버들이 갖추어야 할 기준이 있다. 지원팀에는 당신을 직접 또는 전화나 온라인으로 도울 수 있는 멤버들이 포함된다. 그 멤버는 가족이나 친구, 코치, 선생님, 의사, 건강 동호회 동료가 될 수도 있고, 개나 고양이 같은 반려동물도 멤버가 될 수 있다. 좋은 관계를 맺는 방법을 배우는 것은 기쁘고 충만한 삶을 사는 데 핵심적이다. 우리가 만나는 모든 사람과 양질의 관계를 맺을 수는 없겠지만, 가능하면 가정이나 직장 또는 집단에서 좋은 관계를 형성하는 것이 중요하다. 연구에 따르면, 사회적 연결은 광범위한 결과를 가져올 수 있다. 예컨대, 당신의 친구가 행복해지면 당신도 더 행복해진다. 이러한 기본적인 지지는 건강한 습관을 유지하는 비결 중 하나이다.

〈웰니스로 가는 길 닦기〉 설문지

이 워크북에는 당신의 웰니스 여정을 안내하기 위한 〈웰니스로 가는 길 닦기〉 설문지그림 2-1가 포함되어 있다. 12개의 단계마다 5문항씩 총 60문항이 있다. 모든 문항은 1에서 5까지의 척도를 사용하고 있으며, 1은 "나는 전혀 그렇게 하고 있지 않다"를, 5는 "그것은 나의 일과에 속한다"를 나타낸다. 그 질문들은 운동, 영양, 수면을 포함한 단계들에 대한 현행 근거기반 지침에 기초하고 있다. 또한 목표 설정, 목적, 휴식, 탐구, 다양성, 에너지, 태도, 사회적 연결, 스트레스 관리와 같은 단계들에 관한 질문은 건강한 삶을 위한 연구 및 수용된 지침에 기초하고 있다.

이 책의 4장~15장을 읽기 전에 설문지를 먼저 작성해 보기를 권한다. 문항들에

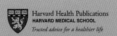
웰니스로 가는 길 닦기

KNOWme   페이빙 바퀴(PAVING Wheel)를 사용해서 전반적인 웰니스 측정하기

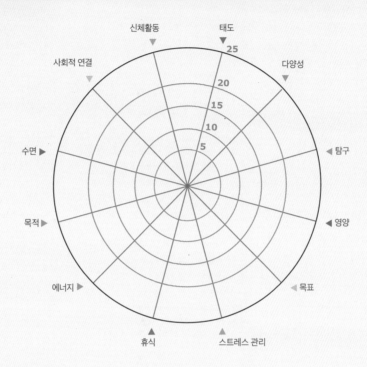

페이빙 바퀴를 사용하는 방법

점수 페이빙 바퀴의 각 구성 요소에 대한 총점을 도형에
표시하세요.

연결 각 점수를 연결하세요.

평가 페이빙 바퀴의 결과(오른쪽의 예시 참조)를 활용하여 개선하고
싶은 영역을 평가하고 자세한 지침은 해당 모듈을
참조하세요.

재평가 전반적인 웰니스와 개선해야 할 요소들을 측정하고 싶을
때마다 이 페이빙 바퀴를 정기적으로 재사용하세요.

예시

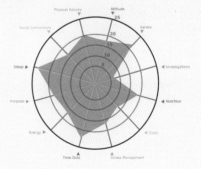

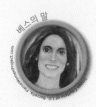
베스의 말

"정답도 오답도 없습니다. 좋은 점수나 나쁜 점수도 없고요.
페이빙 바퀴를 사용하면
자신의 웰니스를 평가하고 개선해야 할 영역을 확인할 수 있어요."

그림 2-1. 〈웰니스로 가는 길 닦기〉 설문지

INSTRUCTIONS

아래의 각 항목을 1~5의 척도에 기초해 점수를 매기세요. 12개 부분 각각의 총점을 계산한 후, 페이빙 바퀴에 그 점수를 표시해 보세요.

1 전혀 하지 않는다.	**2** 거의 하지 않는다.	**3** 가끔 한다.	**4** 자주 한다.	**5** 일과 중 하나로서 규칙적으로 한다.

모듈 1 신체활동

- 나는 일주일에 5일을 하루 30분씩 운동한다.
- 나는 운동할 때 즐겁다.
- 일주일에 두 번 근력 운동을 한다.
- 나는 규칙적으로 유연성 운동을 한다.
- 나는 규칙적으로 균형 운동을 한다.

신체활동 총점:

모듈 1 스트레스

- 나는 스트레스와 그것이 심신에 미치는 영향에 대해 배웠다.
- 나는 스트레스 감소 기술을 잘 알고 있으며, 내가 불안하거나 화나거나 걱정하고 있음을 느낄 때 적어도 한 가지의 기술을 사용한다.
- 나는 스트레스 회복탄력성에 대해 알고 있으며, 규칙적으로 나의 회복탄력성을 향상시키는 연습을 한다.
- 나는 쉽게 화를 내지 않는다.
- 나는 명상, 심호흡, 요가 또는 '마음챙김기반 스트레스 감소법(MBSR)'을 규칙적으로 실시한다.

스트레스 총점:

모듈 2 태도

- 나는 실수를 배움과 성장의 기회로 사용한다.
- 나는 감사 편지를 쓰거나 나의 감사한 마음을 구두로 잘 표현한다.
- 나는 무엇을 성취/성공했을 때 축하한다.
- 나는 일할 때 방해받지 않고 온전히 집중한다.
- 나는 하루 일상에 대해 낙관적이다.

태도 총점:

모듈 2 휴식

- 나는 1시간 이상 앉아 있다면, 매시간 일어나서 5분 정도 휴식을 취한다.
- 나는 좌절하거나 화가 나면, 안정을 찾기 위하여 심호흡을 한다.
- 나는 매년 휴가를 갖는다.
- 집에 있을 때는 저녁 식사 시간에 적어도 한 시간 정도는 컴퓨터를 끄고 일을 멀리한다.
- 몇 시간 동안 같은 프로젝트를 작업한 후, 그것을 넓은 관점에서 바라보기 위해 한 발짝 떨어져 본다.

휴식 총점:

모듈 3 다양성

- 나는 다양한 운동을 한다.
- 나는 무지개 색으로 구성된 식단으로 먹으려 노력한다.
- 나는 다양한 과일과 채소를 즐긴다.
- 나는 새로운 활동을 시도하기를 좋아한다.
- 나는 넓은 범주의 친구들을 사귀고 그들과 시간을 보낸다.

다양성 총점:

모듈 3 에너지

- 나에게 에너지를 주는 친구가 있다.
- 나는 나에게 즐거움과 활력을 주는 활동을 최소 한 가지는 알고 있다.
- 나는 나의 에너지를 고갈시키는 상황과 사람을 피할 수 있다.
- 나는 하루에 커피를 2잔 이하로 마신다.
- 나는 빠른 에너지 상승을 위해 단 음식이나 쿠키에 의존하지 않는다.

에너지 총점:

모듈 4 탐구

- 나는 규칙적으로 나 자신에 대해 작은 실험을 실시한다.
- 나는 어떤 음식이 내 몸에 좋은지 궁금하다.
- 나는 신체활동이 내 몸에 어떤 영향을 미치는지 궁금하다.
- 나는 의학, 영양, 수면, 스트레스 관리, 운동 등에 관한 최신 연구 결과들을 읽는다.
- 나는 가족, 친구와 함께 건강에 대해 이야기한다.

탐구 총점:

모듈 4 목적

- 나는 인생에서 분명한 목적을 가지고 있다고 느낀다.
- 나는 나의 활동이나 프로젝트의 우선순위를 쉽게 결정할 수 있다.
- 나는 나의 활동이나 프로젝트가 나의 가치와 일치하도록 한다.
- 나는 나에게 가장 중요한 사람과 활동을 식별할 수 있다.
- 나는 나의 목적을 이루기 위해 나의 강점을 사용한다.

목적 총점:

모듈 5 영양

- 나는 하루에 네 가지의 과일을 먹는다.
- 나는 하루에 다섯 가지 이상의 채소를 먹는다.
- 나는 단백질, 탄수화물, 지방의 적정 섭취량을 알며, 그만큼 먹는다.
- 나는 내가 먹는 음식에 대해 생각하고 그것이 내 몸에 좋은지 스스로에게 물어본다.
- 나는 음식을 약으로, 연료로, 즐거움으로 여긴다.

영양 총점:

모듈 5 수면

- 나는 밤에 7~8시간 잔다.
- 나는 오후에는 커피를 마시지 않는다.
- 나는 잠자리에 들기 전에 스트레칭을 하는 취침 습관을 가지고 있다.
- 나는 침실에 전화기를 두고 자지 않는다.
- 나는 너무 피로할 때 20분 정도 낮잠을 잔다.

수면 총점:

모듈 6 목표

- 나는 나 자신을 위한 장기 목표를 세우고, 그것을 누군가와 공유하며 검토한다.
- 나는 나 자신을 위한 3개월 목표를 세우고, 그것을 누군가와 공유하며 목표를 달성하고자 노력한다.
- 나는 월간 목표를 세우고, 그것을 누군가와 공유한다.
- 나는 주간 목표를 세우고, 그것을 누군가와 공유한다.
- 나는 나 자신을 위한 일일 목표를 세우고, 그것에 대해 스스로 책임진다.

목표 총점:

모듈 6 사회적 연결

- 나는 나에게 힘을 주는 최소 한 사람의 이름을 말할 수 있다.
- 나는 그룹(활동, 운동 수업, 미술 교실, 종교 단체 등)에 참여하고 있다.
- 나는 일주일에 최소 5번은 친구와 통화하거나 만난다.
- 나는 나의 배우자나 파트너 또는 친한 친구와 건강한 관계를 맺고 있다.
- 나는 매일 같이 시간을 보내며 돌보는 화초나 반려동물이 있다.

사회적 연결 총점:

그림 2-1. 〈웰니스로 가는 길 닦기〉 설문지

답함으로써 당신의 첫 번째 탐구를 시작할 수 있다. 이 12개의 웰빙 관련 단계들에 관하여 현재 당신이 어디에 있는지 알아보는 것이다. 자기인식self-awareness은 웰니스 여정에서 아주 중요한 부분이다. 완벽한 사람은 없다. 누구도 완벽할 필요는 없다. 완벽함이 목표가 아니라, 진보(발전)가 목표이다. 실제로, 완벽함은 종종 진보의 적이 된다. 웰니스는 개개인이 매일매일 또는 순간순간 한 걸음씩 나아가는 여정이다.

〈웰니스로 가는 길 닦기〉 바퀴

〈웰니스로 가는 길 닦기〉 설문지를 작성한 후, 각 단계의 총점을 사용하여 '웰니스 바퀴 레이더 좌표Wellness Wheel radar plot'[그림 2-1 참조]를 완성할 수 있다. 이것은 12개의 각 단계에서 당신이 어느 위치에 있는지 시각적으로 보여 준다. 어떤 단계들은 다른 단계들보다 점수가 낮을 것이다. 그건 다 아무래도 괜찮다. 결과를 있는 그대로 받아들여야 한다. 이러한 작업은 정보를 수집하는 것이며, 당신이 웰니스를 향해 어떻게 나아가야 하는지 정보를 제공하기 위한 것이다. 목표는 각 단계의 총점이 전부 25점인 '완벽한' 바퀴를 갖는 것이 아니다. 대부분의 사람들은 인생에서 자신에게 잘 맞는 영역과 그렇지 않은 영역을 갖게 된다. 다 완벽할 수는 없으며, 균형이 중요하다.

완성된 바퀴는 당신 삶의 어느 한 시점의 스냅숏이 되고, 이를 통해 자신에 대해 알게 된다. 바퀴는 매년, 매달, 때로는 매주 달라진다. 바퀴가 안내자 역할을 하여 당신은 자신과 자기돌봄self-care에 관하여 어디에 시간과 에너지를 더 쏟을 것인지 결정할 수 있다.

궁극적으로 당신은 바퀴 레이더 좌표의 변화와 함께 건강한 신체, 평화로운 마음, 충만한 정신을 향하여 나아갈 것이다. 레이더 좌표가 완전한 원이 될 필요는 없다. 실제로, 25점의 완전한 원형 레이더 좌표가 없어도 내면의 평화를 느낄 수 있다. 이것은 수치심, 비난, 또는 죄책감이 수반되지 않는 배움과 성장의 과정이다. 당신의 바퀴에 의해서 등급이 매겨지지는 않는다. 이것은 판단하기 위한 것이 아니라, 배움을 위한 것이다.

바퀴와 레이더 좌표를 살펴보면서 바퀴의 어떤 단계에 마음이 끌리는지 주목하라. 그 단계는 당신이 제법 잘하고 있는 단계일 수도 있고, 아니면 많은 노력이 필요한 단계일 수도 있다. 시작하기 가장 좋은 단계는 바로 당신이 시작하고 싶은 단계이다. 무엇이 하고 싶은 동기를 느끼게 했는가? 그것을 먼저 다루도록 고려해 보라.

교육 자료

이 워크북은 최신 데이터, 연구 기반의 정보와 가이드라인 그리고 생각할 거리를 제공하고자 한다. 바라건대, 당신은 이러한 자료를 읽고 잘 이해할 수 있을 것이다. 또한 이 워크북은 당신의 생각을 적어 보는 공간도 제공하여 적극적인 참여를 유도한다.

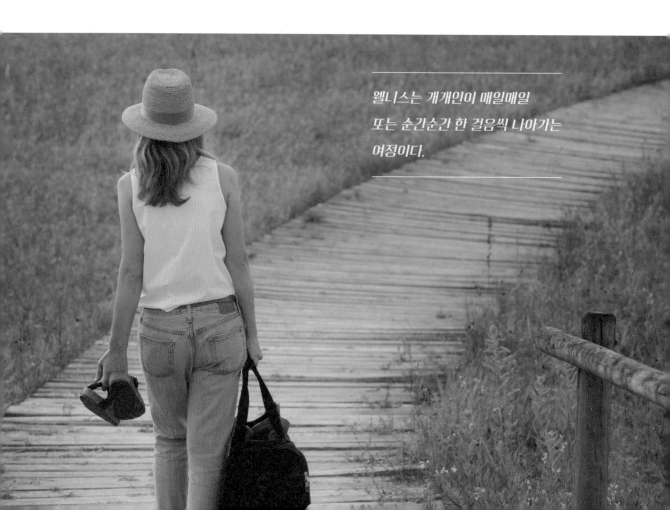

웰니스는 개개인이 매일매일 또는 순간순간 한 걸음씩 나아가는 여정이다.

이 워크북에는 내용을 이해하도록 돕는 도표, 그림, 이미지 등이 포함되어 있다. 우리는 이 책이 쉽게 읽히기를 바란다. 그래야 이 책을 즐길 수 있기 때문이다. 어떤 지점에서는 바로 그 순간에 당신의 삶의 목적을 골똘히 생각해 봐야 하거나, 또는 당신이 직면할 수 있는 장애물에 대한 해결책을 찾고자 할 때 어려움을 겪거나, 심지어 불편할 수도 있을 것이다. 경우에 따라 이 워크북은 대부분의 사람들이 마주하는 가장 흔한 장애물을 설명한 다음, 그것을 해결할 수 있는 유용한 해법을 제공한다. 시간이 갈수록 당신은 자신에게 도움이 되는 잠재적인 방법을 스스로 떠올리게 될 것이다. 이 책의 각 장에는 생각을 적는 공간을 제공하여, 앞으로 나아가기 위한 자신만의 해답과 전략을 개발할 수 있도록 하였다.

각 장에는 주요 용어들이 정의되어 있다. 물론, 여러분 중 누군가는 이런 주제들에 관한 전문가일 수도 있고, 다른 누군가는 이러한 개념들을 처음 접할 수도 있을 것이다. 따라서 이 워크북은 목록, 그래픽, 사례, 질문 등을 활용하여 독자들의 다양한 학습 스타일을 지원하는 동시에 다양한 지식수준에 있는 독자들을 수용하고자 노력했다. 이 책이 당신을 생각하게 만드는 계기가 되기를 바란다!

질문

이 책의 각 장에는 자료를 읽어 가면서 생각해 볼 수 있는 질문들을 넣어 두었다. 이러한 질문들은 당신이 생각하고 또 생각하도록 유도한다. 페이빙 바퀴PAVING Wheel에 관한 질문들과 마찬가지로 정답도, 오답도 없다. 시간을 내서 이러한 질문들에 정직하게 답하기를 바란다. 머릿속에 떠오르는 대로 적어 보라. 이러한 질문들로 등급을 매길 필요가 없으며 타인과 공유할 필요도 없다는 것을 기억하라. 이것은 오로지 당신의 웰니스 여정의 진전을 돕기 위한 것이다.

만약 질문에 답하는 것이 망설여진다면, 자신에게 그 이유를 물어보라. 그것은 아마 특히 민감한 주제일 수도 있고, 또는 건강/웰니스 전문가나 신뢰하는 동료와 함께 이 주제를 더 탐구해 보고 싶어서일 수도 있다. 또한 이 주제를 탐구하기에 적절한 시기가 아닐 수도 있다. 이러한 질문은 당신의 여정을 지원하기 위한 것이며, 당신에게 가장 적합한 질문을 사용할 수 있음을 기억하라. 이러한 질문들에 대한 당신의 생각을 친구나 동료와 나누고 싶은 마음이 생길 수도 있다.

살면서 배우기

이 책의 각 장에서는 '살면서 배우기'라는 항목을 통해 개인적인 사례들을 소개한다. 어떤 사례들은 실제 환자들이 자신의 이야기를 공유한 것으로, 아주 개인적인 예시들이다. 또 다른 장에서는 이 책의 저자들이 겪은 고충이나 성공 사례들을 소개하고 있다. 이 '살면서 배우기'를 읽으면, 당신 자신의 여정과 경험으로부터 무엇을 배웠는지 생각해 보게 된다. 당신이 기꺼이 돌이켜 보기를 원한다면, 인생은 상황과 도전으로부터 배움을 얻을 무수한 기회를 선사해 준다.

모스MOSS 기법

이 책의 주제들은 모스MOSS 기법을 사용하여 탐구된다. 모스MOSS는 동기Motivation, 장애물Obstacles, 전략Strategies, 강점Strengths을 뜻한다. 프레이츠 박사는 10여 년 전에 이 전략을 만들었다. 이는 일상에서 삶의 변화를 시도할 때 발생하는 곤란한 상황들을 해결하는 데 도움을 주는 방법이다.

- 동기(Motivation): 당신이 특정한 건강 행동(health behavior)으로 바꾸려는 동기는 무엇인가?
- 장애물(Obstacles): 당신이 특정한 건강 행동으로 바꾸거나 수용하는 데 방해가 되는 장애물은 무엇인가?
- 전략(Strategies): 이러한 장애물을 극복하기 위해 어떤 전략을 사용할 수 있는가?
- 강점(Strengths): 건강 행동으로 바꾸는 데 도움이 될 수 있는 당신의 강점은 무엇인가?

습관별 스마트^{SMART} 목표 세우기

4장~15장에서 다루는 12가지 습관에 대해 구체적인 습관별 스마트^{SMART} 목표를 세워야 한다. 스마트^{SMART}는 특정한 목표를 세우기 위한 기준을 제시하는 연상 기호로, 각 약어는 Specific(구체적인), Measurable(측정할 수 있는), Action-oriented(행동 지향적인), Realistic(현실적인), Time-sensitive(기한이 있는)를 뜻한다. 이상적으로 이러한 목표는 당신이 웰니스 여정을 수행할 때 지침, 방향, 초점을 제공한다.

워크북에 참여하다

이 워크북의 공동 저자 세 사람이 작성한 다음의 '살면서 배우기'는 그들 각자가 어떻게 〈웰니스로 가는 길 닦기〉 프로그램의 홍보 대사가 되기로 결심했는지 보여 준다.

● 베스 프레이츠 - 의학박사, 미국생활습관의학보드기관^{ABLM} 전문의, 미국생활습관의학회^{ACLM} 차기 회장

나는 사람들과 함께 작업하며 영양과 운동에 초점을 뒀다. 이는 사람들에게 도움을 주는 좋은 습관이었지만, 이것만으로는 충분치 않았다.

2012년에 나는 〈웰니스로 가는 길 닦기〉 모델을 개발했다. 그 이후로 나는 생활습관 코칭을 시행할 때 환자와 내담자들에게 이 모델을 사용하고 있다. 또한 6~12명의 참가자와 함께하는 그룹 생활습관의학 세션뿐만 아니라 환자와 일대일로 작업할 때도 이 모델을 사용했다. 초기의 긍정적인 피드백은 나의 마음을 따뜻하게 해 주었고 큰 격려가 되었다. 예컨대, 하버드 의대 부속 스폴딩 재활병원에서 이 프로그램을 처음 사용했을 때 참가자들은 매주 더 많이 걷고, 더 많은 채소를 섭취하고, 스트레스를 덜 받는다고 보고했다. 실제로 한 참가자는 뇌졸중 생존자와 그들의 보호자를 위한 4주간의 〈웰니스로 가는 길 닦기〉 그룹 개입에 참여한 후, 금연 날짜를 정하기도 했다.

그 후로 나는 뇌졸중 생존자와 그들의 보호자들을 위한 그룹 프로그램을 매년 시행하고 있다. 수년에 걸쳐 〈웰니스로 가는 길 닦기〉 프로그램을 제공하기 위한 다양한 옵션을 탐구하고 실험하면서 그 포맷이 변경되었다. 최근에는 코로나19 팬데믹으로 인해 프로그램을 온라인으로 제공하기도 했다. 놀랍게도 프로그램은 온라인에서도 아주 성공적으로 실시되었다. 대면 세션에서와는 다른 느낌이지만, 온라인 포맷도 모든 참가자가 증명해 보였듯이 깊이 있게 학습하고 서로를 연결하는 공간을 제공해 주었다.

지금까지는 〈웰니스로 가는 길 닦기〉 워크북이 없었기 때문에 참가자들은 나의 강의 자료를 편집한 버전의 워크북을 사용해 오고 있었다. 2018년 《생활습관의학 핸드북Lifestyle Medicine Handbook》(이 책의 초판 및 개정판 역서가 파트너 기관인 대한생활습관의학교육원에 의해 출간되었음 - 역자 주)이 출간되었고, 참가자들은 그것을 학습 자료로 활용했다. 그 책은 이 워크북과 함께 활용하기에 유용한 자료이다.

본래 나는 스폴딩 재활병원에서 뇌졸중 환자와 그들의 보호자들을 대상으로 〈웰니스로 가는 길 닦기〉 그룹 프로그램을 처음 진행하기 시작했다. 그들을 향한 나의 열정과 헌신은 내 마음 깊은 곳에서 우러났다. 사실, 내가 열여덟 살이었을 때 나의 아버지는 심장마비와 연이은 뇌졸중으로 고통을 받았으며 그로 인해 몸의 좌측이 마비되었다. 당시 아버지는 52세의 젊은 나이였다. 이것은 우리 가족 모두의 삶을 뒤바꾸는 사건이었다.

이러한 나의 18세 때의 경험은 사람들이 어떤 나이나 어떤 생애 단계에서든 건강한 삶을 채택하고 유지하도록 힘을 불어넣는 방법을 찾기 위해 계속해서 노력하게 만드는 원동력이 되었다. 운이 좋게도, 나는 10년 전쯤 커맨더 박사와 톨레프슨 박사를 만나게 되었다. 페이빙PAVING 프로그램 그리고 생활습관의학과 함께하는 우리의 여정은 나에게 크나큰 기쁨을 주었다. 우리의 협업은 바로 이 책 《웰니스로 가는 길》을 탄생시켰으며, 이 프로그램을 다양한 그룹에 소개하려는 나의 열정에 불을 지폈다.

커맨더 박사와 톨레프슨 박사 덕분에 나는 이 프로그램이 (뇌졸중 생존자뿐만 아니라) 모든 사람에게 그들의 나이나 생애 단계와는 상관없이 최적의 웰니스에 도달하고 최선의 상태로 번영할 수 있도록 돕는 지식과 도구, 전략을 제공하고 힘을 줄 수 있음을 깨달았다. 이 위대한 여성들은 나에게 개인적인 방식으로도 영감을 주었다. 실제로, 톨레프슨 박사의 개인적인 이야기는 내가 마라톤을 하도록 영감을 주었고, 커맨더 박사의 환자에 대한 헌신은 내가 보스턴 마라톤에 출전할 기회를 얻게 해 주었다(나는 2020년에 마라톤을 완주하였다). 이 강한 여성들이 나에게 매일 영감을 주고 있다. 그들과 함께 일하는 것은 정말 즐겁다. 우리의 목적은 〈웰니스로 가는 길 닦기〉 프로그램의 철학과 가르침을 널리 전파하는 것이다. 우리는 언젠가 그리스에서 페이빙PAVING 워크숍을 개최할 목표를 가지고 있다. 우리가 함께 만날 수 있는 좋은 자리가 될 것이다!

● **미셸 톨레프슨 -** 의학박사, 미국생활습관의학보드기관ABLM 전문의, 미국생활습관의학회ACLM 위원

나는 내 인생의 첫 30년을 건강한 생활습관에 대해 전혀 의식하지 않고 살아왔다. 어릴 적 나는 아버지의 텃밭에서 재배되는 농작물로 어머니가 요리하신 가정식을 먹었다. 나는 댄스 수업을 받았고, 테니스 팀에서 운동했으며, 늦은 밤 공부하는 대신 수면을 택했다.

그러나 의대를 다니고 산부인과 전공의 과정을 밟는 동안, 나의 아침 식사는 아침 회진 동안 깨어 있기 위한 탄산음료로, 점심은 제약회사에서 제공하는 공짜 밥으로, 저녁은 한밤중에 병원 지하에 있는 맥도날드 매장에 가서 링거를 꽂은 채 줄을 서 있는 환자들 틈에 끼는 것으로 대체되었다. 그래도 나름 건강해지려고 과일과 요구르트 파르페를 주로 먹었다. 나는 운동할 시간이 전혀 없었고, 간호사가 응급 출산을 위해 나를 호출할 때 뛰어가는 것이 전부였다. 나는 정기적으로 24시간 교대 근무로 일했고, 6시간 이상의 밤 수면은 어쩌다 아주 드물게 가져 보는 사치였다.

나는 전공의 과정이 끝나갈 무렵 딸아이를 낳았는데, 순진하게도 개인 병원을 개업하면 건강을 우선시하는 시간을 가질 수 있을 거라고 생각했다. 그러나 나는 일과 삶의 균형을 유지하기 위해 고군분투했으며, 요리를 제대로 배워 본 적이 없었기에 긴 하루의 끝에 나의 남편과 딸이 먹을 냉동 음식을 전자레인지에 재빨리 데울 수 있다면 성공했다고 느꼈다. 전문의 시험을 위해 공부하는 동안 영양, 운동, 수면 또는 스트레스 회복탄력성이 언급되었던 것조차 기억하지 못했다. 환자들이 어떻게 하면 더 건강하게 먹을 수 있고 전반적인 건강을 개선할 수 있는지 물었을 때 안내해 줄 지식이 나에게는 별로 없었다.

10여 년 전, 나는 하버드 생활습관의학연구소의 객원 교수가 되었다. 영양, 신체 활동, 수면, 스트레스에 대해 더 많이 배우고, 스스로 더 건강한 생활습관을 받아들일수록 기분이 좋아졌다. 건강한 삶의 유익함을 깨달으면서, 그 지식을 나의 환자나 경청해 줄 모든 사람과 열심히 공유하려 했다. 마치 의대생 시절에 배우지 못했던 건강한 생활습관의 비밀스러운 초능력을 발견한 것 같았다.

생활습관의학 분야에 대한 나의 전문 지식은 갈수록 풍부해졌다. 교육계에 재직한 지 10년이 지나면서, 나는 2019년 콜로라도주 덴버시에 있는 메트로폴리탄 주립대학교에서 생활습관의학 학사 프로그램을 만들었다. 나는 여성의 건강한 생활습관의학에 초점을 둔 지역사회의 비영리 클리닉에서 자원봉사를 했다. 그리고 베스 프레이츠 박사와 함께 미국생활습관의학회의 여성 건강 관심 그룹Women's Health Member Interest Group과 생활습관의학 예비 전문인 교육 관심 그룹Lifestyle Medicine Pre-Professional Education Member Interest Group을 공동 설립했다.

프레이츠 박사를 만났을 때, 나는 그녀가 나와 비슷한 사람이라는 걸 알았다. 우리는 약 15년 전에 웰니스 코치로 훈련을 받은 최초의 의사들 중 두 명이었고, 둘 다 각자의 대학에서 생활습관의학을 강의하고 있었다. 심지어 내가 참석했던 하버드 생활습관의학 콘퍼런스에서 그녀가 발표하는 것을 들었는데, 사람들이 건강 궤적을 바꾸도록 동기를 부여하는 방법으로써 근거를 공유하는 그녀의 전문성과 능력에 깊은 인상을 받았다. 그녀는 열정적이고 목적 지향적이었다.

지난 몇 년간 나는 프레이츠 박사로부터 배움을 얻고, 그녀의 하버드 익스텐션 스쿨 수업에 기반한 '생활습관의학 101Lifestyle Medicine 101 커리큘럼'의 개발을 포함하여 다양한 교육 관련 기획에 관해 그녀와 협력할 기회를 가졌다. 1년 동안 우리는 매주 만나서 함께 일했다. 그 경험을 통해 우리는 친구로서 긴밀한 유대감을 갖게 되었고, 미국생활습관의학회 회원에게만 제공되는 아주 멋진 '생활습관의학 101 커리큘럼'(파트너 기관인 대한생활습관의학교육원에서 국내 생활습관의학 교육을 위해 이 코스를 제공하고 있다 - 역자 주)을 완성하게 됐다. 그 성공적인 협력 후, 우리는 청소년에게 생활습관의학을 제공하기 위해 두 번째 협력에 착수했다. 우리는 학교 교사들이 건강과 웰니스 수업에서 활용할 수 있는 파워포인트 슬라이드와 교사용 매뉴얼을 개발하고자 팀과 협력했고, 프레이츠 박사, 플래븐Plaven 박사, 와츠Watts 박사, 아가왈Agarwal 박사, 달랄Dalal 박사 그리고 나의 딸 케이틀린Kaitlyn이 《청소년 생활습관의학 안내서Teen Lifestyle Medicine Handbook》(이 책은 파트너 기관인 대한생활습관의학교육원에 의해 2021년에 역서로 출간되었음 - 역자 주)를 공동 집필하였다. 프레이츠 박사와 나는 프로젝트 작업을 즐겁게 만드는 시너지를 가지고 있으며, 이 페이빙PAVING 프로그램은 건강한 삶에 대한 우리의 열정을 훨씬 더 큰 규모로 다른 사람들과 나눌 수 있는 또 다른 기회로 입증되었다. 프레이츠 박사는 나의 참된 멘토이자 소중한 친구가 되었으며, 약 7,000명의 회원을 보유한 전문기관인 미국생활습관의학회 집행위원회에서 그녀와 함께 일하게 된 것을 감사하게 생각한다.

건강의 관점에서 나는 큰 의학적 문제가 없었고 암에 대한 심각한 위험 요소도 없었기에 다소 나의 건강을 자만하고 있었다. 나는 42세에 유방암을 진단하기 위한 유방조영술 검사를 연기할까도 생각했지만, 스마트폰의 달력 앱 알람이 정기 검진 일정을 잡으라고 부추겨 주었다. 물론 나는 유방암이 누구에게나 생길 수 있음을 알고 있었지만, 내겐 아무런 증상이 없었고 나의 건강한 생활습관이 나를 유방암 진단으로부터 지켜 줄 거라고 생각하고 있었다.

유방조영술 결과, 나의 가슴벽에 숨어 있는 침윤성 유방암invasive breast cancer을 발견했다. 처음에는 "왜 내가?"라고 생각했다. 그러나 그 생각은 곧 "내가 아닐 이유가 있나?"로 바뀌었다. 미국 여성 8명 중 1명은 침윤성 유방암 진단을 받게 되며, 그들 중 대부분은 알려진 위험인자를 가지고 있지 않을 것이다. 이 지식을 가지고 우리는 무엇을 해야 할까? 진단이 우리를 무력하게 만들 때는 어떻게 해야 할까? 나는 많은 생활습관의학 의사들이 해야 한다고 여기는 일을 했다. 생활습관의학을 포함하여 근거기반 의학이 제공하는 모든 것을 이용해 이 공격적인 암과 싸우기로 결심한 것이다!

나는 암센터의 영양사와 약속을 잡고, 분홍색 운동화를 새로 사고, 미국생활습관의학회의 암 관심 그룹Cancer Member Interest Group에도 가입하여 암과의 싸움을 준비했다. 유방암 치료 과정에서 실천해야 하는 건강한 생활습관의 기본을 알고 있었지만, 최신 정보를 얻으려고 '올스타All-Star' 팀을 찾았다. 운 좋게도 나의 병원에는 암 전문 운동 프로그램, 영양 및 요리 교실, 그 밖에 생활습관의학의 기둥들과 부합하는 여러 가지 치료법을 제공하는 웰니스 센터가 있었다.

프레이츠 박사에게 내가 최근 유방암 진단을 받았다고 이야기하자, 그녀는 하버드 의대에 있는 그녀의 친구이자 동료인 암 전문의 에이미 커맨더 박사를 연결해 주었다. 커맨더 박사와의 만남은 양측 유방절제술 및 화학요법을 통한 치료 계획에 대한 나의 불안감을 덜어 주었고, 치료 효과를 높일 수 있는 생활습관의학의 능력에 힘을 얻도록 도와주었다.

적극적인 치료에서 감시로의 전환은 힘이 들고 불안감을 불러일으켰다. 암은 나의 삶을 극적으로 바꾸어 놓았기에 일상적인 활동을 재개하기가 어려웠다. 지역의 유방암 지원 단체에 가입했지만, 그 모임은 나에게 무력감을 느끼게 했고 유방암이 나에게서 무엇을 빼앗아 갔는지 더 의식하게 했기 때문에 곧 탈퇴하였다.

프레이츠 박사는 나에게 유방암 생존자들을 위한 커맨더 박사의 〈웰니스로 가는 길 닦기〉 모임에 참여해 볼 것을 권했다. 그 프로그램은 마침 코로나19 팬데믹으로 인해 온라인 포맷으로 막 전환한 참이었다. 나는 내가 속할 그룹이 정말로 '필요'하다고 여기지는 않았지만, 프레이츠 박사가 만들고 커맨더 박사가 진행하는 프로그램에 대해 더 알고 싶었다.

몇 주가 지나는 동안, 나는 그룹 내의 구경꾼에서 페이빙PAVING 과정을 완전히 받아들이는 방향으로 변해 갔다. 이 프로그램은 신체적 웰빙을 넘어서 전체적인 웰니스를 향상할 기회를 제공했다. 주간 세션들을 통해 나는 유방암 생존자(및 번영자)로서 생활습관의학을 따르려는 새로운 열정을 키웠다. 12주간의 세션이 끝나갈 무렵, 나는 내가 느꼈던 감정에 놀랐고, 이 굉장한 여성들의 그룹에 초대된 것이 너무도 감사했다. 나는 생활습관의학에 초점을 맞춘 의사로서 이론적인 내용은 많이 알고 있었다. 그러나 그룹의 일원이 된 것은 내가 만든 의미 있는 연결과 커맨더 박사와 참가자들이 공유한 통찰을 통해서 나의 삶을 더 온전히 품을 수 있도록 영감을 주고 힘을 불어넣어 주었다.

프레이츠 박사와 커맨더 박사가 나에게 매사추세츠 외곽 지역에서 〈웰니스로 가는 길 닦기〉 프로그램을 이끌어 보면 어떻겠냐고 물었을 때, 나는 그 기회를 얻게 되어 영광스럽고 감격스러웠다. 이 위대한 두 명의 여성들과 함께 이 워크북을 만들게 된 것은 나에게 큰 선물이었다. 나는 당신이 이 워크북에 담긴 내용을 수용하여 당신이 지금 웰니스 여정의 어느 곳에 있든지 그것이 당신의 지속적인 성장을 지원할 수 있기를 소망한다.

● 에이미 커맨더 - 의학박사, 미국생활습관의학보드기관ABLM 전문의

당신은 아마도 의사들은 환자들에게 어떻게 운동하고, 건강하게 먹으며 체중을 줄일 수 있는지 상담해 주는 노하우를 가지고 있다고 생각할 것이다. 나는 미국 최고 의료기관에서 나를 바라보며 다음과 같은 질문을 하는 환자들을 상담하는 훈련을 마칠 수 있었던 것이 참 다행이라고 느꼈다. "나는 너무 피곤해요. 어떻게 하면 운동요법을 재개할 수 있을까요?" "어떤 식단을 따라야 할까요?" "어떻게 해야 건강한 체중으로 돌아갈 수 있을까요?" 이는 간단하지만 가벼운 질문들은 아니었다.

이러한 질문을 한 여성들은 최근에 누구나 들을 수 있는 가장 두려운 소식, 즉 자신이 암에 걸렸다는 소식을 들은 분들이었다. 나는 답을 아는 전문가가 되어야 했다. 그러나 나는 답을 알지 못했다. 화학요법으로 관리하기? 문제없었다. 메스꺼움이나 구토 증상 줄이기? 이것도 문제없었다. 하지만 암 치료 후의 영양과 웰니스에 대한 조언은? 나는 이에 대해 배워 본 적도, 훈련한 적도, 시도해 본 적도 없었다.

의학 훈련에서 배우는 것 중 하나는 자신이 무언가를 모를 때 그 사실을 인지하고, 자신에게 필요한 것을 어디에서 배울 수 있는지 알아내는 것이다. 운 좋게도 나는 "생활습관의학: 건강한 변화를 촉진하기 위한 도구Lifestyle Medicine: Tools for Promoting Healthy Change" 라는 하버드 의대 코스에 참석하게 되었으며, 그곳에서 프레이츠 박사를 만났다.

이 콘퍼런스는 나에게 처음으로 생활습관의학 분야를 소개해 주었다. 프레이츠 박사를 만난 나는 생활습관의학에 대한 그녀의 열정과 그녀가 뇌졸중 생존자와 그들의 보호자를 돕기 위해 스폴딩 재활병원에서 시작했던 〈웰니스로 가는 길 닦기〉 프로그램에 대해 알게 되었다. 나도 유방암 치료를 마친 여성들을 돕기 위해 이와 비슷한 프로그램을 진행해 보고 싶었다.

그 후 우리는 협업을 시작했고, 나는 뉴턴-웰즐리Newton-Wellesley에 있는 매사추세츠 종합병원 암센터에서 환자들을 대상으로 그룹 세션을 진행하기 시작했다. 2019년 가을에 열린 첫 페이빙PAVING 그룹에는 14명의 여성이 참여했고, 이는 내가 그룹 개입을 위한 조력자 역할을 한 첫 경험이었다. 각각의 주제에 열심히 참여하는 참가자들의 모습과 서로에 대한 지지, 그리고 12주간의 과정 동안 형성된 깊은 사회적 유대감은 나를 놀라게 했다.

이 프로그램은 대성공을 거두었다. 내가 잘해서가 아니라 프로그램의 내용이 굉장히 유용했기 때문이었다. 페이빙^{PAVING} 프로그램은 현재 아주 빠르게 성장하고 있으며, 코로나19 팬데믹으로 인해 지금은 온라인으로 제공하고 있는데, 참여를 희망하는 사람이 점점 늘고 있다. 건강과 웰니스를 개선하고자 하는 모든 사람을 위해 이러한 '비밀'의 가르침을 널리 전하고자 한 것이 이 책을 집필하게 된 동기였다.

페이빙^{PAVING} 코스의 참가지들은 진행자가 이론을 실천으로 옮기는 방법을 설명하고, 당신도 그렇게 할 수 있을 거라고 말할 때 고마워한다는 것을 알게 되었다. 나는 내 삶을 어떻게 변화시켰는지, 또 그러한 변화가 나의 건강뿐만 아니라 내 가족의 건강에도 얼마나 긍정적인 영향을 미쳤는지 여러분과 공유할 수 있다. 나는 채식가가 되었으며, 일주일에 두 번 정도 달리기를 하는 것에서 마라톤 훈련을 하기까지 운동요법을 강화해 나갔다. (잠깐, 여기서 포기해 버릴 사람이 있을지도 모르겠지만, 사실 나도 내가 이렇게 할 수 있으리라고는 생각지도 못했다는 것을 말해 주고 싶다!) 지금 내가 열정을 쏟고 있는 것은 자선 활동을 지원하기 위하여 보스턴 마라톤 대회에 나가는 것이다. 나는 〈웰니스로 가는 길 닦기〉 프로그램을 포함하여 우리 병원에서 진행하는 암 생존 프로그램을 위한 기금을 모으기 위해 멋진 행사를 기획했다.

무엇보다 나에게는 생활습관의학 지식을 넓히는 게 중요했기에 나의 전문성을 강화하고자 최근에는 미국생활습관의학보드기관의 전문의 자격증을 따게 되었다. 나는 식물성 기반 영양학을 배우고 있다. 한편, 나의 페이빙^{PAVING} 수업에 참여한 한 의사를 만나는 행운을 얻게 되었는데, 다름 아닌 너무도 훌륭한 미셸 톨레프슨 박사였다. 그녀의 '살면서 배우기'에서 읽어 볼 수 있듯이 그녀의 페이빙^{PAVING} 프로그램 참여는 아름다운 파트너십으로 성장했다. 나는 미국생활습관의학회에 합류했고, 현재 유방암 위원회를 창립한 공동 의장이다. 가장 최근에는 매사추세츠 종합병원 암센터의 동료에게 페이빙^{PAVING} 그룹을 이끌 수 있도록 교육하여 더 많은 유방암 생존자 그룹에 이 완전한 변화의 경험을 제공하려 하고 있다.

당신의 웰니스 여정을 시작하기

CHAPTER 3

"당신의 습관이 당신의 꿈과 일치하지 않으면,
습관을 변화시키거나 꿈을 바꿀 필요가 있다."

- 존 맥스웰 John C. Maxwell

미국 작가

당신이 진정으로 생활습관을 바꾸기로 마음먹었다면, 이 워크북은 당신이 건강해지고자 하는 꿈을 이루도록 도와줄 수 있다. 이와 관련하여 이 워크북은 당신의 삶에서 웰빙과 생산성 그리고 기쁨을 향상할 수 있게 하는 12단계를 제시한다.

나이, 성별, 거주 지역, 교육 수준 또는 사회경제적 배경에 상관없이 모든 사람이 이 책을 통해 혜택을 얻을 수 있다. 마찬가지로, 당신의 현재 건강 상태나 신체적 제한과 관계없이 이 워크북은 당신의 고유한 삶을 번영시키고 즐기기 위한 웰니스 여정을 시작하고 유지하도록 도울 수 있다. 어쩌면 당신은 가족력이 있는 심장마비나 당뇨병 또는 뇌졸중을 예방하기 위해 노력하고 있을 수도

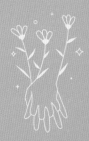

있다. 암 생존자로서 암의 재발 위험을 줄이고 건강을 최적화하고자 애쓰고 있을 수도 있다. 아니면 유방암으로 인해 유방절제술을 받았거나 대장암 진단을 받고 대장절제술을 받은 뒤 회복 중일지도 모른다. 어쩌면 최근에 이혼이나 실업, 또는 사랑하는 사람의 죽음을 경험하면서 건강한 삶에 대한 새로운 다짐이 촉발되었을지도 모른다.

어떤 식으로든 모든 사람은 그들의 인생에 던져진 고통과 장벽, 불행과 고난의 시간을 버텨 낸 생존자이다. 당신이 싱글 워킹맘이든, 전립선암으로부터 회복 중인 아버지이든, 뇌졸중 병력이 있는 할아버지이든, 일과 가정의 요구 사이에서 균형을 취하려는 산부인과 의사이든, 학생들의 요구를 조율하려 애를 쓰는 교사이든, 새 출발을 시작하려는 중년의 이혼자이든, 너무 어린 나이에 사랑하는 사람을 잃은 사람이든, 내적 평화를 찾으려고 노력하는 사람이든, 이 워크북은 당신을 돕기 위해 만들어졌다. 이 책은 당신만의 진정한 아름다움과 내면의 지혜를 발견하는 길로 안내할 것이며, 당신에게 주어진 단 한 번의 소중한 삶에서 번영할 수 있도록 도와줄 것이다.

워크북 활용법

먼저, 당신은 어디에서부터 시작하고 싶은지 정해야 한다. 정답은 없다. 당신의 마음을 따르면 된다. 당신을 끌어당기는 것이 스트레스 회복력이든, 사회적 연결이든, 영양이든, 태도 교정이든, 운동이든, 당신이 원하는 곳에서 시작하라. 당신만의 유일한 여정의 책임자는 바로 당신이다. 〈웰니스로 가는 길 닦기〉 프로그램을 통해서 당신의 길을 찾아갈 때, 이 워크북을 지침서로 사용하라.

• 페이빙 바퀴(PAVING Wheel)를 살펴보고 현재 당신을 가장 끌어당기는 단계가 무엇인지 확인해 보라. 책의 목차 순서를 건너뛰고 그 단계부터 읽어도 되고, 자신에게 맞는 편안한 속도로 장별 순서대로 읽어 나가도 된다. 이 책을 꼭 처음부터 끝까지 읽을 필요는 없다. 중간중간 건너뛰어도 되고, 좀 더 자세한 탐구를 위해 언제든지 특정 장으로 되돌아올 수도 있다.

- 이 책을 독자적으로 사용해도 되지만, 웰빙을 향상시키는 데 관심이 있는 친구나 친지 또는 동료와 함께 사용하는 것도 고려해 보라. 당신이 직장에서 건강 증진에 힘쓰고 있다면, 이 책을 업무 환경에서 사용해도 된다. 어쩌면 이 책을 지침서로 사용하여 당신의 웰니스 여정에 동참하고 싶어 하는 파트너를 만날 수도 있다. 가능성은 무수하다. 당신의 여정에 함께하는 사람들이 있다는 것은 즐거운 일이다.

- 이 책을 사용하면서 필요에 따라서는 당신의 주치의나 1차 의료기관, 정신건강 전문가 또는 건강·웰니스 전문가들의 지원을 받아라.

- 이 워크북은 의료진의 의학적인 조언을 대신하기 위해 만들어진 것이 아니다. 오히려, 당신 건강상의 문제와 필요 사항을 해결하기 위해 그들과 파트너가 되어 당신의 웰니스 여정을 지원하기 위한 것이다.

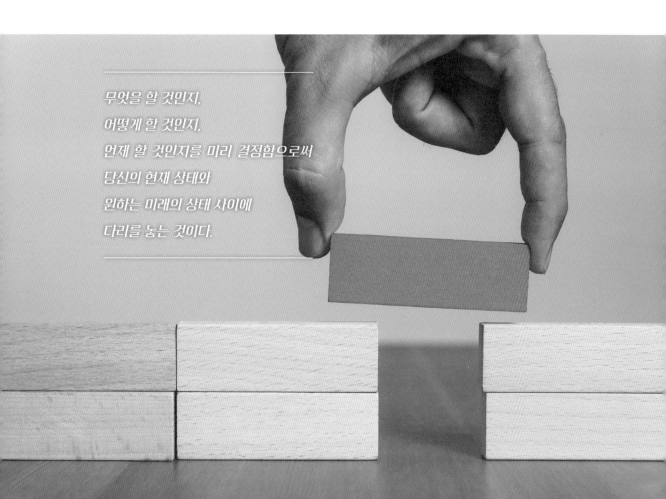

무엇을 할 것인지,
어떻게 할 것인지,
언제 할 것인지를 미리 결정함으로써
당신의 현재 상태와
원하는 미래의 상태 사이에
다리를 놓는 것이다.

계획을 실현하기

이 워크북은 최고의 당신이 되기 위해 활용할 수 있는 도구이다. 따라서 향후의 행동 방침을 계획하는 로드맵으로 사용할 수 있다. 다시 말해, 이것은 당신이 왜 건강을 개선하고 싶은지, 그러려면 당신에게 요구되는 것은 무엇인지, 그것을 어떻게 달성할 계획인지, 필요한 단계들을 언제 수행할 계획인지를 생각해 보게 하는 기회가 된다.

무엇을 할 것인지, 어떻게 할 것인지, 언제 할 것인지를 미리 결정함으로써 당신의 현재 상태와 원하는 미래의 상태 사이에 다리를 놓는 것이다. 이러한 요소는 당신이 건강에 관해 적극적으로 대처하도록 격려해 줄 것이며, 당신이 기대하고 필요로 하며 마땅히 누릴 자격이 있는 삶을 이룰 수 있게 해 줄 것이다.

기초 이해

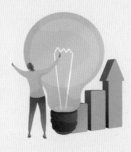

신체활동 Physical activity

"운동은 당신의 몸을 변화시킬 뿐만 아니라, 당신의 생각과 태도, 기분까지 바꾼다."

- 익명인

웰니스로 가는 길 닦기: 신체활동에 관한 질문들

다음의 5가지 문항에 대하여 당신에게 해당하는 빈도의 숫자를 선택하라.

(빈도: 1=전혀 아닌, 2=드물게, 3=가끔, 4=자주, 5=일상적으로)

· 나는 한 번에 30분 정도 주 5일 운동을 한다. _____
· 나는 운동을 즐긴다. _____
· 나는 일주일에 두 번 근력 운동을 한다. _____
· 나는 정기적으로 유연성 운동을 한다. _____

· 나는 정기적으로 균형 운동을 한다. _____

신체활동 소계: _____

살면서 배우기: 미셸 톨레프슨 박사

어릴 적부터 청소년기 내내, 나는 탭댄스를 좋아했고 댄스 레슨을 받고 유명 밴드의 노래에 맞추어 탭댄스를 추는 데 엄청나게 많은 시간을 보냈다. 대학생 때는 학업

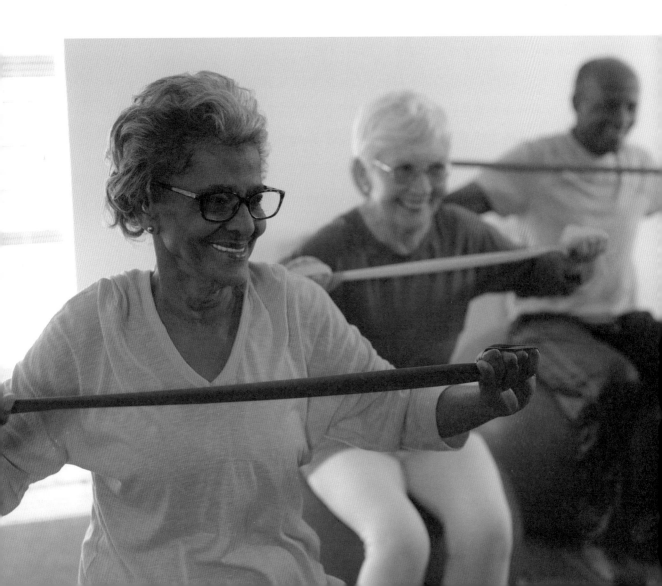

성취가 우선순위가 되면서 더는 춤을 우선순위에 둘 시간적 여유가 없다고 느꼈다. 결국 내 탭댄스 신발은 옷장 속에서 먼지만 쌓여 갔다. 그러나 나는 운동이 '나에게 좋다'는 것을 알고 있었고, 새해 결심에는 종종 대학 체육관에서 새로운 운동을 시작하는 것이 포함되었다. 그러나 체육관의 저항성 운동resistance-exercise 기구들은 나를 겁먹게 했고, 운동 수업은 내 몸이 조화롭지 못하다고 느끼게 했으며, 트레드밀에서 시간을 보내는 것은 처벌처럼 느껴졌다.

대학, 의과대학, 신임 의사인 레지던트 기간에는 앉아 있는 시간이 늘어났고, 운동을 하려고 하면 실패자처럼 느껴졌다. 젊은 산부인과 의사로서 나는 동료들에게 내가 뛰어다니는 유일한 시간은 아기의 출산이 임박했을 때라고 말하곤 했다.

갈수록 내 체중은 증가하고 에너지는 감소했으며, 한편으로 신체활동과 건강의 연관성을 뒷받침하는 문헌은 계속해서 증가했다. 무릎 부상으로 수술을 받은 후 나의 물리치료사는 나에게 내가 이미 알고 있는 것, 곧 건강해지고 싶다면 더 많이 움직여야 하고 규칙적인 운동을 꾸준히 계속해야 한다고 말했다.

나는 가볍게 아침 산책을 하는 것으로 천천히 시작했고, 체육관에서 개인 트레이너와 함께 저항성 운동 기구에 대한 두려움을 극복하려 노력했으며, 실내 자전거를 사서 침대에서 불과 몇 발짝 떨어진 곳에 두었다. 더 많이 움직일수록 신체적, 정서적, 인지적으로 더 좋아지는 게 느껴졌다. 또, 작년에 유방암 진단을 받았을 때 신체활동이 화학요법과 관련된 피로를 푸는 데 도움이 될 수 있다는 사실을 알게 되었다. 유방 절제술과 여러 차례의 수술을 받고 항암 치료를 받는 동안, 내겐 움직이는 것이 최우선이 되었다. 내가 다닌 암센터의 종양학과 물리치료사는 내 몸의 소리를 듣고, 운동 요법을 수정하고, 운동을 진정한 치료 도구로 사용하도록 격려해 주었다. 이제 나는 다른 사람들이 운동을 통해 얻을 수 있는 건강상의 이점을 경험하도록 돕는 임무를 수행하고 있다. 자녀들과 농구를 하든, 엄마와 수중 에어로빅을 하든, 나를 위협했던 저항성 운동 기구의 사용법을 배우도록 격려하든 말이다.

웰니스로 가는 길

신체활동 타임라인

아동기, 청소년기, 청년기, 중년기, 노년기 등 생애 각 단계에서 신체활동, 노는 시간, 움직임 또는 운동을 위해 하고 싶었던 것을 쓰거나 그려 보라.

◉ 성찰 시간:

운동을 바라보는 당신의 관점에 영향을 준 것을 포함하여, 평생 당신이 운동 및 신체활동과 맺은 관계를 성찰해 보세요. 신체활동과 어떤 유형의 관계를 맺고 있는지, 또는 맺고 싶은지 적어 보세요. 당신의 현재 건강과 생활습관은 당신이 신체활동을 위해 시행하는 것들에 어떤 영향을 미치나요?

신체적 능력, 금전적 자원, 시간 등 모든 장애물이 제거된다면 신체활동을 위해 무엇을 하고 싶나요? 시도해 보기를 희망하거나 소원하는 것은 무엇인가요? 모스^{MOSS} 기법을 사용하는 이 개념은 이 장의 뒷부분에서 자세히 논의될 것입니다.

_____

_____

_____

_____

_____

_____

_____

움직임

규칙적인 신체활동은 엄청난 건강상의 이점을 제공하고 심장병, 뇌졸중, 골다공증, 고혈압, 치매, 우울증 및 일부 암과 같은 만성질환의 위험을 줄인다. 세계보건기구^{WHO}에 따르면,[1] 성인 4명 중 1명은 신체활동 권장 사항을 충족하지 못한다. 활동량이 부족하면 권장량의 신체활동을 하는 사람들에 비해 조기 사망 위험이 20~30% 증가한다.

인체는 움직이도록 아름답게 설계되었다! 어떤 사람들은 건강 상태가 나빠지거나 움직임에 어려움을 겪기 전까지는 신체의 움직일 수 있는 능력을 그저 당연하게 여기기도 한다.

어떤 이들은 신체활동에 대해 논의하는 것을 문화적 건강 기준에 미치지 못했다는 수치심이나 죄책감, 과거 운동하며 느꼈던 불편함 또는 체중 감량 시도와 연관 짓는다. 이 워크북의 기본 목표는 현재 당신의 신체활동이 어느 수준에 있든지, 당신이 〈웰니스로 가는 길 닦기〉 여정을 따라 다음 단계로 나아갈 수 있도록 지원하는 것이다. 과거에 '운동'으로 어려움을 겪었다면, 이 장의 초점과 일치하고 보다 포괄적인 용어인 '신체활동' 또는 '움직임'이라는 단어를 대신 사용할 수 있다. 운동은 큰 골격근들의 구조적이고 계획된 움직임을 의미하지만, 신체활동에는 당신 몸의 모든 움직임이 포함된다.

신체활동의 이점

연구들은 신체활동이 가져다주는 신체적, 정서적, 인지적 건강상의 이점을 계속해서 강조하고 있다. 다음의 이점 목록을 읽으면서 신체활동이 현재 당신의 건강과 웰빙에 어떤 영향을 주는지(또는 개선할 수 있는지) 숙고하라.

규칙적인 신체활동이 주는 건강상의 이점

- 심혈관 건강을 개선한다.
- 심장병과 뇌졸중을 예방한다.
- 혈압을 낮춘다.
- 혈당을 조절한다.
- 체중을 조절하고 비만을 예방한다.
- 뼈 손실을 예방한다.
- 콜레스테롤을 감소시킨다.
- 통증 감각을 둔화시킨다.
- 수면을 개선한다.

규칙적인 신체활동이 주는 정서적(기분) 이점

정서적(기분) 수준은 신체활동 수준에 영향을 받는다. 규칙적인 신체활동을 하지 않는 것은 기분을 우울하게 만들 수 있다. 반대로 신체활동은 기분을 좋아지게 하는 동시에 스트레스, 우울 및 불안 증상을 줄이는 데 도움이 된다. 운동하는 동안 기분을 좋게 하는 화학물질인 세로토닌, 도파민, 엔도르핀이 방출된다. 신체활동은 장단기적

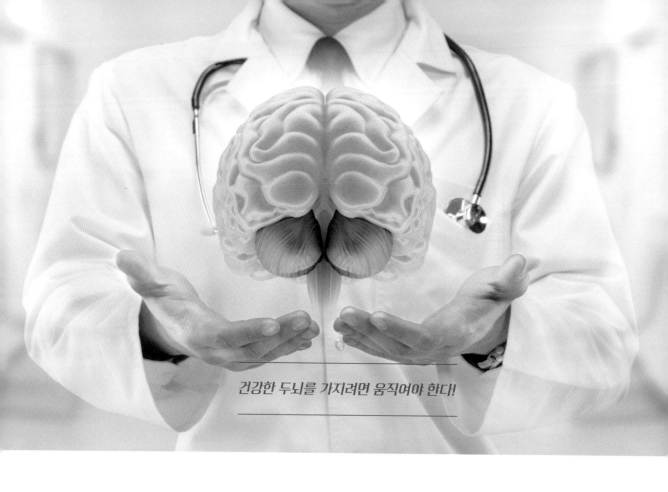

건강한 두뇌를 가지려면 움직여야 한다!

으로 기분과 자존감을 높여 주며, 목표를 달성하도록 동기를 부여한다. 기분을 북돋우고 싶다면, 더 많이 움직이는 것을 고려하라.

● 규칙적인 신체활동이 주는 인지, 기억, 학습 및 집중의 이점

신체활동은 뇌로 가는 혈류를 증가시켜서 뇌에서 노폐물을 제거하는 동안 더 많은 산소와 영양분을 공급한다. 규칙적인 신체활동은 뇌세포를 손상으로부터 보호하고, 손상된 세포를 복구하는 데 도움이 되며, 심지어 새로운 뇌세포의 생성을 촉진한다. 뇌 영상은 운동을 하면 학습 및 기억과 관련된 해마가 성장하는 것을 보여 준다. 인지 능력, 정신적 각성 및 집중력을 향상시키고 유지하려면 움직임을 매일의 일과로 포함시켜야 한다. 건강한 두뇌를 가지려면 움직여야 한다!

● 성찰 시간:

신체활동은 당신의 신체 건강에 어떤 역할을 하나요? 규칙적인 신체활동이 뇌 건강에 매우 중요하다는 사실을 아는 것이 운동을 바라보는 시각을 바꾸었나요? 설명해 보세요. 신체적으로 더 많이 활동할 때는 덜 활동할 때와 비교하여 신체적, 정서적, 또는 인지적으로 어떤 변화가 느껴지나요?

_____

_____

_____

_____

_____

_____

_____

신체활동 유형[2]

신체활동은 여러 유형으로 나눌 수 있다. 어떤 신체활동은 하나 이상의 유형에 포함될 수도 있다.

- 유산소 활동/심장 강화 활동: 유산소 체력은 종종 심폐 체력이라고도 하며, 눈 치우기, 달리기, 자전거 타기, 무거운 것을 위층으로 나르기 등과 같은 활동을 포함한다.
    - ✓ 최소 권장: 중간 강도의 신체활동 주당 150분 또는 고강도의 격렬한 신체활동 주당 75분
    - ✓ 건강상의 이점을 더 늘리려면: 중간 강도의 신체활동 주당 300분 또는 고강도의 격렬한 신체활동 주당 150분. 신체활동 강도(보통 또는 격렬함)는 활동하는 사람의 체력 수준에 따라 결정된다. 중간 강도의 활동은 심장 박동을 더 빨라지게 하고, 일반적으로 활동을 하면서 누군가와 대화는 할 수 있지만 노래를 부를 수는 없다. 고

신체활동의 유형	유산소 활동	근육 강화 활동	뼈 강화 활동
무엇인가?	어느 정도 지속적인 시간 동안 신체의 큰 근육들을 리드미컬하게 움직이는 활동	근육을 평소보다 더 많이 사용하는 활동	뼈에 힘을 가하거나 점프하거나 방향을 빠르게 바꾸는 활동
활동의 예시	하이킹, 수영, 달리기, 춤, 테니스, 롤러스케이트, 자전거, 농구 등	역기 들기, 웨이트 기구 사용, 저항 밴드 사용, 일부 형태의 요가	달리기, 줄넘기, 계단 오르기, 사방치기(Hopscotch) 놀이, 농구, 피겨 스케이팅, 테니스 등
얼마나 많이?	매주 150분 이상의 신체활동 중 대부분은 유산소 활동이어야 하며, 최소 5분 이상 지속한다.	매주 150분 이상의 신체활동 중 일부로서 일주일에 최소 3일	매주 150분 이상의 신체활동 중 일부로서 일주일에 최소 3일
왜 하는가?	폐와 심장이 산소를 받아들이고, 전달하고, 활용하는 능력을 증가시킨다. 신체적, 정서적, 인지적 건강에 중요하다.	근력(앉은 자세에서 일어나는 데 필요한)과 근지구력을 증가시킨다.	뼈의 성장을 촉진하고 강도를 높인다.

그림 4-1. 다양한 유형의 신체활동에 대한 개요(출처: 《The Teen Lifestyle Medicine Handbook》; Beth Frates, et al.; Monterey, CA: Healthy Learning; 2021)

강도의 격렬한 신체활동은 많은 노력이 필요하고 심장 박동과 호흡수를 훨씬 더 높인다. 고강도의 신체활동을 할 때는 일반적으로 누군가와 대화를 이어갈 수도 없다.

- 근력 훈련: 근력 및 저항 훈련은 근육 체력(근력 및 근지구력)과 관련이 있다. 성인은 30대 이후부터 근육량이 감소하기 시작하며, 여성은 종종 폐경과 함께 근육량 감소가 가속화된다. 계단 오르기, 자립적으로 생활하기 등 일상생활의 활동을 계속하기 위해서는 근력 및 저항 훈련을 통해 근력을 유지하는 것이 중요하다. 근력 훈련은 일주일에 두 번 비연속적으로 실시하는 것이 좋다. 일주일에 두 번 주요 근육군을 모두 훈련하라. 이를 위해 체육관에 가야 하거나 역기가 필요하지는 않다. 자신의 체중을 사용하면 된다. 또한 밴드를 사용하여 강도를 높일 수 있다. 실제로 플랭크 자세, 나무 자세, 물구나무 자

세와 같은 체중 자세들에 초점을 맞춘 일부 요가 수업을 통해 팔, 다리, 코어^{core} 근육을 단련할 수 있다.

- 균형 활동: 근육량이 감소하면 몸의 중심을 잃고 쓰러져 골절이 발생할 수 있으며 이는 자립성 상실로 이어질 수 있다. 요가, 태극권, 발뒤꿈치부터 발가락 순으로 닿도록 걷기, 한 발로 서기와 같은 활동은 성인이 균형을 유지하고 개선하는 데 도움이 된다. 낙상 위험을 줄이고 일상 활동에 도움이 되도록 일주일에 세 번 이상 균형 강화 활동을 하는 것이 좋다.

- 스트레칭: 유연성, 관절의 가동 범위, 근육과 결합조직의 탄력성을 높이고 유지하기 위해서는 스트레칭이 중요하다. 또한 스트레칭은 자세를 개선하고 통증을 줄이며 긴장을

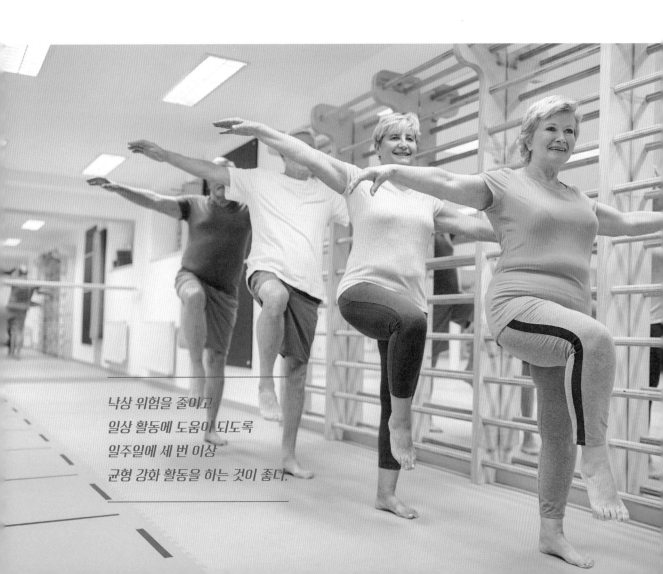

낙상 위험을 줄이고
일상 활동에 도움이 되도록
일주일에 세 번 이상
균형 강화 활동을 하는 것이 좋다.

풀어 주고 부상을 예방할 수 있다. 활동 전후에 스트레칭을 하거나 한 번에 10분씩 적어도 일주일에 두 번은 스트레칭하기를 권한다. 각각의 스트레칭 동작을 총 60초 동안 유지하라. 처음에는 20초만 버틸 수 있어도 괜찮다. 같은 스트레칭 동작을 다시 20초간 유지한다. 이렇게 20초씩 3회 반복하면 60초의 목표와 같으며, 시간이 지남에 따라 스트레칭을 더 오래 유지하기가 점점 더 쉬워져서 목표인 60초에 도달하게 될 것이다. 참고로, 우리 중 많은 사람이 어렸을 때 했던 바운싱(bouncing; 반동을 주면서 하는 탄도 스트레칭으로서 근육통 또는 근육생리 문제가 생길 수 있어서 주의가 필요하다. - 역자 주) 스트레칭 기술은 더는 권상되지 않는다. 운동 후 근육이 따뜻할 때 스트레칭을 하는 것도 좋다.

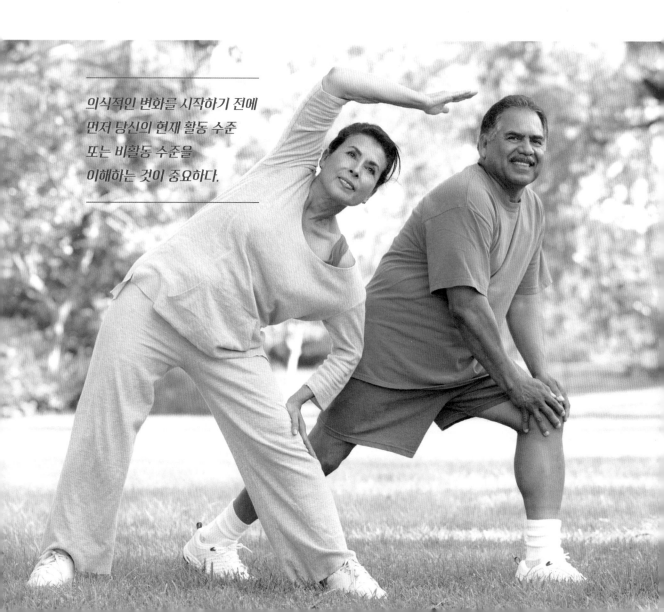

*의식적인 변화를 시작하기 전에
먼저 당신의 현재 활동 수준
또는 비활동 수준을
이해하는 것이 중요하다.*

◉ 성찰 시간:

보통의 한 주를 떠올려 보세요. 당신은 유산소 활동, 근력 및 균형 훈련, 스트레칭을 하나요? 이런 신체활동 영역에서의 당신의 평상시 활동량이나 비활동을 성찰한 후 바꾸고 싶은 부분이 있는지 적어 보세요.

당신이 원하는 만큼 활동적이지 않더라도, 당신만 그런 것이 아니다. 세계보건기구에 따르면,[1] 세계 성인 인구의 4분의 3이 최소한의 신체활동 권장량을 충족하지 못한다는 점을 고려할 때, 사람들이 더 활동적으로 움직인다면 매년 전 세계적으로 500만 명의 사망을 예방할 수 있다고 한다.

의식적인 변화를 시작하기 전에 먼저 당신의 현재 활동 수준 또는 비활동 수준을 이해하는 것이 중요하다. 당신의 목표가 신체활동 수준을 크게 높이는 것이더라도, 조금 더 걷고 가벼운 스트레칭을 하는 것부터 시작할 수 있다는 것을 기억하라. 신체활동 수준을 높일수록 더 큰 이점을 얻을 수 있지만, 주로 앉아서 생활하던 상태에서 최소한의 활동을 하는 상태로 바꾸기만 해도 상당한 이점이 발생한다.

신체활동과 당신!

◉ 성찰 시간:

상상해 보기: 당신의 현재 신체활동 수준을 고려하고, 지금부터 1년 후에 당신이 신체적으로 얼마나 활동적일 수 있을 것 같은지(그리고 그렇게 되기를 바라는지) 상상해 보세요. 만약 당신이 매일 운동한다면 당신의 삶은 어떨지 상상해 보세요. 지금부터 수

십 년 후에도 신체적으로 활동적인 자신을 상상하며 신체활동을 하는 동안 무엇을 보고, 듣고, 냄새를 맡고, 만지게 될지 상상해 보세요. 어떤 유형의 활동을 시도하고 싶나요? 당신의 관심사, 자원 그리고 일정에 맞는 신체활동 유형은 무엇인가요? 당신이 신체활동을 하도록 동기를 주는 것은 무엇인가요? 당신이 신체적으로 활동적인 것은 당신이 사랑하는 사람들에게 어떤 영향을 줄까요?

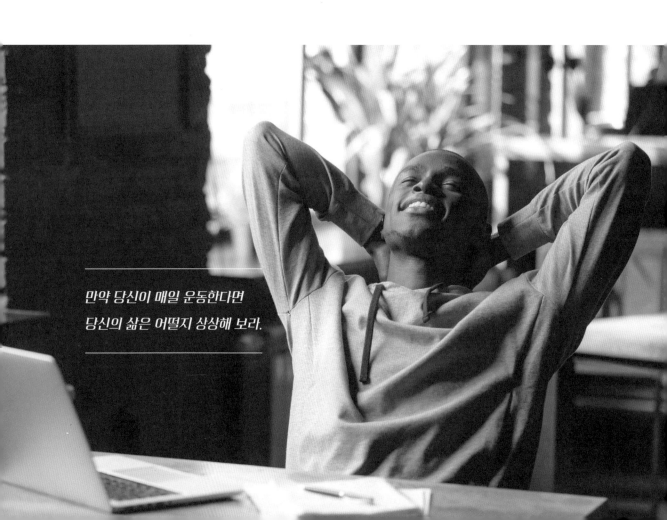

만약 당신이 매일 운동한다면
당신의 삶은 어떨지 상상해 보라.

신체활동 장벽 극복하기

신체활동을 방해하는 흔한 장벽에는 시간 부족, 동기 부족 또는 신체활동을 즐기지 않는 것 등이 포함된다. 많은 사람이 가장 큰 어려움은 좌식 생활의 관성을 극복하는 것이라고 말하지만, 일단 움직이기 시작하면 기분이 좋아지고 계속하기 쉬워진다. 당신과 당신의 현재 건강 상태 그리고 당신의 목표에 맞는 활동 계획을 세우는 데 도움을 얻을 수 있도록 당신의 주치의에게 물리치료사를 소개해 달라고 요청할 수 있다. 보험은 대개 이러한 방문과 지원을 보장해 준다.

● 성찰 시간:

당신이 원하는 수준의 신체활동을 달성하는 데 방해가 될 수 있는 장벽과 장애물은 무엇이라고 생각하나요? 그러한 장벽을 극복하기 위한 전략을 짜 보세요. 장벽을 극복하는 데 도움이 되는 어떤 자원을 가지고 있나요?

_____

_____

_____

_____

_____

_____

현재의 신체활동 상태와 상관없이 당신은 더 건강해질 수 있는 힘을 가지고 있다. 다음은 신체활동을 통해 〈웰니스로 가는 길 닦기〉에 도움이 되는 몇 가지 제안이다.

- 오늘 시작하라! 신체적, 정서적, 인지적 건강에 전념하라!
- 진전에 중점을 두어라: 작은 변화라도 시간이 지남에 따라 큰 차이를 만들 수 있다.
- 즐길 수 있는 활동을 찾아라.

- 평생 지속할 건강한 습관을 만들라.
- 체중이 아니라 전반적인 건강에 중점을 두어라.
- 친구와 함께 수업에 참여하거나 운동을 하라.
- 지역 YMCA 또는 커뮤니티 센터에서 제공하는 수업을 찾아보라.
- 운동하는 동안 들을 재생목록을 만들어서 음악에 맞춰 움직이라.
- 물리치료사나 공인된 개인 트레이너와 같은 전문가의 도움을 받아라.
- 자신을 다른 사람과 비교하기보다는 개인적인 향상에 초점을 맞춰라.
- 자신을 부드럽게 대하라. 일시적인 후퇴는 정상이다.
- 일기를 쓰고 마음을 챙김으로써 어떤 운동이 기분을 가장 좋아지게 하는지 조사하라.
- 그것들을 혼합하여 활동 루틴에 다양성을 추가하라.

이상적으로, 신체활동은 당신의 삶에 기쁨을 가져다줄 것이며 성가신 일이 되지 않을 것이다. 당신이 신체활동 스펙트럼(비활동적-활동적)의 어느 위치에 있든지 간에 신체활동을 늘리는 방법을 찾게 되기를 바란다. 비록 신체활동을 늘리는 것이 처음에는 어려울 수 있지만, 신체활동을 하는 것이 자신을 위해 한 최고의 일 중 하나라는 것을 알게 될 것이다.

⬤ 성찰 시간:

이 장에서는 신체적으로 활동적인 생활방식을 유지하는 사람들의 습관에 대해 배웠습니다. 신체적으로 활동적인 생활방식을 갖기 위해 당신은 어떤 습관을 바꾸거나 만들어 나가야 할까요?

_____

_____

_____

_____

_____

_____

안전하게 운동하기

대부분의 사람들에게는 신체활동 부진(앉아서 생활하는 것)의 위험이 신체활동에 참여할 때의 위험보다 더 크다. 그러나 새로운 운동 루틴을 시작하거나 현재 루틴을 변경하기 전에 의사와 상의하여 안전하게 시행할 수 있는지 확인해야 한다. 다음과 같은 방법을 통해 운동 중 부상 발생 가능성을 최소화할 수 있다.

- 준비 운동(warm up)을 하라.
- 낮은 강도로 시작하라.
- 천천히 진행하라.
- 정리 운동(cool down)을 하라.
- 마무리 스트레칭을 하라.

⬤ **성찰 시간:**

당신의 신체활동 계획이 안전한지 확인하려면 어떻게 해야 할까요?

_____

_____

_____

_____

_____

_____

비활동성 줄이기

지난 세기 동안 사람들은 훨씬 더 많이 좌식 생활을 하게 되었다. 다시 말해, 너무 많은 사람들이 너무 오래 앉아 있고 건강을 위한 신체활동에 너무 적게 참여한다. 비록 매일 유산소 활동을 한다고 해도 남은 하루를 어떻게 보내는지 생각해 보라. 오랜 시간 앉아 있는 행동은 활발한 신체활동을 하는 경우에도 수많은 건강상의 문제를 유발할 뿐만 아니라 조기 사망의 위험을 높인다. 따라서 더 활동적으로 움직이며 비활동성을 줄일 수 있는 방법을 찾아야 한다. 몇 가지 예는 다음과 같다.

- 적어도 한 시간에 한 번은 일어나 움직이면서 휴식을 취함으로써 앉아 있는 시간을 줄인다.
- 당뇨병 전 단계이거나 당뇨병이 있다면 최소한 30분에 한 번은 서서 움직인다.
- 휴대전화, 시계 또는 기타 스마트 장치에 알람이나 미리 알림을 설정하여 움직이라는 메시지가 표시되게 한다.

건강한 생활습관을 추구하는 사람들은 그들을 좀 더 움직이도록 도와주는 다양한 옵션을 가지고 있다. 이와 관련하여 다음을 고려해야 한다.

- 스탠딩 책상, 자전거 책상 또는 트레드밀(러닝머신) 책상을 사용하라.
- 균형 볼(balance ball) 의자에 앉아라.
- 걸으면서 회의하라.
- 텔레비전을 볼 때 앉아 있지 말고 서라.
- 텔레비전 광고 중에는 서서 스트레칭을 하라.
- 엘리베이터보다는 계단을 이용하라.
- 사무실 입구에서 멀리 떨어진 주차 공간을 선택하라.
- 식사 후나 점심시간에 산책하라.
- 개를 산책시키라.
- 자전거를 타고 출근하거나 버스 정류장까지 도보로 이동하라.
- 낙엽을 치우라.
- 집을 진공청소기로 청소하라.

당신은 보통 하루에 몇 시간 정도 앉아 있나요? 앉아 있는 시간을 줄이기 위해 하루 동안 활동량을 늘릴 방법에는 어떤 것이 있나요?

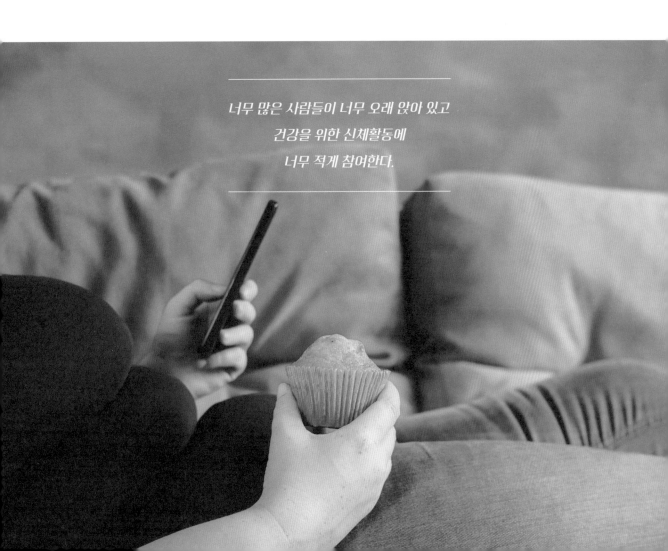

너무 많은 사람들이 너무 오래 앉아 있고
건강을 위한 신체활동에
너무 적게 참여한다.

모스^{MOSS} 기법 시도하기: 동기^{Motivation}, 장애물^{Obstacles}, 전략^{Strategies}, 강점^{Strengths}

모스^{MOSS}는 신체활동 수준을 높이고 좌식 행동을 줄이기 위한 계획을 세우는 데 도움이 되는 약어(두문자어)이다. 페이빙 바퀴^{PAVING Wheel}와 함께 건강 증진에 도움을 줄 수 있는 도구이다.

> "구르는 돌에는 이끼가 끼지 않고, 어느 정도 광택이 난다."
>
> - 올리버 허포드^{Oliver Herford}
>
> 영국 작가

◖◗ **성찰 시간:**

✓ 동기: 신체활동 수준을 높이려는 동기는 무엇인가요?

_____

_____

_____

_____

_____

✓ 장애물: 어떤 장애물에 부딪힐 것 같나요?

_____

_____

_____

_____

✓ 전략: 그러한 장애물을 극복하기 위해 어떤 전략을 사용할 수 있나요?

_____

_____

_____

_____

_____

✔ 강점: 목표를 향해 노력하면서 어떤 강점을 사용할 수 있나요? 이전의 난관들을 극복하는 데 사용했던 당신의 강점과 의료팀, 가족, 친구를 포함하는 당신의 지원 체계를 숙고해 보세요.

_____

_____

_____

_____

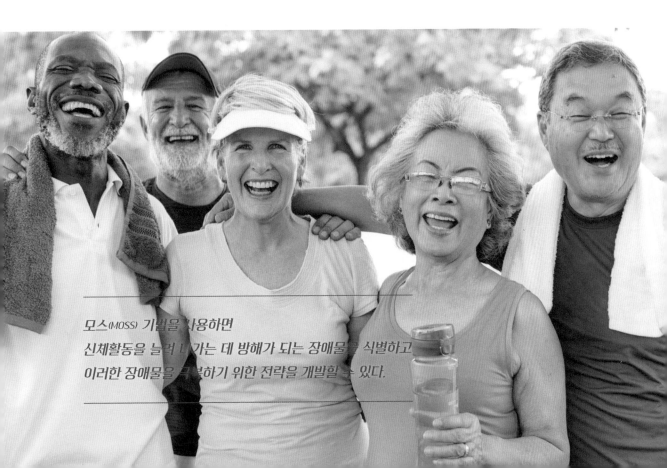

모스(MOSS) 기법을 사용하면
신체활동을 늘려 나가는 데 방해가 되는 장애물을 식별하고
이러한 장애물을 극복하기 위한 전략을 개발할 수 있다.

스마트^{SMART} 목표

신체활동에 대해 배운 것을 행동으로 옮기려면 다음과 같은 스마트^{SMART} 목표를 만들라.

- 나의 목표는 '구체적(specific)'이고 이해하기 쉽다.
- 나의 목표는 '측정할 수 있으며(measurable)', 진행 상황을 추적하는 방법이 있다.
- 나의 목표는 적당한 도전과 함께 '행동 지향적(action-oriented)'이다. 나는 내게 필요하고, 내 삶에 의미가 있는 자원을 가지고 있다.
- 나의 목표는 '현실적(realistic)'이어서 달성하려는 내재적 동기가 있으며 안전하다.
- 나의 목표는 '기한(time-sensitive)'이 있다.

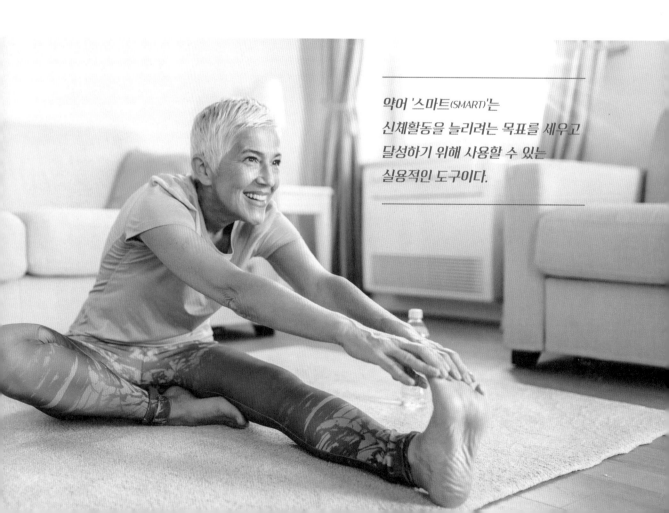

약어 '스마트(SMART)'는
신체활동을 늘리려는 목표를 세우고
달성하기 위해 사용할 수 있는
실용적인 도구이다.

◐ 스마트SMART **목표 시간:**

신체활동에 관한 당신의 스마트SMART 목표는 무엇인가요?

_____

_____

_____

_____

_____

_____

_____

참고 문헌

▪ 인용 문헌

1. Physical activity. World Health Organization. https://www.who.int/news-room/fact- sheets/detail/physical-activity

2. Piercy KL, Troiano RP, Ballard RM, et al. The physical activity guidelines for Americans. Jama. 2018 Nov 20;32019:2020-8.

▪ 도서 자료

- Atkinson D. *You Still Got It Girl*. Monterey, CA: Healthy Learning; 2016.

- Bean A. *The Runner's Cookbook*. London, England: Bloomsbury Sport; 2018.

- Moran D. *Beating Osteoporosis*. Newnan, GA: Green Tree; 2019.

- Ratey J. Spark: *The Revolutionary New Science of Exercise and the Brain*. New York: Little, Brown Spark; 2008.

- Richmond M. *The Physiology Storybook*, 3rd ed. Monterey, CA: Healthy Learning; 2011.

- Wei M, Groves JE. *The Harvard Medical School Guide to Yoga: 8 Weeks to Strength, Awareness, and Flexibility*. Boston, MA: Da Capo Lifelong Books; 2017.

- Westcott W. *Building Strength and Stamina*, 3rd ed. Monterey, CA: Healthy Learning; 2016.

- Yoke M, Kennedy C. *Functional Exercise Progressions*. Monterey, CA: Healthy Learning; 2004.

▪ 기타 자료

- Active People Healthy Nation—www.cdc.gov/physicalactivity/activepeoplehealthynation/ join-active-people-healthy-nation/index.html

- American College of Sports Medicine ACSM—www.acsm.org

- American Council on Exercise ACE—www.aceftness.org

- Department of Health and Human Services Physical Activity—health.gov/our-work/ physical-activity

- Exercise is Medicine—www.exerciseismedicine.org

5

태도 Attitude

"태도는 큰 차이를 만들어 내는 작은 일이다."

- 윈스턴 처칠 Winston Churchill

영국 수상

웰니스로 가는 길 닦기: 태도에 관한 질문들

다음의 5가지 문항에 대하여 당신에게 해당하는 빈도의 숫자를 선택하라.

(빈도: 1=전혀 아닌, 2=드물게, 3=가끔, 4=자주, 5=일상적으로)

- 나는 실수를 배움과 성장의 기회로 삼는다. _____
- 나는 감사 편지를 쓰거나 고마움을 말로 표현한다. _____
- 나는 무엇을 이루었을 때 성공을 축하한다. _____
- 나는 주어진 일에 잡념이 없이 온전히 집중한다. _____

- 나는 하루 일상에 대하여 낙관적이다. _____

태도 소계: _____

살면서 배우기: 페이빙PAVING 프로그램 참가자

나는 과체중이 아니었던 적이 없다. 화, 슬픔, 불안 또는 좌절과 같은 부정적인 감정이 들 때마다 나는 먹었다. 스트레스가 쌓일 때도 먹었다. 나는 눈에 보이는 대로 먹었지만, 특히 도넛, 아이스크림, 케이크, 쿠키 같은 음식에 더 끌렸다. 나의 새해 결심은 음식과의 관계를 바꾸고 더 건강해지는 것이었다. 나의 달콤한 가공식품들을 과일 본연의 단맛으로 대체했다. 나는 14kg 정도 감량했지만, 단지 체중이 아니라 더 건강해지는 것에 초점을 두었다.

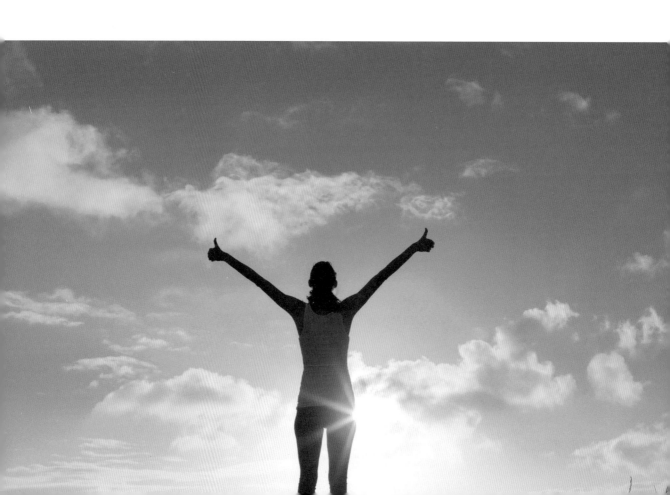

그러나 마감 기한이 촉박하여 점심 먹을 시간도 없었을 정도로 직장에서 스트레스를 받은 날에는 퇴근길에 식료품점에 들렀다. 건강한 음식을 사려고 했지만, 입구 쪽에 진열된 간식용 케이크가 나를 유혹했다. 그것은 그냥 케이크가 아니라, 내가 너무나 좋아하는 케이크였고 마침 할인 중이었다! 애써 지나치려고 하는데, 내 안의 그렘린(말썽을 일으키는 악동 요정 - 역자 주)이 나에게 말하기 시작했다. "너는 절대 다이어트를 계속할 수 없어. 그리고 오늘은 너무도 힘든 하루였어. 너는 보상받을 자격이 있어. 간식용 케이크 하나가 너의 다이어트를 망치지는 않을 거야. 할인을 놓치지 마!"

결국 할인에 넘어가 두 개의 케이크를 산 나는 집에 주차하기도 전에 케이크 두 개를 다 먹어버렸다. 나의 그렘린은 밤새도록 나에게 수치심, 비난, 죄책감을 심어 주는 메시지를 보내왔다. 곰곰이 생각한 끝에, 나는 그렘린을 해고하기로 했다. 나는 그렘린에게 말했다. "너는 다시는 나에게 말할 권리가 없어. 나를 앞으로 나아가도록 말해 줄 공주를 고용할 거야."

다음번에 나는 직장에서 스트레스를 많이 받은 하루를 보내고 난 뒤 공주를 데리고 식료품점에 갔다. 공주는 나에게 말했다. "그런 단것들은 아주 잠시만 맛이 좋을 거야. 그러나 건강한 간식이나 식사를 섭취한 후에 네 기분이 얼마나 좋을지 상상해 봐. 저 과자와 케이크를 지나쳐서 농산물 코너로 가렴. 넌 할 수 있어!"

당신은 해고해야 할 그렘린과 고용해야 할 왕자나 공주가 있는가? 내가 할 수 있다면, 당신도 할 수 있다! 우리의 혼잣말은 강력하다. 나는 혼잣말을 앞으로 나아가는 건강한 삶의 원동력으로 삼을 것이다.

태도

태도는 당신의 가치와 과거의 경험에 의해 형성되며 당신의 가족, 친구, 커뮤니티, 직장, 환경 및 마케팅의 영향을 받는다. 사람들은 대부분 그들의 태도가 건강 관련 행동에 어떻게 영향을 끼치는지를 별로 고려하지 않는다. 태도는 당신의 생각과 행동에 영향을 미치는 만큼, 당신의 웰니스에 아주 중요하다.

다음의 건강 관련 행동에 대한 당신의 태도를 설명하세요. 당신이 어려움을 겪고 있거나 집중적으로 개선하고 싶은 행동을 선택해 보세요.

- 건강에 좋은 영양식 먹기
- 규칙적으로 신체활동에 참여하기
- 의미 있는 관계를 발전시키기
- 수면을 우선시하기
- 스트레스 관리 행동을 채택하기
- 위험 물질 피하기

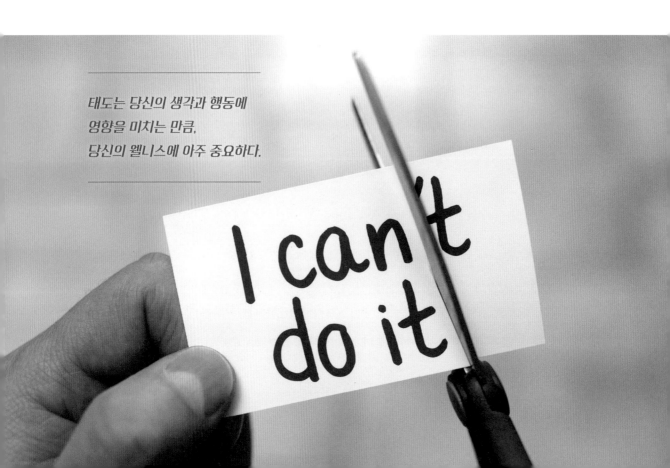

태도는 당신의 생각과 행동에
영향을 미치는 만큼,
당신의 웰니스에 아주 중요하다.

이러한 건강 관련 행동에 대한 당신의 태도에 영향을 준 것은 무엇이라고 생각하나요? 사회적인 기대, 미디어, 당신의 가족과 친구, 학문적인 교육 등을 고려해 보세요.

_____

_____

_____

_____

_____

_____

당신의 태도는 건강 증진 행동에 참여하는 능력과 관련이 있다[그림 5-1 참조]. 다행히도 건강을 해치는 태도는 바꿀 수 있다! 당신의 상황을 선택할 수는 없을지라도 그러한 상황에 어떻게 반응할지는 선택할 수 있다. 만약 당신의 상황, 당신의 건강 상태 또는 건강 행동에 대한 태도를 바꾸고 싶다면, 당신의 웰빙 여정을 지원하는 다음의 기술을 사용하는 것을 고려해 보라.

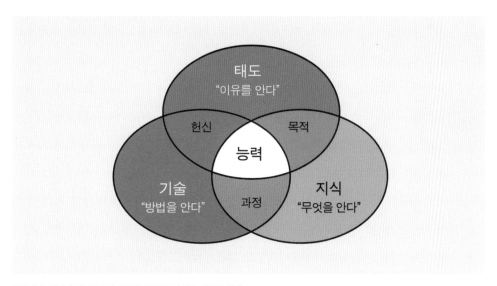

그림 5-1. 개인의 태도와 기술 그리고 지식 간의 상호 연결된 관계

● 태도 조절 - 프레이츠, 커맨더, 톨레프슨 박사가 개발한 'ATTITUDE'

- A = Acquiring knowledge(지식을 습득하기)
- T = Trying new things repeatedly(새로운 것을 반복해서 시도해 보기)
- T = Trusting yourself(자신을 신뢰하기)
- I = Identifying support systems(지원 체계를 파악해 두기)
- T = Taking time to reflect(성찰 시간을 가지기)
- U = Understanding emotions(감정을 이해하기)
- D = Developing your new normal(새로운 표준을 만들기)
- E = Examining expert advice and assimilating it(전문가의 조언을 구하고 수용하기)

ATTITUDE 목록과 이 연상 기호를 수행하는 방법을 살펴보고, 다음의 성찰 예문에 답해 보라.

- A: 《생활습관의학 핸드북》 같은 책이나 기타 근거기반 기사, 논문, 블로그 등을 읽고 폭넓은 지식을 습득하라.
- T: 지속적인 노출은 미뢰(혀에 분포된 미각세포 - 역자 주), 신경 회로(함께 점화되는 뇌세포는 서로 연결된다) 그리고 새로운 활동에 대한 흥분을 변화시킬 수 있으므로 새로운 것들을 반복해서 시도하라.
- T: 어려운 도전에 직면했었던 지난 시간들을 떠올리면서 당신 자신은 성공할 수 있다고 믿으라.
- I: 당신이 잘나갈 때뿐만 아니라, 힘든 시기를 보내는 동안에도 당신 곁에 함께 있어 준 사람들을 생각하면서 지원 체계를 파악해 두어라.
- T: 10~15분 정도 시간을 내서 어려운 시기를 보내고 있는 친구에게 힘을 줄 수 있는 말은 무엇이 있을지 떠올려 보고, 그 말을 당신 자신을 위해서 사용하는 것도 연습해 보라. 이 과정이 어떤 느낌을 주는지 곰곰이 생각해 보라.
- U: 모든 감정이 그렇듯이 당신이 느끼는 감정은 당연하며 기쁨과 슬픔 모두 파도처럼

왔다가 갈 것임을 이해하라. 좋은 감정이 지속되는 동안은 그것을 즐기고, 불쾌한 감정은 시간과 함께 사라질 것임을 이해하라. 이 세상에 영원한 것은 없다. 우리를 끌어 내리는 어려움에 굴하지 않도록 도울 수 있는 것은 우리의 태도이다.

- D: 새로운 표준을 만들어라. 유전자가 당신의 운명이 아니듯이, 당신의 태도는 고정불변하게 정해져 있지 않다. 당신은 당신 자신과 타인에 대한 새로운 신념 체계를 채택할 힘을 가지고 있다. 당신의 내적 지혜와 참된 아름다움에 초점을 둠으로써 당신을 빛나게 할 수 있다. 그 빛은 당신과 타인을 안내할 것이다.

- E: 전문가의 조언을 구하고 그것을 수용해 보라. 당신의 증세나 식이요법 필요성 또는 운동의 위험성에 관하여 전문가의 조언을 얻기 위해 공인된 개인 트레이너나 심리학자, 상담사, 공인 영양사, 의사 또는 기타 건강 전문가들에게 연락해야 할 때가 있을 것이다. 도움이 필요할 때는 적극적으로 손을 내밀어라. 손을 내미는 것은 용기의 상징이다.

● **성찰 시간:**

당신이 이상적으로 변하고 싶은 행동(또는 결핍된 특정 행동)을 적어 보세요. 어떤 태도가 당신의 변화를 지지해 줄 수 있을까요?

_____

_____

_____

_____

_____

● **성찰 시간:**

앞의 ATTITUDE 목록에 관하여 성찰해 보세요. 당신이 바꾸고 싶은 태도를 조절하는 데 도움이 되도록 어떤 방법을 활용할 수 있는지 배웠나요?

_____

_____

_____

_____

_____

_____

_____

살면서 배우기: 미셸 톨레프슨 박사

어린 시절부터 청년기까지 나는 채소에 대한 부정적인 태도를 가지고 있었다. 채소를 좋아하지는 않아도 더 많이 '먹어야만 하는' 음식으로 생각했다. 채소는 전혀 먹음직스러워 보이지 않았다. 나는 채소를 어떻게 요리할지 알려고도 하지 않았고, 그저 매일 한두 끼는 억지로 채소를 먹으려고 노력했다.

채소와 섬유질의 건강상의 이점에 대해 알게 되면서, 나의 건강을 위해서 채소와의 관계를 바꾸고 싶다는 생각이 들었다. 점심, 저녁 그리고 간식으로 채소를 먹으려고 노력했다(반복해서 노출). 채소가 들어간 레시피를 찾아보고 채소의 맛을 돋우는 허브나 향신료로 요리하면서 새로운 채식 경험을 하게 되었다. 나는 다양한 채소를 섭취하여 영양을 개선하는 법을 알아보기 위해 공인 영양사와 만나기로 약속했다(전문가와의 연결). 가족과 함께 건강에 좋은 음식을 요리하고 먹으면서 느낄 감정을 예상해 보았다. 건강에 좋은 음식과 나의 관계를 돌이켜 보고, '마음챙김 식사법mindful eating'을 시도해 보았으며, 일상에 채소를 포함시키는 것에 대한 나의 자기효능감self-efficacy을 서서히 높여 갔다.

채소에 대한 나의 태도가 변하면서 나의 행동도 달라졌다. 마찬가지로, 당신의 건강과 웰빙에 영향을 줄 수 있도록 이 장에서 이야기한 기술들을 사용하여 건강한 행동에 대한 당신의 태도를 수정할 수 있다. 태도 조절은 얼마든지 가능하다!

웰니스로 가는 길

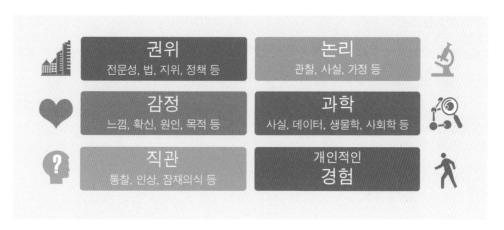

태도의 구성 요소 - ABC

태도는 긍정적(호의적)이거나 부정적(비호의적)이다. 로젠버그와 호블랜드^{Rosenberg and Hovland}의 태도 구조 모델에 따르면[1], 태도에는 다음의 ABC 목록과 같은 세 가지 구성 요소가 있다. 즉 정서적 요소(느낌과 감정), 행동적 요소, 인지적 요소(신념과 생각)이다.

- Affective(정서적) – 느낌과 감정
- Behavioral(행동적) – 태도가 행동에 끼치는 영향
- Cognitive(인지적) – 신념과 생각

행동은 행동(또는 행동 변화)에 대한 당신의 태도, 변화할 수 있는 능력에 대한 자신감 그리고 변화할 준비가 되어 있는 것에 영향을 받는다. 성공적인 변화를 일으키기 전에 행동이나 행동을 바꾸는 것에 대한 당신의 염려나 질문을 다루어 보도록 하라. 그리하여 핵심은 이 정보를 사용하여 행동의 계기와 동기부여 요인 그리고 자조(자기 효능) 행동을 식별하는 것이다.[2]

● **성찰 시간:**

당신의 삶에서 실행하고 싶은 건강 행동에 대하여 생각해 보세요. 행동을 성공적으로 바꿀 수 있는 당신의 능력에 대하여 어떠한 태도와 믿음을 가지고 있나요?

_____

_____

_____

_____

_____

_____

● **성찰 시간:**

당신이 새로운 행동을 성취할 수 있다는 확신을 증가시킬 수 있는 것은 무엇일까요? 예를 들어, 만약 당신이 운동을 시작하고 싶고 사교적인 사람이라면, 이 새로운 시도에 함께할 친구를 부르는 것이 이 목표를 달성할 가능성을 높여 줄까요? 또는 더 건강하게 먹고 싶을 때, 새로운 부엌칼과 도마를 사는 것이 당신의 식단에 더 많은 채소가 포함되는 데 도움이 될까요?

_____

_____

_____

_____

_____

당신은 좋은 점을 바라보기로 선택할 수도 있고, 나쁜 점에 초점을 맞출 수도 있다. 자신의 곤경이나 실망에 빠져서 화를 내고 짜증을 부릴 수도 있다. 반대로 삶에 대해 긍정적인 접근 방식을 택할 수도 있다.

긍정성

긍정성은 긍정적이거나 낙관적인 태도를 갖는 것을 포함한다. 긍정적인 생각은 부정적인 생각을 몰아낼 것이다. 앞서 언급했듯이, 감사할수록 감사한 일이 더 많아진다. 긍정적으로 되는 것은 부정적인 것을 무시하라는 뜻이 아니다. 모든 사람은 일상에서 다양한 감정을 느끼며, 그것은 정상이다. 당신의 목표는 매일, 매 순간 당신에게로 밀려오는 어떤 상황에서도 최선을 다하는 것이다. 선천적으로 다른 사람들에 비해 더 긍정적인 사람들이 있다. 그러나 연습을 통해 얼마든지 긍정적이고 낙관적인 태도를 기를 수 있다. 심지어 좀 더 부정적이고 염세적인 성향이 있는 사람들일지라도 말이다.

🌑 **성찰 시간:**

당신이 현재 겪고 있는 상황이나 스트레스 요인에 대하여 생각해 보세요. 그런 상황이 당신에게 좋은 점으로 작용하는 것은 무엇인가요?

_____

_____

_____

_____

🌑 **성찰 시간:**

당신이 스트레스 요인을 잘 다스릴 수 있게 하는 것은 무엇인가요?

_____

_____

_____

_____

_____

과거에 비슷한 어려움을 겪었을 때 무엇이 당신에게 도움을 주었나요?

_____

_____

_____

_____

_____

_____

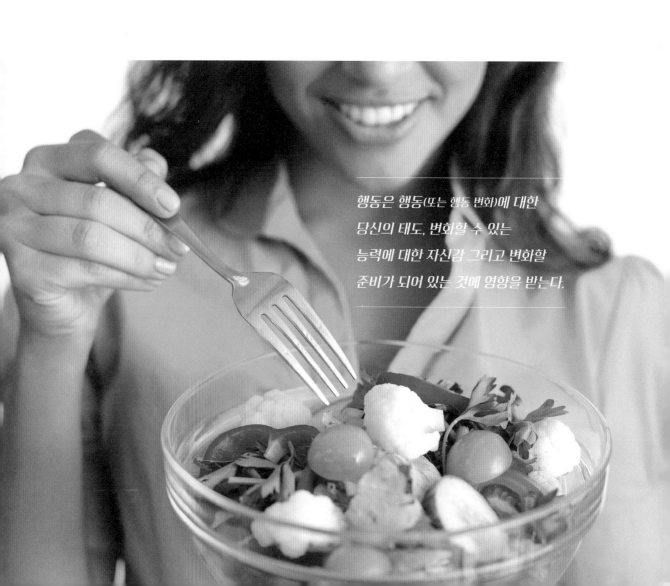

행동은 행동(또는 행동 변화)에 대한
당신의 태도, 변화할 수 있는
능력에 대한 자신감 그리고 변화할
준비가 되어 있는 것에 영향을 받는다.

이 문제를 해결하는데 도움이 되는 좀 더 긍정적인 사고방식들을 생각해 볼 수 있나요? 설명해 보세요.

_____

_____

_____

_____

_____

_____

_____

성장형 사고방식growth mindset 대 고정형 사고방식fixed mindset

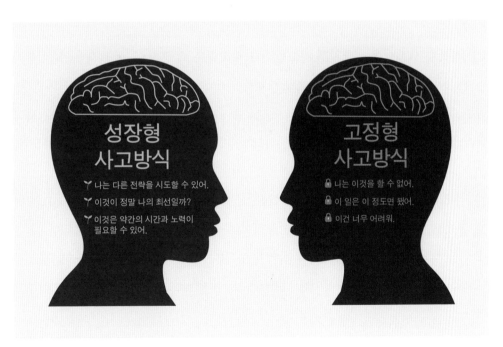

그림 5-3. 성장형 사고방식과 고정형 사고방식의 비교

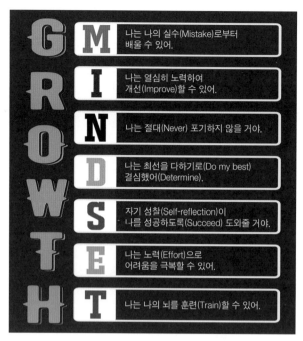

그림 5-4. 'MINDSET(사고방식)'이라는 단어에 관한 말놀이

성장형 사고방식은 고정형 사고방식과 비교했을 때 긍정성, 성공 및 웰빙의 증가와 관련이 있다. 미국 심리학자 캐럴 드웩Carol Dweck 박사는 그녀의 저서 《마인드셋: 원하는 것을 이루는 태도의 힘Mindset: The New Psychology of Success》[3]에서 사람들에게 성장형 사고방식을 채택하도록 독려한다. 이러한 사고방식을 수용하는 것은 건강을 지지하는 행동을 실천하는 것과 관련이 있으며, 따라서 전반적인 건강과도 관련된다.

성장형 사고방식을 가지면 노력, 학습, 끈기를 통해 당신의 능력을 획득하고 개발할 수 있다. 실패는 성공으로 이끄는 능력이 부족하기에 일어난다고 생각된다. 그런데 이 능력은 얼마든지 획득하거나 개발할 수 있다. 모든 요소를 고려했을 때, 성장형 사고방식을 가진 사람들은 어떠한 난관에도 굴하지 않고 인내하며 지속하는 경향이 크다.

● 성장형 사고방식의 요소

- 당신은 끊임없이 배우고 성장할 수 있는 잠재력이 있다.

- '실수'는 배우고 성장할 수 있는 기회이다. 노력을 통해 얼마든지 개선할 수 있다.

- '실패'라는 것은 없으며, 웰니스로 가는 길에서 배워야 할 교훈일 뿐이다.

**나 자신에게
어떤 말을 할 수 있을까?**

고정형
사고방식

성장형
사고방식

대신에:
나는 이런 거 잘 못해.
나는 이런 거 진짜 잘해.
나는 포기할래.
이건 너무 어려워.
나는 이보다 더 잘할 수 없어.
나는 그냥 수학을 못해.
나는 실수를 했어.
나는 그렇게 똑똑하지 않을 거야.
이 정도면 충분해.
계획 'A'는 제대로 작동하지 않았어.

생각해 보라:
내가 부족한 점이 무엇일까?
나는 올바른 방향으로 가고 있어.
나는 내가 배운 몇 가지 전략을 사용할 거야.
이건 약간의 시간과 노력이 필요할 수 있어.
나는 항상 발전할 수 있으니까 계속 노력할 거야.
나는 수학적 두뇌를 훈련시킬 거야.
실수는 내가 더 잘 배울 수 있도록 도와줘.
다른 사람들은 그것을 어떻게 하는지 알아볼 거야.
이게 정말 나의 최선일까?
알파벳에는 25개의 글자가 더 있어!

그림 5-5. 고정형 사고방식과 성장형 사고방식의 내적 사고 비교

고정형 사고방식을 가진 사람은 자신의 능력, 지능, 재능이 영원하다고 믿는다. 실패는 능력 부족의 결과로, 고정형 사고방식을 가진 사람들은 능력을 바꿀 수 없는 것으로 간주한다. 인식과 성찰이 우리의 사고방식에 영향을 줄 수 있고, 우리의 태도를 바꿀 수 있음을 깨닫는 것이 중요하다. 이것이 결국 우리의 전반적인 웰빙을 개선할 수 있다.

● 성찰 시간:

당신이 최근에 극복했던 어려움을 성찰해 보세요. 성장형 사고방식이 어려움을

극복하는 데 도움이 되었나요? 그렇다면, 당신이 사용했던 성장형 사고방식의 요소를 설명해 보세요. 그렇지 않았더라도, 그 어려움을 처리하는 데 성장형 사고방식을 어떻게 사용할 수 있었을지를 설명해 보세요.

_____

_____

_____

_____

_____

_____

● 성찰 시간:

다음번에 당신이 도전이나 장애를 경험할 때 성장형 사고방식을 갖도록 당신 자신을 격려하기 위해 무엇을 할 수 있을까요?

_____

_____

_____

_____

_____

_____

호기심

호기심은 성장형 사고방식과 긍정성의 필수 요소이다. 사람들은 위기를 경험하면 학습 모드 또는 보호 모드에 들어간다. 학습 모드는 무비판적이고 호기심 어린 시선으로 상황을 바라보게 하여 자신감과 차분함, 협동심을 느끼게 해 준다. 보호 모드에서는 두렵고 위협적이며 투쟁적인 느낌을 받는다. 보호 모드는 비판적이고 방어적인 입장에서 나온다. 해를 입을 위험이 있는 경우에는 '투쟁 또는 도피' 모드에 들어가는 것이 필요할 수도 있다. 하지만 실제로는 많은 경우 이러한 메커니즘이 불필요하게 작동하여 과도한 스트레스 상태로 이어질 수 있다.

당신은 다음을 통해서 보호 모드를 학습 모드로 바꿀 수 있다.

- 당신의 강점을 찾고 그것과 함께하기
- 당신은 특별하며 가치가 있다는 것을 깨닫기
- 자신을 보호할 필요가 없음을 이해하기

● **성찰 시간:**

당신은 도전에 직면했을 때, 학습 모드를 사용하는 편인가요? 아니면 보호 모드를 사용하는 편인가요?

_____

_____

_____

_____

_____

_____

● **성찰 시간:**

도전을 극복하기 위해 학습 모드를 사용했던 예를 들어 보세요.

_____

_____

_____

● **성찰 시간:**

앞으로 장애물에 부딪혔을 때 학습 모드를 사용할 가능성을 어떻게 높일 수 있을까요?

자동적인 부정적 생각

자동적인 부정적 생각automatic negative thoughts, ANTs은 정서적 자극에 반응하여 자동으로 떠오르는 생각이다. 사람들은 종종 이러한 생각을 의식적으로 인지하지 못할 수도 있지만, 그럼에도 그런 생각은 정신적 스트레스나 부적절한 반응을 유발한다. 당신의 머릿속에는 두 가지 목소리의 혼잣말이 있다. 당신은 어느 목소리를 들을지 결정할 수 있다.

- 그렘린: 그렘린은 당신에게 "너는 그 일을 다르게 했어야만 했고, 다르게 할 수도 있었어."라고 말한다. 또 "왜 그렇게 안 했어?"라고 물으며 수치심, 비난, 죄책감이라는 고약

한 3인방을 데려온다.

- 왕자 또는 공주: 왕자나 공주는 당신의 강점을 말해 주고, 당신을 응원해 주며, 당신을 믿고 자랑스러워한다. 또한 당신의 잘못과 실수를 받아들여 주며, 당신의 행동이나 상황에서 긍정적인 면을 찾아낸다.

그렘린은 시끄럽고 당신을 통제하고 싶어 한다. 조금만 연습하면 자동적으로 떠오르는 부정적인 혼잣말을 인지하고, 더 긍정적인 목소리에 집중하는 방법을 배울 수 있다.

◍ 성찰 시간:

당신은 어떤 행동을 할 때 수치심, 비난, 죄책감을 주는 '그렘린'과 씨름하게 되나요?

◍ 성찰 시간:

이러한 자동적인 부정적 생각을 어떻게 당신의 웰빙을 지지하는 혼잣말로 대체할 수 있을까요?

당신의 '왕자 또는 공주'는 당신이나 당신의 그렘린에게 뭐라고 말할까요?

_____

_____

_____

_____

_____

_____

감사

감사와 고마움의 태도는 긍정성과 웰빙을 증가시키는 또 다른 강력한 도구이다. 감사는 부정적인 감정을 줄여 주고 긍정적인 감정을 증가시키며 행복을 증진한다. 감사 활동에 참여하는 것은 자존감 향상과 정신적 건강, 심지어 신체적 건강 증진과도 관련이 있다. 감사 활동은 하루를 마치며 세 가지 좋은 일을 생각하고, 무엇이 이러한 '좋은 일'을 일으켰는지 반추하는 것처럼 간단하다. 감사와 행복의 선구자인 마틴 셀리그먼Martin Seligman 박사와 감사의 선구자 로버트 에먼스Robert Emmons 박사는 긍정성을 증가시키는 감사 활동의 힘을 보여 주는 연구를 수행했다.

● 성찰 시간:

상황, 사람, 사건 등을 포함하여 당신이 감사하는 모든 것의 목록을 적어 보세요.

_____

_____

_____

_____

● 성찰 시간:

감사하는 습관을 들일 수 있는 방법이 있나요? (예를 들면, 손을 씻을 때마다 혹은 저녁을 먹으려고 모일 때 또는 취침 전에 일기를 쓸 때 감사한 것에 대해 생각하거나 적어 보기) 설명해 보세요.

_____

_____

_____

_____

_____

_____

● 성찰 시간:

감사 실천을 당신의 하루 일과에 어떻게 포함시킬 것인지 설명해 보세요.

_____

_____

_____

_____

_____

_____

● 성찰 시간:

한 걸음 더 나아가고 싶다면, 제대로 감사함을 표하지 못했던 누군가에게 감사 편지를 써 보세요. 편지에 그들이 당신을 위해 무엇을 해 주었으며, 당신의 삶에 어떤 영향을 주었는지 표현하세요. 그 편지를 직접 전달하거나 전화를 걸어 읽어 주거나 당신이 편지를 읽는 모습을 영상으로 찍어서 보내는 것도 고려해 보세요.

_____

_____

_____

_____

_____

_____

_____

펄마PERMA: 웰빙의 다섯 가지 구성 요소

셀리그먼 박사에 따르면, 펄마PERMA 연상 기호에 해당하는 웰빙의 다섯 가지 핵심 요소가 있다. [4]

- P: Positive emotions(긍정적인 정서) - 감사, 향유하기, 마음챙김, 희망 및 낙관 등을 통해 얻을 수 있다.
- E: Engagement(몰입) - 기술과 강점을 통해 도전적인 과제를 해결할 때 몰입하는 상태에서 경험할 수 있다.
- R: Relationships(관계) - 가족, 친구 등 다른 사람들과의 질 높은 사회적 연결이다.
- M: Meaning(의미) - 자신보다 더 크거나 자신을 넘어서는 무언가를 섬기거나, 그것에 속하는 것을 포함한다.
- A: Achievement(성취) - 추구하는 것의 완수나 성공이다.

◑ 성찰 시간:

P - 긍정적인 정서: 최근에 당신은 어떤 유형의 긍정적인 정서를 경험했나요? 무엇이 그러한 긍정적인 정서가 일어나게 했나요?

_____

_____

웰니스로 가는 길

――――――――――――――――――――――――――
――――――――――――――――――――――――――
――――――――――――――――――――――――――
――――――――――――――――――――――――――

◐ 성찰 시간:

E - 몰입: 당신은 보통 언제 가장 몰입하고 있다고 느끼나요? 구체적으로 얘기해 보세요. 무엇을 하고 있을 때인가요? 누구와 함께할 때인가요? 어디에 있었나요? 그 활동은 무엇이었나요?

――――――――――――――――――――――――――
――――――――――――――――――――――――――
――――――――――――――――――――――――――
――――――――――――――――――――――――――
――――――――――――――――――――――――――
――――――――――――――――――――――――――

◐ 성찰 시간:

R - 관계: 당신의 웰빙을 지지하는 질 높은 관계를 적어 보세요. 이러한 관계를 돈독하게 만들기 위해 이번 주에 무엇을 할 수 있나요?

――――――――――――――――――――――――――
――――――――――――――――――――――――――
――――――――――――――――――――――――――
――――――――――――――――――――――――――
――――――――――――――――――――――――――
――――――――――――――――――――――――――

● **성찰 시간:**

M – 의미: 당신의 삶에 의미를 부여하는 것은 무엇인가요?

_____

_____

_____

_____

_____

_____

● **성찰 시간:**

A – 성취: 당신이 가장 자랑스럽게 여기는 성취는 무엇인가요? (예: 자녀 양육, 학교 졸업, 수년간 정기적으로 비영리 단체에서 자원봉사를 하는 것 등)

_____

_____

_____

_____

_____

_____

긍정성 비율

이상적으로, 모든 부정적인 말이나 생각을 중화시킬 수 있도록 3~5개의 긍정적인 말이나 생각을 지니는 것이 좋다. 더욱이 긍정적인 정서는 당신을 그저 행복하게 만드는 것 이상의 역할을 한다. 저명한 심리학자 바버라 프레드릭슨Barbara Fredrickson 박사에 따르면,[5~8] 긍정적인 정서는 또한 당신의 기술, 문제 해결력, 창의성을 구축하고 확장해 준다. 흥미롭게도, 3:1 비율을 전면에 내세운 통계적 방법에 관한 질문이 있었다. 그녀는 긍정적인 기반 구축을 강조하며 모든 상황에서 사용할 수 있는 '확장-구축 Broaden-and-Build' 모델로 이를 해결했다. 어떤 상황에서든 3개 또는 5~6개의 긍정적인 점을 찾는 것은 사람들이 더 높은 곳에 도달하도록 도와주며 창의력을 높여 준다. 연구에 따르면, 부정적인 것보다 긍정적인 정서와 조언을 더 많이 받는 것이 과정을 완수하고 성과를 얻을 수 있도록 계속해서 추진하고 동기를 부여하는 데 도움이 된다. 긍정적인 정서의 예로는 기쁨, 자부심, 감사, 사랑, 소망, 평온, 용서, 경외감, 흥미, 영감, 신명, 경탄, 즐거움 등이 있다.

대표 강점

성격 강점(VIA 성격 강점 검사)에 관한 마틴 셀리그먼과 크리스토퍼 피터슨Christopher Peterson 박사의 연구에 따르면,[9] 사람들은 인성의 기초를 구성하는 24개의 성격 강점을 가지고 있다. 그것은 다음의 6가지 상위 덕목으로 분류된다.

- 지혜(wisdom): 창의성, 호기심, 판단력, 학구열, 통찰
- 용기(courage): 용감성, 인내, 정직성, 열정
- 인간애(humanity): 사랑, 친절, 사회적 지능
- 정의(justice): 협동심, 공정성, 리더십
- 절제(temperance): 용서, 겸손, 신중성, 자기 조절
- 초월성(transcendence): 심미안(아름다움과 탁월성에 가치를 둠), 감사, 희망(낙관성), 유머, 영성

● **성찰 시간:**
https://www.viacharacters.org/ 이 사이트에서 당신의 대표 강점을 검사해 보세요. 검사 결과 당신을 놀라게 한 것은 무엇인가요?

‾‾

‾‾

‾‾

‾‾

‾‾

‾‾

◉ 성찰 시간:

당신의 핵심 강점은 무엇이라고 생각하나요?

‾‾

‾‾

‾‾

‾‾

‾‾

‾‾

◉ 성찰 시간:

이러한 강점들이 역경이나 어려운 시기를 극복하는 데 어떻게 도움을 주었나요?

‾‾

‾‾

‾‾

‾‾

‾‾

● 성찰 시간:

앞으로 장애물을 만났을 때 이러한 강점을 어떻게 사용할 수 있을까요?

_____

_____

_____

_____

_____

_____

마음챙김

마음챙김mindfulness은 판단하지 않은 채, 그 순간에 온전히 정신을 집중하는 것을 의미한다. 마음챙김을 증가시키기 위해서 당신의 호흡을 변화시키려 하지 말고 폐로 들어오고 나가는 공기를 의식하면서 호흡에 집중한다. 또는 4-7-8 호흡(마음속으로 넷을 세는 동안 코로 숨을 들이쉬고, 일곱을 세는 동안 숨을 참고, 여덟을 세는 동안 입으로 숨을 내쉰다)을 한다.

명상은 또 하나의 마음챙김 방법으로, 현재에 더욱 집중하도록 도와준다. 명상에는 여러 가지 유형이 있으며, 어떤 유형은 특정 종교나 영성과 관련되어 있으나, 모든 명상이 그런 것은 아니다. 따라서 어떤 명상이 당신에게 맞는지 알아볼 필요가 있다. 이완 반응relaxation response도 마음챙김을 위한 또 하나의 방법이다. 이완 반응을 유도하는 것에 대하여 좀 더 알고 싶다면 인터넷에서 허버트 벤슨Herbert Benson 박사의 '이완 반응'을 검색해 보거나 스트레스 회복탄력성을 다룬 이 책의 10장을 참조하라. 마음챙김에 관한 자세한 내용은 10장에서 다룰 것이다.

건강한 사고방식

건강한 사고방식의 몇 가지 비결은 다음과 같다.

- 강점에 집중하라.
- 호기심을 가져라.
- (보호 모드가 아니라) 학습 모드로 생활하라.
- 힘을 불어넣어 주는 혼잣말을 하라(그렘린 대신 왕자나 공주의 말을 듣기로 선택).
- 부정보다는 긍정을 더 많이 추구하라.
- 창의성을 높여 주는 확장적이고 구축적인 긍정의 힘을 인정하라.
- 마음챙김을 실천하라.
- 성장형 사고방식을 키우라.
- 관계를 강화하기 위하여 성공과 좋은 일을 축하하라.
- 작은 일에도 감사하라.
- 긍정적인 사람, 웹사이트, 책, 소셜 미디어를 당신의 주위에 두어라.
- 자주 그리고 크게 웃어라. 이것은 당신의 심신에 좋다.
- 열심히 노력한 것을 인정하며 그 순간을 즐겨라.
- 사랑과 감사를 표현하라.

스마트 SMART 목표

태도에 대해 배운 것을 행동으로 옮기기 위하여 당신의 태도에 관한 스마트SMART 목표를 세워라[스마트 목표의 구성 요소는 4장 78쪽 참조].

⬤ 스마트 SMART 목표 시간:

당신의 태도에 관한 (구체적이고, 측정할 수 있으며, 행동 지향적이고, 현실적이며, 기한이 있는) 스마트^{SMART} 목표는 무엇인가요?

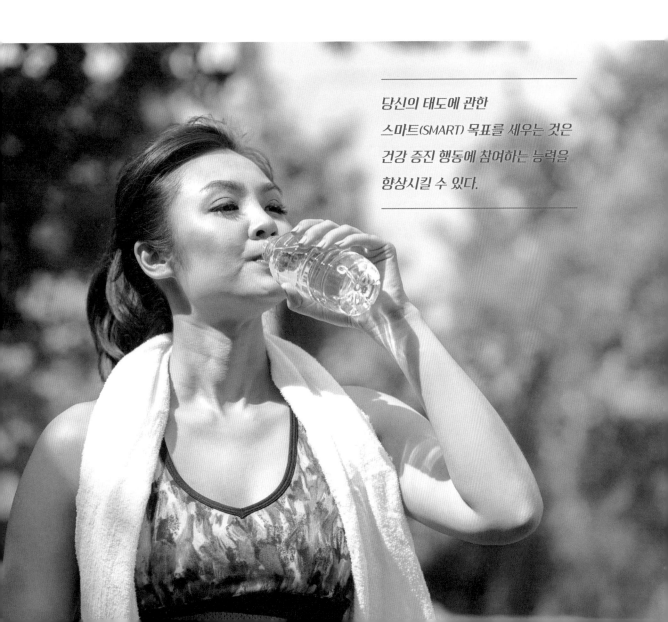

당신의 태도에 관한
스마트(SMART) 목표를 세우는 것은
건강 증진 행동에 참여하는 능력을
향상시킬 수 있다.

참고 문헌

▪ 인용 문헌

1. Rosenberg MJ, Hovland CI, McGuire WJ, et al. *Attitude Organization and Change: An Analysis of Consistency Among Attitude Components, Vol. III*. New Haven, CT: Yale University Press; 1960.

2. Becker SJ. Empirical validation of affect, behavior, and cognition as distinct components of behavior. *Journal of Personality and Social Psychology. 1984;476:1191-205.*

3. Dweck CS. *Mindset: the New Psychology of Success—How We Can Learn to Fulfill Our Potential*. New York: Ballantine Books; 2007.

4. Seligman ME. *Flourish: A Visionary New Understanding of Happiness and Well-Being*. New York: Simon and Schuster; 2012.

5. Frederickson B. Love 2.0: *Finding Happiness and Health in Moments of Connection*. New York: Plume; 2013.

6. Fredrickson. BL 2004. The broaden-and-build theory of positive emotions. *Philosophical Transactions of the Royal Society of London. Series B: Biological Sciences. 3591449, 1367-77.*

7. Fredrickson B. *Positivity*. New York: Harmony; 2009.

8. Fredrickson BL, Joiner T. Reflections on positive emotions and upward spirals. *Perspectives on Psychological Science. 2018 Mar;132:194-9*

9. Peterson C, Seligman ME. *Character Strengths and Virtues*. American Psychological Association/Oxford Press; 2004.

▪ 도서 자료

• Ben-Shahar T. *Choose the Life You Want: The Mindful Way to Happiness*. New York: The Experiment; 2014.

• Branden N. *The Six Pillars of Self-Esteem: The Definitive Work on Self-Esteem by the Leading Pioneer in the Field*. New York: Bantam; 1995.

• Cousins N. *Anatomy of an Illness: As Perceived by the Patient*. New York: W.W.Norton & Company;

2005.

- Csikzentmihalyi M. *Flow: The Psychology of Optimal Experience*. New York: Harper Perennial Modern Classics; 2008.

- Dweck CS. *Mindset: the New Psychology of Success—How We Can Learn to Fulfill Our Potential*. New York: Ballantine Books; 2007.

- Frederickson B. Love 2.0: *Finding Happiness and Health in Moments of Connection*. New York: Plume; 2013.

- Hanley K. *How to Be a Better Person: 400+ Simple Ways to Make a Difference in Yourself—And the World*. Avon, MA: Adams Media; 2018.

- Kabat-Zinn J. *Mindfulness for Beginners*. Chicago: Sounds True, Inc.; 2007.

- Lianov L. *Roots of Positive Change*. Middletown, DE: HealthType LLC; 2019.

- Peterson C, Seligman ME. *Character Strengths and Virtues*. American Psychological Association/Oxford Press; 2004.

- Rath T. *Strengths Finder 2.0*. Washington, DC: Gallup Press; 2007.

- Ryan MJ. *The Happiness Makeover: How to Teach Yourself to Be Happy and Enjoy Every Day*. New York: Harmony; 2005.

- Seligman ME. *Authentic Happiness: Using the New Positive Psychology to Realize Your Potential for Lasting Fulfillment*. New York: Atria Books; 2004.

- Seligman ME. Flourish: *A Visionary New Understanding of Happiness and Well-Being*. New York: Simon and Schuster; 2012.

- Sood A. *The Mayo Clinic Handbook for Happiness: A 4-Step Plan for Resilient Living*. Boston, MA: De Capo Lifelong Books; 2015.

- Urban H. *Life's Greatest Lessons*. New York: Fireside; 2003.

- Velasquez L. *Dare to Be Kind: How Extraordinary Compassion Can Transform Our World*. New York: Hachette Books; 2017.

- Zander RS, Zander B. *The Art of Possibility: transforming Professional and Personal Life*, rev. ed. Westminster, London, England: Penguin Books; 2002.

■ 기타 자료

- Benson-Henry Institute—bensonhenryinstitute.org

- Gratitude Journal—positivepsychology.com

- The Happiness Lab podcast with Yale professor Dr. Laurie Santos—happinesslab.fm

CHAPTER 6

다양성 Variety

"다양성은 삶의 향미료이다. 그것은 삶에 풍미를 더한다."

- 윌리엄 쿠퍼 William Cowper

영국 시인

웰니스로 가는 길 닦기: 다양성에 관한 질문들

다음의 5가지 문항에 대하여 당신에게 해당하는 빈도의 숫자를 선택하라.

(빈도: 1=전혀 아닌, 2=드물게, 3=가끔, 4=자주, 5=일상적으로)

- 나는 다양한 운동을 하고 있다. _____
- 나는 내 접시에 무지개 색깔의 음식을 담으려고 노력한다.
  _____
- 나는 다양한 과일과 채소를 즐긴다. _____

- 나는 새로운 활동을 시도하는 것을 좋아한다. _____
- 나는 다양한 친구들과 연락하고 시간을 보낸다. _____

다양성 소계: _____

살면서 배우기: 베스 프레이츠 박사

나는 뇌졸중 생존자를 위한 〈웰니스로 가는 길 닦기〉 한 세션에서 윌Will을 만났다. 최근 뇌졸중을 겪고 회복 중인 어머니를 부양하기 위해 세션에 참석한 그는 얼마 전 고관절 수술을 받은 대학 졸업생이었다. 그가 방으로 들어섰을 때, 그의 따뜻함과 동정심을 느낄 수 있었다. 그는 어머니를 사랑했고, 어떤 방법을 동원해서라도 어머니를 돕고 싶어 한다는 것이 분명해 보였다. 또한 그는 건강하게 사는 법을 배우는 데에도 열정적이었다. 아마도 윌은 〈웰니스로 가는 길 닦기〉 수업을 어머니와 같이 듣기로 동의했을 때 자신이 무엇을 해야 할지 전혀 몰랐을 것이다. 하지만 윌은 부끄러움

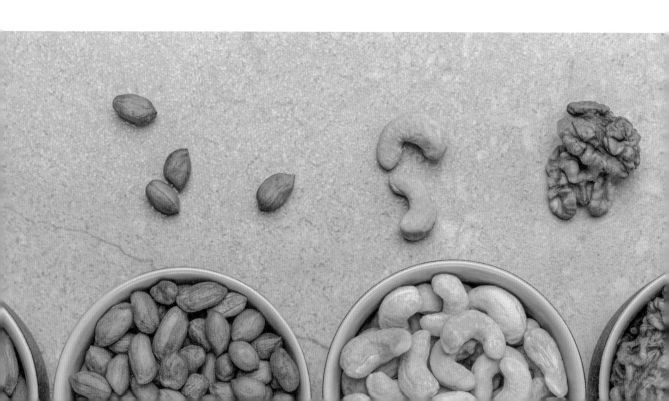

없이 손을 들고 통찰력이 돋보이는 발언을 하여 그보다 적어도 스무 살은 더 많은 다른 참가자들에게 큰 기쁨을 선사했고, 그들은 윌의 긍정적인 에너지를 좋아했다. 새로운 것을 시도하고 삶에 다양성을 더하려는 윌의 의지는 그가 세션의 문을 열고 문자 그대로 곧장 걸어 들어갈 수 있게 해 주었다.

주간 세션이 진행됨에 따라 윌은 점점 더 깊게 참여하면서 다른 사람들과의 소통을 시작했다. 그룹에 적극적으로 참여하려는 그의 열정, 타인과의 교류에 대한 자신감, 세션 내용에 대한 관심이 돋보였다. 윌은 다양한 스트레스 회복 기술을 모두 시도해 보고, 목적의식을 탐구했으며, 친구 및 사회적 관계는 물론, 자신의 삶에 다양성을 추가하는 것에 대하여 열린 마음을 유지했다. 흥미롭게도, 윌은 이 프로그램을 매우 좋아하여 웰니스 및 생활습관의학 분야에서 경력을 쌓기로 결심했다. 그는 다시 학교로 돌아갈 생각이 없었음에도 하버드 익스텐션 스쿨의 심리학 석사 프로그램에 등록하여 뛰어난 성적을 거두었다. 그는 그곳에서 내가 강의한 생활습관의학 입문 과정을 듣고 A를 받았으며, 이듬해 조교가 되었다. 다양한 선택지에 대한 열린 마음과 새로운 일을 시도하는 것(이는 탐구에 관한 7장에서 다루고 있다)은 윌이 그의 열정을 찾고 새로운 경력을 쌓도록 이끌었다. 나와 윌은 둘 다 연령대, 직장 환경, 전형적인 친구 그룹이 다른 사람과도 친구가 되는 것을 통한 다양성의 개념을 받아들였기에 우리는 지금까지 의미 있는 인연을 이어 오고 있다.

기본 정의 및 용어

다양성variety - "품질 또는 상태가 다르거나 다양한 것; 획일성, 동일성 또는 단조로움의 부재"[1]

다양성은 삶의 거의 모든 측면에서 필요하다. 다양성은 사람들이 관심과 참여를 유지하도록 도와준다. 매일 새로운 것을 시도하기를 두려워하지 마라. 다양성을 받아들이는 순간, 당신은 참여할 마음이 생길 것이다. 예를 들어, 체육관에 다양한 운동 기구가 있다면 운동 기구가 몇 가지 없을 때보다 운동할 가능성이 더 커진다. 또, 아주 다양한 음식이 존재하면 음식을 먹을 가능성이 더 커진다. 다양성의 과학은 건강한 습관을 지원하는 데 사용할 수 있다.

이 책은 각 장을 차례대로 읽을 필요가 없다. 당신과 당신의 필요에 맞는 장을 '다양하게' 골라 읽을 수 있다. 책에 대한 접근 방식과 전반적인 웰빙에 유연하게 대처하라. 요점은 '페이빙 스텝스PAVING STEPSS'의 12단계 모두에서 다양성을 통합하는 것을 강력히 추천한다는 것이다.

P = 신체활동PHYSICAL ACTIVITY

유산소 활동(순환계), 근력 강화, 스트레칭(유연성) 및 균형 활동은 각각 특정한 목적이 있다. 신체활동의 모든 이점을 누리려면 이러한 범주들 각각을 다루는 활동에 참여하는 것이 중요하다. 또한, 특정 범주(예를 들어 유산소 활동)까지 포함하여 다양한 유형의 신체활동에 참여하게 된다면 신체활동 요법이 지루해질 가능성이 줄어든다. 규칙적인 신체활동과 좌식 습관을 줄이는 것은 평생 건강에 중요하다는 점을 고려해 보면, 다양성은 필수적 요소이다. 그림 6-1은 다양한 유형의 신체활동에 대한 예를 자세히 설명하고 있다.

신체활동 요법에 다양성을 추가하기 위해 취할 수 있는 단계는 다음과 같다.

· 한 달 동안 완료한 다양한 유형의 운동을 모두 기록하라.
· 공인된 개인 트레이너 또는 물리치료사와 협력하여 운동 루틴을 다양화하라.
· 다양한 장소에서 다양한 사람들과 함께 다양한 음악을 듣거나 다양한 시간대에 신체활동을 하라.
· 새로운 수업, 활동 또는 움직임을 시도하라.
· 다른 경로를 따라 걷거나 자전거를 타라.
· 신체활동의 강도를 다양하게 하라.

• 유산소 활동: 신체의 심혈관계가 관여하는 모든 움직임.

예) 빠르게 걷기, 수영, 사이클링, 줄넘기, 줌바, 볼룸 댄스, 농구, 일립티컬(elliptical) 머신,

러닝머신, 실내 자전거, 조깅, 하이킹, 스키, 진공청소기로 청소하기, 피클볼(pickleball),

계단 오르기 머신, 훌라후프

• 근력 운동: 근육에 부하(힘)를 가하는 활동.

예) 팔굽혀펴기, 턱걸이, 윗몸 일으키기, 바벨 또는 덤벨 운동, 특정 유형의 요가, 인터벌

트레이닝

• 스트레칭(유연성) 활동: 동작을 강화하는 범위의 움직임(운동).

예) 피지오볼(physio ball), 폼롤러 스트레칭, 요가

• 균형 활동: 태극권, 기공, 보수볼(bosu ball), 평균대 운동, 요가

그림 6-1. 다양한 유형의 신체활동의 예

⬤ 성찰 시간:

이번 달에 시도하고 싶은 다른 유형의 신체활동은 무엇인가요? 유산소 운동(순환계), 근력 강화, 스트레칭(유연성) 및 균형 활동을 고려해 보세요.

_____

_____

_____

_____

_____

_____

⬤ 성찰 시간:

다양한 유형의 신체활동을 하기 위해서 어떠한 단계(수업 등록하기, 건강검진 받기, 운

동 방법 찾아보기 등등)가 필요하다고 생각하나요?

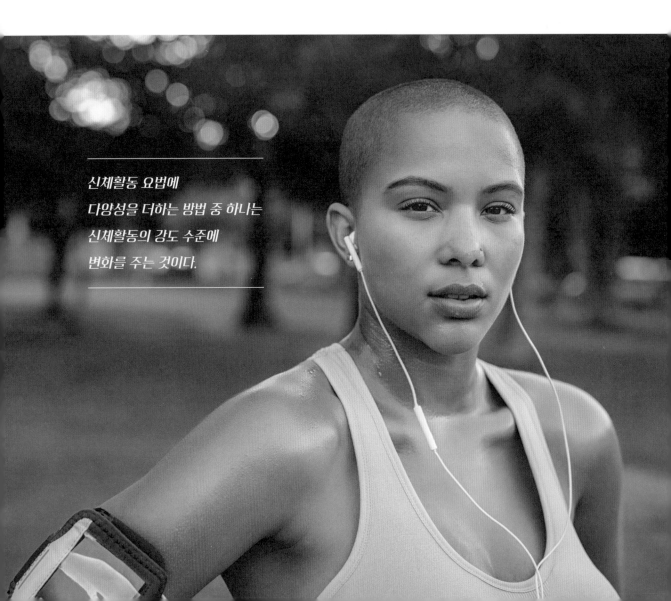

신체활동 요법에
다양성을 더하는 방법 중 하나는
신체활동의 강도 수준에
변화를 주는 것이다.

◉ 성찰 시간:

당신이 원하는 신체활동을 시작하기 위해 필요한 것은 무엇인가요?

_____

_____

_____

_____

_____

_____

◉ 성찰 시간:

당신의 현재 신체활동 루틴(시간대, 빈도, 어디서, 언제, 누구와 하는지, 무엇을 하는지 등등)을 어떻게 바꿀 수 있을까요?

_____

_____

_____

_____

_____

_____

◉ 성찰 시간:

앉아 있는 행동을 줄이기 위해 일상에 다양성을 추가하려면 무엇을 힐 수 있을까요? 예를 들어, 운동용 공을 책상 의자로 활용해 앉기, 스탠딩 책상이나 트레드밀(러닝머신) 책상 사용하기, 서서 전화 받기, 통화하면서 걷기, 걸으면서 회의하기 등이 있습니다.

_____

_____

_____

_____

_____

_____

_____

A = 태도 ATTITUDE

정서적 웰빙은 다양한 감정을 경험하고 표현할 수 있는 것과 관련된다. 정서적 웰빙과 부합하는 태도에는 성장형 사고방식, 긍정성, 감사, 향유하기, 축하, 마음챙김, 성실, 낙관, 초심자의 마음 갖기가 포함된다. 자신의 감정과 태도를 감사하고 사려 깊게 표현하면 다른 사람들과 좀 더 진정성 있는 방식으로 소통할 수 있다.

당신은 인간으로서 두려움, 분노, 실망과 같은 괴로운 감정이 마음속에 파도처럼 밀려왔다가 사라지는 것을 경험할 것이다. 겪고 있는 감정이 압도적이라면, 특히 괴로운 감정이 쓰나미처럼 계속된다면 친구나 건강·웰니스 전문가에게 연락하는 것이 중요하다. 감정을 처리하고 경험하는 것은 완전한 삶을 사는 데 없어서는 안 될 부분임을 명심하라. 좋고 나쁜 모든 감정은 왔다가 사라진다.

◉ 성찰 시간:

가장 최근에 당신이 축하하고 싶었을 때와 그 이유를 적어 보세요.

_____

_____

_____

_____

_____

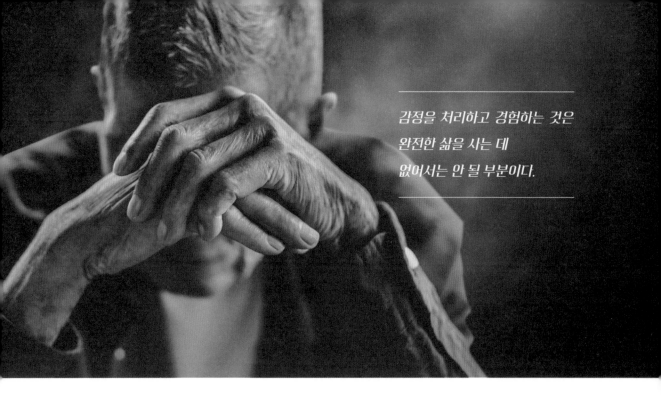

*감정을 처리하고 경험하는 것은
완전한 삶을 사는 데
없어서는 안 될 부분이다.*

🔘 **성찰 시간:**

당신은 창의적이고 긍정적이며 낙관적이고 희망적일 수 있도록 하는 다양한 태도를 경험할 수 있나요? 설명해 보세요.

_____

_____

_____

_____

_____

_____

🔘 **성찰 시간:**

당신을 매일 앞으로 나아가게 힘을 실어 주는 태도는 무엇이며, 그 이유는 무엇인가요?

_____

_____

_____

_____

_____

_____

● **성찰 시간:**

현재 당신에게 힘을 주고 있는 태도에 추가하고 싶은 것이 있나요?

_____

_____

_____

_____

_____

V = 다양성VARIETY

　　당신은 하루 일과에 너무 익숙해져서 삶의 다양성이 부족함을 알아차리기 어려울 수 있다. 일상 루틴은 유익할 수 있지만, 새로움은 학습을 지원하고 두뇌 영역 간의 새로운 연결을 만드는 데 도움이 된다. 다양성은 당신의 삶에 기쁨과 흥분 그리고 새로운 에너지를 더할 수 있다. 이 장에서는 건강한 생활습관과 관련된 다양성을 탐구하는 데 중점을 두고 있긴 하지만, 다양성은 삶의 다른 영역에서도 중요하다. 예를 들어, 당신은 새로운 것을 배우고, 새로운 쇼를 보고, 다른 분야의 책을 읽고, 다른 음악을 듣고, 새로운 곳을 여행하고, 수업을 듣고, 동호회에 가입하고, 새로운 사람을 만나면서 다양한 경험을 할 수 있다.

당신은 적어도 삶의 한 영역에서 다양성을 어떻게 늘릴 수 있나요?

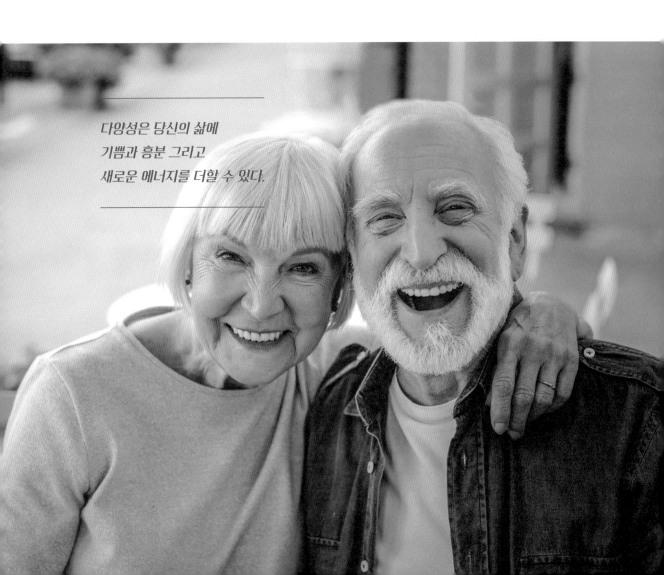

다양성은 당신의 삶에
기쁨과 흥분 그리고
새로운 에너지를 더할 수 있다.

더 배우고 싶거나 탐구하고 싶은 것이 있나요? 당신의 '틀'에서 벗어나 삶의 다양
성을 늘릴 방법을 즐겁게 떠올려 보세요.

_____

_____

_____

_____

_____

_____

| = 탐구 INVESTIGATIONS

자신을 탐정이라고 생각하라. 당신의 삶에 다양성을 접목시켜 새로운 시도를 하
다 보면, 이러한 새로운 경험들이 당신에게 어떤 감정을 불러일으키는지를 조사할 수
있다. 당신이 새로운 것을 시도하거나 새로운 행동을 할 때 당신의 몸과 마음이 어떻
게 느끼는지를 당신이 사용하는 일지에 기록해 보라. 그리고 시도한 내용, 에너지 수
준을 추적하고, 다시 시도할 것인지 확인하라. 삶의 모든 영역에서 새로운 것을 시도
하라. 새로운 모니터링 기술을 이용하라.

● 성찰 시간:

당신이 시행한 탐구의 결과를 어떻게 모니터링하고 기록할 것인가요? (일지, 친구와
의 토론 등등)

_____

_____

_____

당신은 무엇을 더 탐구하거나 배우고 싶나요?

_____

_____

_____

_____

_____

_____

당신의 '틀'에서 벗어나
삶의 다양성을 늘릴 방법을
생각해 보라.

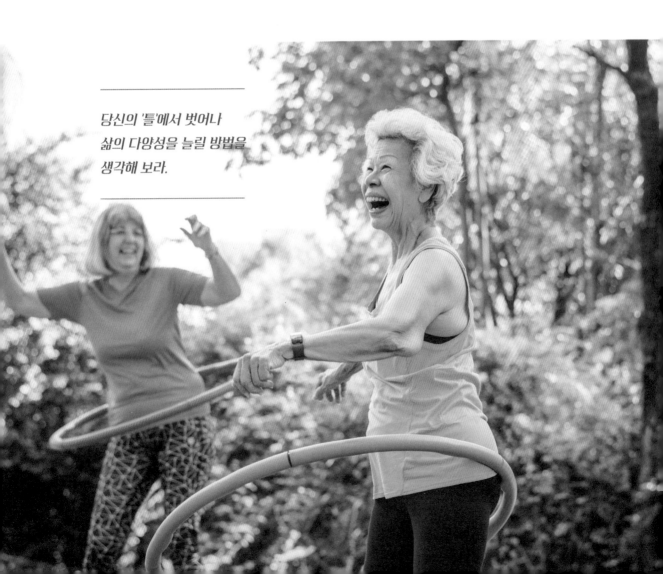

_____

_____

_____

_____

_____

N = 영양 NUTRITION

음식 선택의 폭이 넓어질수록 음식을 더 많이 먹을 가능성이 커진다. 가령 건강에 좋은 자연식품과 같이 당신이 더 많이 먹으려고 노력하는 음식에 대해 이런 사실을 유용하게 적용할 수 있다. 대부분의 사람들은 채소 섭취를 늘리면 여러 가지 이점을 얻을 수 있다. 식료품점의 농산물 코너를 살펴보고 좋아하는 채소와 한 번도 먹어 본 적이 없는 다양한 채소를 선택해 보라. 허브, 향신료, 곡물, 과일 및 채소를 두루두루 먹어 보면서 음식 레퍼토리를 확장하라. 다양한 음식 조합, 음식 준비 방법, 식사 배달 서비스 및 레스토랑, 새로운 요리법 등을 시도해 보라.

또한 당신은 제한된 범위 내에서 식품을 선택함으로써 발생하는 초가공 불량식품의 섭취를 줄이기 위해 식품 연구를 활용할 수 있다. 쉽게 구할 수 있는 초가공식품의 종류가 다양해지면 대체로 체중이 증가하고, 채소의 다양성이 증가하면 채소 섭취가 늘고 체중은 감소하게 된다.

당신이 먹는 음식에 다양성을 더하는 몇 가지 방법은 다음과 같다.

- 매주 다른 허브, 향신료, 곡물 또는 채소를 먹는다.
- 새로운 음식을 만든다. - 웹사이트나 요리책을 보거나 친구와 가족에게 조리법을 물어 본다.

- 자신의 전반적인 건강한 식생활 계획에 적합한 새로운 식당을 찾아본다.
- 자연식물식을 시도해 본다.
- 콜린 캠벨(T. Colin Campbell)이 쓴 책《차이나 스터디(China Study)》를 읽어 본다.
- 도널드 헨스러드(Donald D. Hensrud)가 쓴 책《메이요 클리닉 다이어트(Mayo Clinic Diet)》를 읽어 본다.
- 베스 프레이츠(Beth Frates)가 쓴 책《생활습관의학 핸드북(Lifestyle Medicine Handbook)》에서 '영양'을 다룬 장을 읽어 본다.
- 하버드대학에서 추천하는 '한 끼 건강식(Healthy Eating Plate; 건강하고 균형 잡힌 식단의 비율을 한 접시 기준으로 나눠 놓은 지침 - 역자 주)' 지침을 냉장고에 붙여 놓는다.
- 제한하거나 늘리고 싶은 음식을 상기시키기 위해 빨간색 스티커, 노란색 스티커, 녹색 스티커로 품목을 분류한다.
- 가족을 참여시킨다.

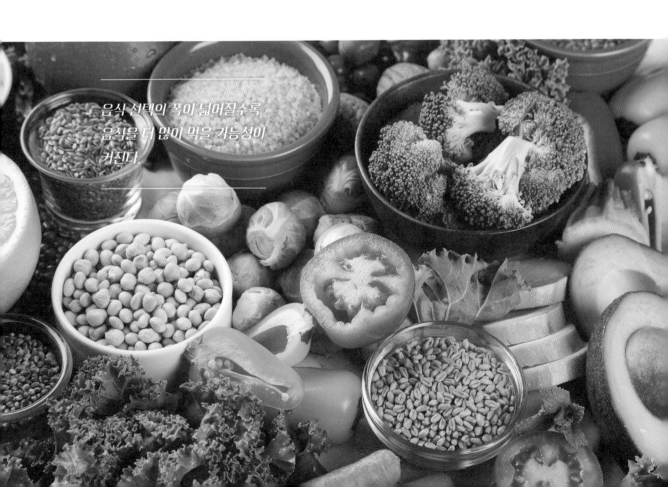

음식 선택의 폭이 넓어질수록
음식을 더 많이 먹을 가능성이
커진다.

◉ **성찰 시간:**

당신을 위한 건강한 한 접시의 구성은 어떤지(또는 어떨지) 그려 보거나 사진을 찍어 보세요.

◉ **성찰 시간:**

건강하고 영양가 있는 음식의 섭취를 늘리기 위해 다양성을 어떻게 활용할 수 있을까요?

_____

_____

_____

_____

_____

_____

_____

◉ **성찰 시간:**

일상에서는 식단이 지루해지기 쉽습니다. 식단의 어떤 부분을 더 다양하게 만들고 싶나요?

_____

_____

_____

_____

_____

_____

● **성찰 시간:**

당신의 식사 계획을 더 흥미롭게 만들기 위한 다음 단계는 무엇인가요?

_____

_____

_____

_____

_____

_____

G = 목표GOAL

많은 사람이 새해 결심을 하지만, 몇 주 혹은 몇 달이 지나 그 목표를 달성하는 경우는 드물다. 목표 설정은 원하는 행동 변화에 성공할 가능성을 높이는 강력한 방법이다. 또한 당신의 목표를 지지하기 위해 몇 가지 도구를 사용할 수 있는데, 예를 들면 종이 일지 사용하기, 진행 과정을 핸드폰이나 컴퓨터 애플리케이션으로 추적하기, 친구와 목표에 관해 논의하기 등이 있다. 물론 스마트SMART 목표(구체적이고, 측정할 수 있으며, 행동 지향적이고, 현실적이며, 기한이 있는 목표) 계획을 따르면 성공 가능성도 커진다.

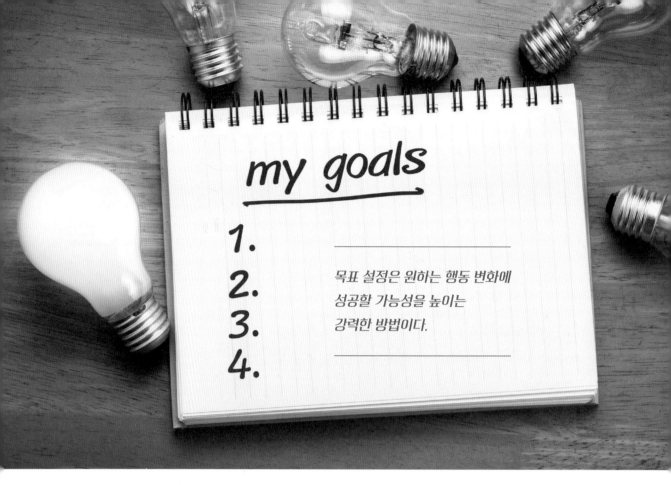

目 성찰 시간:

당신은 보통 어떤 목표를 세우나요?

_____

_____

_____

_____

_____

_____

● **성찰 시간:**

당신은 일반적으로 설정한 목표보다 더 짧거나 긴 목표(매일 vs 1개월, 3개월, 1년, 5년, 10년 목표)를 선택하여 목표 설정의 다양성을 높일 수 있나요? 설명해 보세요.

_____

_____

_____

_____

_____

S = 스트레스 관리 STRESS MANAGEMENT

당신이 일반적으로 스트레스를 어떻게 처리하는지 생각해 보라. 사람들은 대부분 과거에 효과를 본 경험을 바탕으로 스트레스를 다루는 데 무엇이 도움이 되는지 알고 있다. 아마도 누군가는 심한 스트레스를 받을 때 편안한 음악을 듣거나 가장 친한 친구에게 전화할 것이다. 그것이 긴장을 푸는 데 도움이 되리라는 것을 알고 있기 때문이다. 또 다른 누군가는 달리기를 하거나 마음을 진정시키기 위해 심호흡을 몇 번 할 것이다.

당신이 스트레스를 받았을 때 사용할 수 있는 스트레스 관리 기술의 도구 상자를 가지고 있는 것은 좋은 일이지만, 그 도구 상자에는 도구가 몇 개나 있는가? 대부분의 사람들은 새로운 스트레스 관리 도구를 이용함으로써 도움을 얻을 수 있다. 어떤 도구는 특정 상황이나 인생의 특정 시기에 다른 도구보다 더 잘 작동한다. 다음과 같이 선택할 수 있는 스트레스 관리 기술이 많이 있으므로 재미있고 건강하게 스트레스를 관리하는 방법들을 실험해 보라.

- '4-7-8 호흡법' 등을 통해 호흡에 집중해 보기.

- 걷기, 요가, 태극권, 스트레칭 같은 운동하기.

- 책을 읽거나 팟캐스트(podcast) 듣기.

- 뜨거운 목욕을 하거나 마사지 받기.

- 감사하는 습관을 들이기.

- 피젯(fidget) 도구들이나 주의 분산 기술을 사용하기.

- 이완 반응을 유도해 보기.

- 자연 속에서 시간을 보내기.

- 만트라, 자애심 등 명상을 연습하기.

- 마음챙김을 연습하기.

- 서로 지지해 줄 수 있는 관계를 육성하기.

- 수용과 용서를 연습하기.

- 영양가 있는 음식을 먹기.

- 잠을 우선시하기.

- 과도한 카페인을 피하기.

- 필요한 경우 정신건강에 대한 전문적인 도움을 받기.

- 기대치를 관리하기.

- 놀고 웃기.

- 다른 사람에게 봉사하기.

- 자원봉사에 시간과 에너지를 사용하기.

◉ 성찰 시간:

당신이 스트레스에 대처하기 위해 사용했던 건강하지 못한 방법(예: 폭식, 손톱 물어 뜯기, 소리 지르기, 음주, 흡연, 중독성 물질 사용)은 무엇인가요? 어떤 전략이나 기관, 또는 의료 제공자가 이러한 문제를 관리하는 데 도움을 줄 수 있을까요? (예: '익명의 알코올 중독자들(Alcoholics Anonymous)' www.aa.org, '과식자 모임(Overeaters Anonymous)' www.oa.org)

_____

_____

_____

_____

_____

◉ 성찰 시간:

과거에는 사용했지만 최근에는 사용하지 않은 건강한 스트레스 관리 기술 중 다시 시도하고 싶은 것은 무엇인가요? 편안한 취미, 자연 속에서 시간 보내기, 좋아하는 장소 방문하기, 편안한 음악 듣기, 호흡법, 명상, 마사지, 따뜻한 목욕, 마음챙김 동작 또는 기타 진정 활동들을 고려해 보세요.

_____

_____

_____

_____

_____

◉ 성찰 시간:

스트레스 회복탄력성을 높이는 기술이나 도구 중에 사용해 보고 싶은 것은 무엇인가요?

_____

_____

_____

_____

_____

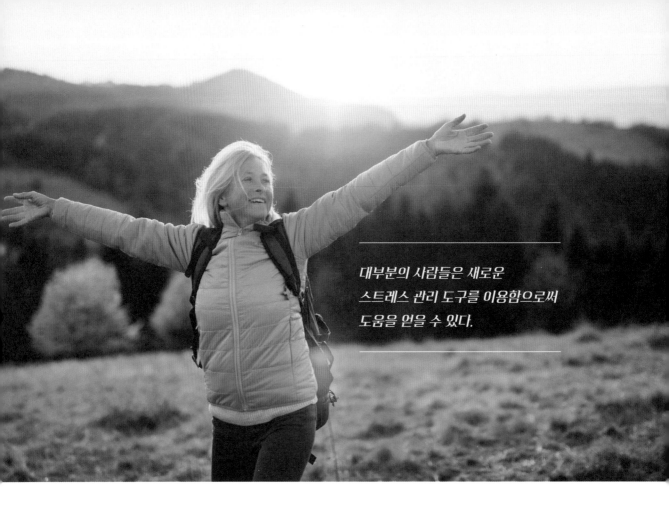

대부분의 사람들은 새로운
스트레스 관리 도구를 이용함으로써
도움을 얻을 수 있다.

● 성찰 시간:

스트레스 회복탄력성을 높이는 기술이나 도구를 실제로 사용하기 위해 배우거나
구매하거나 수행해야 할 일은 무엇인가요?

_____

_____

_____

_____

_____

_____

T = 휴식 TIME-OUT

대부분의 사람들은 일상에서 벗어나 진정으로 재충전할 수 있는 시간을 충분히 갖지 않는다. 사람들이 휴식을 취하는 모습은 대개 아주 비슷해 보이는 경우가 많다. 이와 관련하여, 자신을 위하여 취하는 휴식에 다양성을 더할 수 있는 몇 가지 방법들이 있다. 예를 들면, 서서 휴식하기, 산책하기, 호흡하기, 잠시 쉬기, 짧은 휴가 보내기, 하루 또는 주말 동안 이메일과 전자기기를 사용하지 않는 것 등등 당신의 일상적인 루틴에서 벗어날 수 있도록 하는 모든 활동이 이에 해당한다. 매시간 휴식을 취하면 생산성을 높이는 데 도움이 된다. 좌식 습관으로 인한 해로운 생리학적 건강 결과를 예방하려면 최소 1시간에 한 번은 일어나는 것이 좋으며, 당뇨병이나 당뇨전단계 prediabetes에 있다면 30분마다 한 번씩 서 있는 것이 좋다.

◉ 성찰 시간:

일상에서 벗어나 휴식을 취할 때 주로 무엇을 하나요?

_____

_____

_____

_____

_____

_____

◉ 성찰 시간:

더 많은 계획이 필요할 수 있는 방법뿐만 아니라, 가까운 장래에 실행할 수 있는 휴식을 취하기 위한 새로운 방법들을 떠올려 보세요. (예: 일어서기, 제자리 걷기, 친구에게 전화하기, 자연 사진 보기, 음악 듣기, 노래하기, 춤추기, 명상하기, 얼음물 한잔 마시기, 오후에 20분 정도 낮잠 자기, 반려동물 돌보기, 꽃을 보거나 향기를 맡아 보기, 식물에 물 주기, 감사 편지 쓰기 등)

＿＿＿＿＿＿＿＿＿＿＿＿＿＿＿＿＿＿＿＿＿＿＿＿＿＿＿＿＿＿＿＿＿＿＿

＿＿＿＿＿＿＿＿＿＿＿＿＿＿＿＿＿＿＿＿＿＿＿＿＿＿＿＿＿＿＿＿＿＿＿

＿＿＿＿＿＿＿＿＿＿＿＿＿＿＿＿＿＿＿＿＿＿＿＿＿＿＿＿＿＿＿＿＿＿＿

＿＿＿＿＿＿＿＿＿＿＿＿＿＿＿＿＿＿＿＿＿＿＿＿＿＿＿＿＿＿＿＿＿＿＿

＿＿＿＿＿＿＿＿＿＿＿＿＿＿＿＿＿＿＿＿＿＿＿＿＿＿＿＿＿＿＿＿＿＿＿

＿＿＿＿＿＿＿＿＿＿＿＿＿＿＿＿＿＿＿＿＿＿＿＿＿＿＿＿＿＿＿＿＿＿＿

◉ 성찰 시간:

휴식을 취하는 새로운 방법들 중에 적어도 한 가지 이상을 현실로 만들기 위한 다음 단계는 무엇인가요?

＿＿＿＿＿＿＿＿＿＿＿＿＿＿＿＿＿＿＿＿＿＿＿＿＿＿＿＿＿＿＿＿＿＿＿

＿＿＿＿＿＿＿＿＿＿＿＿＿＿＿＿＿＿＿＿＿＿＿＿＿＿＿＿＿＿＿＿＿＿＿

＿＿＿＿＿＿＿＿＿＿＿＿＿＿＿＿＿＿＿＿＿＿＿＿＿＿＿＿＿＿＿＿＿＿＿

＿＿＿＿＿＿＿＿＿＿＿＿＿＿＿＿＿＿＿＿＿＿＿＿＿＿＿＿＿＿＿＿＿＿＿

＿＿＿＿＿＿＿＿＿＿＿＿＿＿＿＿＿＿＿＿＿＿＿＿＿＿＿＿＿＿＿＿＿＿＿

＿＿＿＿＿＿＿＿＿＿＿＿＿＿＿＿＿＿＿＿＿＿＿＿＿＿＿＿＿＿＿＿＿＿＿

E = 에너지 ENERGY

과거에 가장 활력이 넘쳤던 때를 생각해 보라. 에너지는 유한한 자원이라는 사실을 알아야 한다. 시간 관리는 중요하지만, 온종일 에너지를 관리하는 것도 똑같이 중요하다. 당신에게 에너지를 주는 것들을 알아보고, 당신의 에너지를 소모시키는 것들도 확인하라.

많은 사람이 인공적인 에너지원을 사용하는데, 예를 들면 과량의 카페인, 약물, 가공식품, 사탕 등등이다. 이제 이러한 사실을 깨닫고 건강한 천연 에너지원을 찾기 위해 노력해야 할 때이다. 다양한 천연 에너지원을 확보하는 것이 중요하다. 주요 에너지원은 마그네슘이 함유된 견과류와 같은 영양 식품일 것이다. 마그네슘은 사람들의 식단에서 결핍되기 쉬우며, 부족하면 피로감을 유발할 수 있다. 비타민 D뿐만 아니라 햇빛 자체도 기분을 안정시키는 데 도움이 되는 천연 에너지원이다. 햇빛으로부터 충분한 비타민 D를 얻기 위해 노력하는 동시에 암으로부터 피부를 보호하는 것도 중요하다. 우정은 에너지의 또 다른 원천이 될 수 있다. 당신의 파트너나 친한 친구는 다양한 방식으로 거대한 천연 에너지원이 되는 경우가 많다. 사람들은 대부분 자기만의 '행복한 장소'를 가지고 있으며, 그 장소에 대해 생각하거나 사진만 봐도 안정되고 고요한 에너지를 느낄 수 있다. 한 가지의 천연 에너지원에만 의존하는 것은 건강에 좋지 않다. 다양한 에너지원을 보유하고 계속해서 새로운 원천을 찾는 것이 핵심이다!

◉ **성찰 시간:**

당신에게 에너지를 주는 모든 것(사람, 장소, 사물, 활동 등)의 목록을 작성해 보세요.

_____

_____

_____

_____

_____

◉ **성찰 시간:**

당신의 에너지를 소모시키는 모든 것의 목록을 작성해 보세요.

_____

_____

_____

◉ **성찰 시간:**

에너지가 충만했던 때는 언제였나요? 좋아하는 친구들이 곁에 있었기 때문이었나요? 숙면을 취했기 때문이었나요? 아니면 에너지를 높여 주는 신체활동을 했기 때문이었나요? 어쩌면 휴가 중이었거나 좋아하는 취미 활동을 하고 있던 때일 수도 있습니다.

◉ **성찰 시간:**

당신은 에너지를 증가시키는 방법에 다양성을 더하기 위해 무엇을 할 수 있나요? 예를 들면 녹차 마시기, 간식으로 채소 먹기, 재미있는 활동이나 좋아하는 취미 즐기기, 여행하기, 자연에서 또는 유쾌한 친구들과 시간 보내기, 더 편안한 수면 취하기 등이 있습니다.

P = 목적 PURPOSE

당신이 인생의 사명에 대해 생각한다면, 최우선적인 목적이 떠오를 것이다. 그러나 더 많은 시간을 자아 관찰을 위해 쓴다면, 당신이 가진 다른 목적들을 생각할 수 있다. 다양성을 탐구하면서 당신 삶의 우선순위, 강점 및 사명을 생각해 보기를 권한다. 세상은 당신만이 가질 수 있는 강점과 재능을 필요로 한다.

인생의 목적은 나이, 상황, 건강 상태, 직업, 세계적 사건에 따라 변할 수 있다. 당연히 25세 때의 목적과 85세 때의 목적은 다를 수 있다. 목적을 즉시 확인하지 못할 수도 있다. 그런 경우에는 당신의 강점부터 시작해 보라.

다양성은 당신의 사명과 목적 그리고 당신의 고유한 삶에서 의미를 찾는 방법을 이끌어 내는 데 도움이 된다. 어떤 사람에게는 펜과 종이를 들고 앉아서 자신의 삶에 대한 사명 선언문을 작성하는 것이 놀라운 일이 될 수 있다. 또 다른 사람에게는 강점을 나열하고 그 강점을 매일매일 사용하는 방법이 인생의 목적을 찾는 데 도움이 될 것이다. 또 다른 누군가는 하나뿐인 소중한 생명을 다른 사람들을 돕기 위해 사용하는 방법, 지구를 더 나은 곳으로 만드는 방법에 대해 친구들과 대화하는 것을 즐길 수도 있다.

● 성찰 시간:

직장, 가정, 그룹 및 개인 프로젝트에서 당신의 강점은 무엇인가요?

◉ **성찰 시간:**

지금 당신의 우선순위는 무엇인가요?

_____

_____

_____

_____

_____

_____

_____

◉ **성찰 시간:**

현재 당신의 인생에서 개인적인 사명은 무엇이라고 생각하나요?

_____

_____

_____

_____

_____

_____

_____

◉ **성찰 시간:**

그 사명을 이행해 나가기 위해 당신은 무엇을 할 수 있나요?

_____

_____

_____

_____

_____

웰니스로 가는 길

● **성찰 시간:**

당신의 강점을 활용하면서 당신의 목적, 우선순위, 사명을 다루는 방식에 어떻게 다양성을 더할 수 있을까요?

_____

_____

_____

_____

_____

_____

_____

S = 수면 SLEEP

일반적으로 침실은 동굴처럼 서늘하고 어둡고 조용해야 한다. 이러한 효과를 얻을 수 있는 다양한 방법이 있다. 예를 들어 암막커튼, 백색 소음, 섭씨 16~21도(이상적으로는 섭씨 19도)의 다양한 온도 등을 적용해 보는 것이다.

신체를 회복시키기 위한 수면 루틴은 유익하다. 일주일에 7일, 규칙적인 수면 습관을 유지하는 것이 지속 가능하고 건강한 수면을 달성하는 방법이다. 수면을 개선하기 위해 취침 전 또는 하루의 루틴을 변경할 수 있다. 다양한 취침 시간 루틴을 시도해 볼 수도 있다. 이미 매일 밤 7~9시간을 자고, 매일 아침 상쾌한 기분으로 일어난다면 이 부분을 건너뛸 수 있다. 그러나 잠들기와 수면 유지에 어려움을 겪고 있거나 낮동안 피로를 느낀다면, 수면 경험을 개선하기 위해 수면 루틴에 몇 가지 다양성을 추가하는 게 좋다. 수면에 어려움을 겪고 있다면 수면에 관해 다룬 이 책의 14장을 참조하라.

숙면을 취하려면 다양성을 포함한 수면이 중요하다. 자기 전에 다양한 휴식 루틴을 시도하라. 잠들기 전에 마음과 정신을 달래 줄 수 있는 다양한 심상mental imagery을 떠올려 보라. 자기 전에 캐모마일 차를 즐긴다면, 상황을 바꾸어 다른 허브차를 마셔 보고 그것이 어떻게 작동하는지 보라. 어떤 경우에는 시행하고 있는 루틴을 변경할 필요가 없을 수도 있다. 그러니 새로운 수면 루틴을 시도했지만 제대로 작동하지 않으면, 이전의 시도되고 입증된 방법으로 돌아가라.

수면은 매일 밤 일관성이 핵심인 단계다. 즉, (주중 및 주말 모두) 밤에 7~9시간을 자는 것이 목표이다.

● 성찰 시간:

수면을 우선시하는 데 도움이 되는 행동을 생각해 보세요. 낮에 운동하기, 늦은 밤에 매운 음식 먹지 않기, 밤늦게 스트레스를 받는 대화 피하기, 낮 동안 야외에서 햇빛 쐬기, 밤에 침실을 아주 어둡게 유지하기, 매일 저녁 거의 같은 시간에 잠자리에 들기를 예로 들 수 있습니다. 수면을 우선시하는 데 도움이 될 수 있도록 당신이 할 수 있는(아직 하고 있지 않은) 일은 무엇인가요?

S = 사회적 지지 SOCIAL SUPPORT

당신이 맺고 있는 관계의 질은 관계의 양보다 더 중요하다. 변화무쌍한 사회에서 자신이 누구인지 표현하고, 자신이 생각하는 바를 솔직하게 말할 수 있는 의미 있는 사회적 관계를 만드는 것은 어려운 일이다. 소셜 미디어는 개인이 표면적으로는 많은

웰니스로 가는 길

관계를 맺고 있는 것처럼 느끼게 할 수 있지만, 때때로 사람들을 외롭게 만들며 깊은 인간관계를 갈망하게 한다. 다른 사람들과 의미 있는 관계를 맺고 유지하는 것은 시간과 노력이 필요하지만, 이것은 행복과 인간 경험의 핵심이다.

다양한 사회적 관계를 통해 마음과 정신을 풍요롭게 유지할 수 있다. 어린 시절, 직장, 가족, 이웃, 자원봉사 및 기타 삶의 영역에서 친구를 사귀는 것이 중요하다. 예를 들어, 당신이 의사인데 의사 친구들만 있다면 많은 사람이 경험하는 기쁨, 어려움, 복잡성, 지혜 등의 다양한 경험을 놓치고 있는 것이다. 다양한 삶의 방식, 다양한 연령대, 다양한 나라의 친구들이 당신의 삶에 새로운 관점을 가져다줄 수 있다.

◉ 성찰 시간:
당신의 일생 동안 당신에게 힘을 준 관계를 나열해 보세요.

_____

_____

_____

_____

_____

◉ 성찰 시간:
당신에게 중요했던 친구 및 가족 구성원을 나열하고 그 이유를 생각해 보세요.

_____

_____

_____

_____

_____

● 성찰 시간:

이 중요한 사람들과 한 달에 몇 번이나 연락하고 있나요? 이 횟수를 늘리기 위해 하고 싶은 일이 있나요?

● 성찰 시간:

마지막으로 누군가와 새로운 관계를 맺은 때가 언제인가요?

● 성찰 시간:

어린 시절, 고등학교, 대학교, 대학원 과정, 직장, 여름 캠프, 이웃, 종교 단체, 소셜 미디어(페이스북, 인스타그램, 트위터 등)에서 만났던 친구들을 나열해 보세요.

웰니스로 가는 길

━━━

━━━

◕ **성찰 시간:**

당신을 격려하고, 기분 좋게 하고, 에너지를 주고, 지금의 당신을 존중해 주는 친구들을 다양한 곳에서 찾거나 관계를 맺기 위해 무엇을 할 수 있나요?

━━━

━━━

━━━

━━━

━━━

━━━

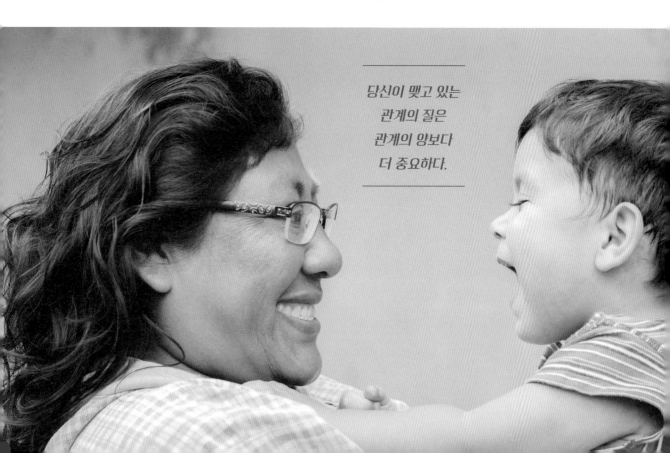

당신이 맺고 있는
관계의 질은
관계의 양보다
더 중요하다.

◉ **성찰 시간:**

당신은 이웃, 고등학교 친구, 대학교 친구, 종교 단체 친구, 자원봉사 단체 친구, 또는 외출할 때 만날 수 있는 사람들과 어떻게 연결될 수 있을까요?

_____

_____

_____

_____

_____

_____

◉ **성찰 시간:**

사회적 관계의 다양성을 늘리기 위해 무엇을 하고 싶나요?

_____

_____

_____

_____

_____

_____

스마트SMART 목표

다양성에 대해 배운 것을 실행에 옮기기 위하여 스마트SMART 목표를 세워라(스마트 목표의 구성 요소는 4장 78쪽 참조).

● **스마트**SMART **목표 시간:**

다양성을 위한 당신의 (구체적이고, 측정할 수 있으며, 행동 지향적이고, 현실적이며, 기한이 있는) 스마트SMART 목표는 무엇인가요?

_____

_____

_____

_____

_____

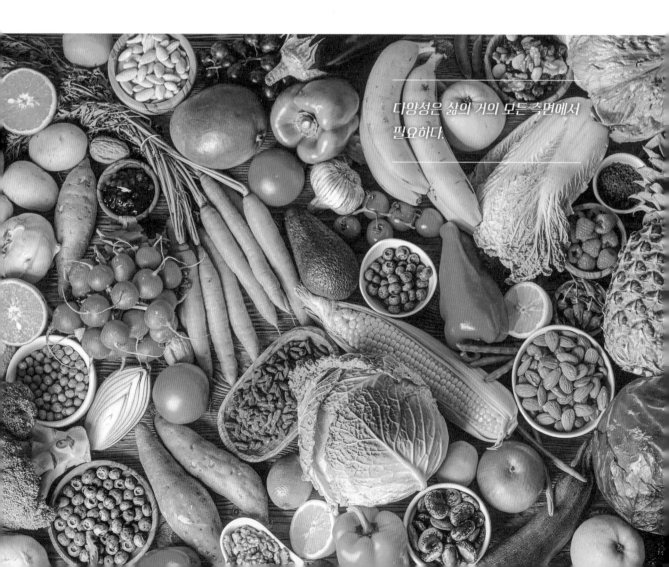

다양성은 삶의 거의 모든 측면에서 필요하다.

참고 문헌

▪ 인용 문헌

1.   Hobson A, editor. *The Oxford Dictionary of Difficult Words*. Cary, NC: Oxford University Press, USA;
     2004.

▪ 도서 자료

·   Sortun A. *Spice: Flavors of the Eastern Mediterranean*. New York: William Morrow; 2006.

7

탐구 Investigation

"우리는 답 자체에서 배우는 것보다
질문에 대한 답을 찾아가는 과정에서 더 많은 것을 배웁니다."

- 로이드 알렉산 Lloyd Alexander

미국 작가

웰니스로 가는 길 닦기: 탐구에 관한 질문들

다음의 5가지 문항에 대하여 당신에게 해당하는 빈도의 숫자
를 선택하라.

(빈도: 1=전혀 아닌, 2=드물게, 3=가끔, 4=자주, 5=일상적으로)

· 나는 정기적으로 나 자신을 상대로 작은 실험을 수행한다.
_____

· 나는 내 몸에 좋은 음식이 무엇인지 궁금하다. _____

- 나는 신체활동이 내 몸에 어떤 영향을 미치는지 궁금하다. _____
- 나는 의학, 영양, 수면, 스트레스 관리, 운동에 관한 최신 연구 결과를 읽는다. _____
- 나는 가족 및 친구들과 건강에 관해 이야기를 나눈다. _____

탐구 소계: _____

살면서 배우기 - 정원에서: 페이빙PAVING 프로그램 참가자 린 휴이스Lynn Hewes

어떤 사람이 나에게 교육자 아모스 브론슨 올컷Amos Bronson Alcott이 한 말인 "정원을 사랑하는 사람은 여전히 그의 에덴을 지키고 있다Who loves a garden still his Eden keeps."라는 문구가 새겨진 돌을 주었다. 나는 이 돌을 내 정원에 놓아두고 생각했다. 벌레, 퇴비, 뿌리, 잎으로 가득 찬 살아 있는 흙이 있는 이 작은 정원이 바로 나의 에덴동산인 것을! 나의 정원은 화려하진 않지만 다년생 식물, 채소, 허브가 자라는 실용적인 공간이다. 나에게 정원은 나의 존재 상태를 보여 주는 도화지이다.

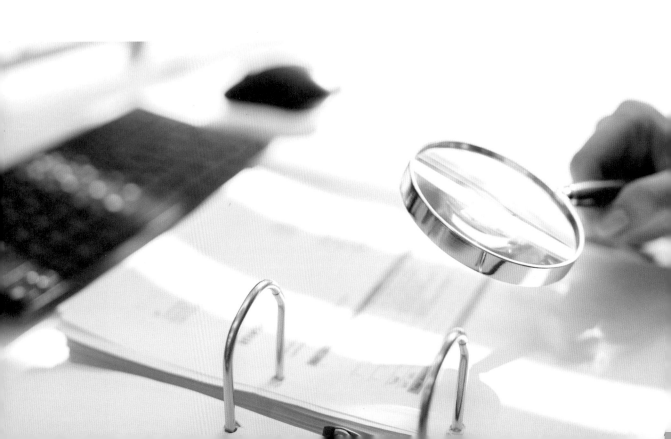

우선, 정원은 나에게 일에 대해 가르쳐 준다. 정원 일은 물론 노동이지만 영광스럽다. 그리고 목적이 있다. 나의 근육은 열심히 일하고, 잡초를 뽑고, 호스를 끌고, 흙을 밀지만, 아름다움과 맛에 대한 보상은 큰 만족감을 준다. 내가 먹는 음식의 일부를 재배함으로써 나는 주의를 기울이는 법도 배운다. 태양을 따라가고, 빗소리에 귀를 기울이고, 해가 지면서 활기를 되찾는 지독히 더운 날에 잎사귀가 시드는 것을 추적하는 것이다. 이는 그 순간에 존재하는 것으로, 그것만의 마력을 가지고 있다.

나는 대부분의 채소 씨앗이 맛이나 영양을 위해서가 아니라 그 자손의 수확량과 유통기한을 위해 번식된다는 것을 조사해 보기 전까지는 알지 못했다! 나는 이것이 매우 잘못된 일이라고 생각했고, 그건 요리사, 재생 농부regenerative farmer, 식물 재배자 그룹도 마찬가지였다. 그들은 함께 모여 맛과 질병 저항력, 높은 식물 영양소 함량을 위하여 이종 교배를 시킨 채소들을 선택하는 종자 회사인 '로우 세븐Row Seven'을 창업했다.

나는 로우 세븐의 종자를 재배하기 시작하면서 나의 정원을 더욱 사랑하게 되었다. 그들의 채소는 내가 예상했던 대로 풍미가 뛰어나고 먹기가 쉽다. 내가 주로 재배하는 채소는 안토시아닌이 풍부한 비트, 오이, 보라색 완두콩이다. 애호박의 일종인 트롬본치노tromboncino는 샐러드, 빵, 볶음 요리, 속을 채운 모든 요리에 탁월하며, 달콤한 견과류 향과 고기 같은 질감을 가지고 있다. 나의 정원에서 수확한 채소는 내 식사의 중심이 되었다. 채소는 가장 맛있는 음식 중 하나이기 때문이다!

정원사로서 나는 준비가 핵심이라는 것도 배웠다. 식물은 토양 미생물의 생명을 지탱하는 유기물질로 영양분을 공급받을 때 더 잘 자라고, 곤충에 저항하며, 많은 비료를 필요로 하지 않는다. 미생물은 식물이 영양분을 사용할 수 있도록 토양에서 영양분을 전환하고 보유한다. 즉, 좋은 흙을 준비하는 것이 중요하다. 우리는 식물과 크게 다르지 않으며, 나 자신의 건강한 미생물을 배양하기 위해 먹는 것이 나의 주문(만트라)이 되었다. 나는 잡초처럼 쉽게 자라는 식물인 돼지감자(예루살렘 아티초크)가 프리바이오틱 섬유소prebiotic fiber의 가장 좋은 공급원 중 하나라는 점을 좋아한다. 또 다른 훌륭한 섬유소 공급원인 표고버섯은 놀랍게도 재배에 거의 신경을 쓰지 않아도 된다. 버섯을 키울 수 있는 통나무에 한 번 접종하면, 그늘과 습기만 있으면 싹을 틔운다. 우리 가족은 1년에 서너 번씩 표고버섯을 수확하는 즐거움을 맛보았다. 한번 쓴 통나무는 퇴비

더미에서 쉽게 분해되어 다시 미생물의 먹이가 된다.

나는 나의 작은 정원으로부터 많은 것을 배웠다. 돈을 절약할 방법으로 시작했던 것이 나 자신의 내면의 운명과 이렇게 목적의식적으로 얽히게 되었다. 정원에서 큰 보상을 받고 있을 뿐만 아니라 항상 배울 점이 많다. 정원이 있으면 삶의 질이 더 좋아진다.

기본 정의

탐구investigation - 진실을 규명하기 위해 (사건, 주장 등의) 사실을 발견하고 조사하고자 체계적이고 형식적인 연구를 수행한다.[1] '탐구'라는 단어의 공식적인 정의에는 다음의 두 가지 측면이 내포되어 있다.

- 사실이나 정보를 발견하기 위해 (일반적으로 과학이나 학문 분야의 주제에 대해) 조사 또는 연구를 수행한다.
- (누군가의) 성격이나 활동, 배경을 조사한다.

〈웰니스로 가는 길 닦기〉 각 단계에 대한 다양성을 살펴보았으니, 이제는 탐구할 시간이다!

탐구

연구 조사에서 문자 'n'은 탐구 대상자의 수를 나타낸다. 일반적으로 연구자들은 연구에 많은 사람을 참여시켜야 그 결과가 더 의미 있다고 생각한다. 그러나 지금의 경우에는 당신 자신에 대해 실험하는 것을 고려해야 한다. 예를 들어 당신은 특정 스트레스 관리 기술을 사용했을 때 당신의 기분이 어떤지, 출근 전에 산책하는 것에서 얼마나 많은 에너지를 얻는지, 또는 당신이 어떤 종류의 음식을 가장 좋아하는지 알

수 있는 유일한 사람이다. 따라서 당신은 n=1인 실험 대상자이다. 당신이 바로 그 하나뿐인 대상인 것이다. 또한, 당신은 실험자이기도 하다. 당신이 실험을 주관하는 것이다.

생활습관의학 분야는 근거를 기반으로 한다. 즉, 생활습관의학은 계속해서 연구가 이뤄지고 새로운 것이 계속 학습됨에 따라 변화하고 있다. 적절한 시작점은 당신의 현재 상황(출발점)을 파악하는 것이다. 아직 당신의 '페이빙 바퀴^{PAVING Wheel}'(39~40쪽 참조)를 완성하지 않았다면 지금이 완성할 때이다. 그것이 유용하다고 생각된다면 지금 다시 완성할 수도 있다. 페이빙 바퀴에 당신을 표시해 보라. 많은 사람이 1년에 2~3번 정도 페이빙 바퀴를 사용하여 궤도를 유지한다. 페이빙 바퀴는 당신과 당신의 현재 상태에 대한 데이터를 제공하여 당신의 개인적인 탐구를 안내한다.

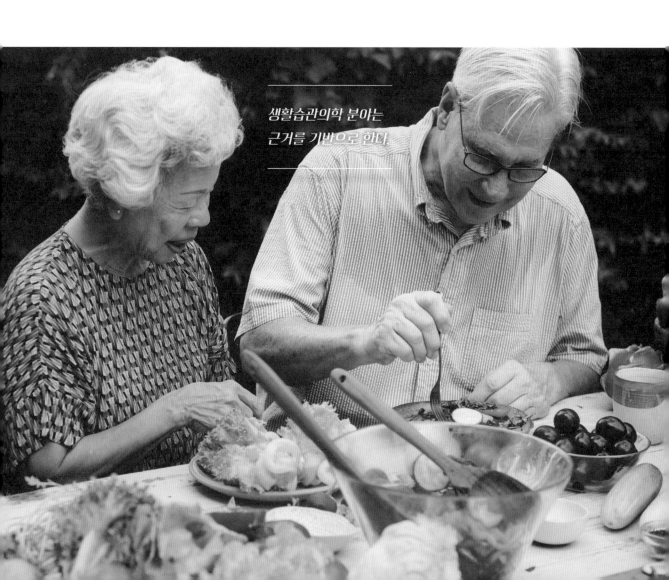

생활습관의학 분야는
근거를 기반으로 한다.

탐구 요소

- 탐구 대상을 선택하라.
- 가설을 세워라.
- 가설을 실험하고 테스트하라.
- 데이터를 분석하고 결론을 내려라.
- 연구의 한계는 무엇이었는지 정의하라.
- 향후 연구 및 단계에 대한 계획을 세워라.

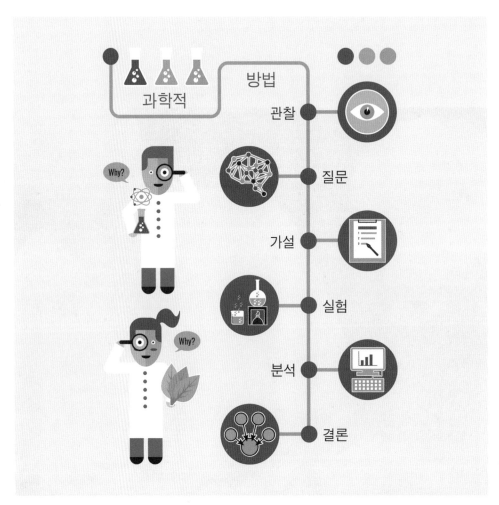

그림 7-1. 과학적 방법의 단계

웰니스로 가는 길

그림 7-1은 과학적 방법의 단계를 보여 준다. 이는 과학자들이 실험을 수행할 때 따라야 하는 단계이다.

탐구 대상을 선택하였다면 다음 단계는 가설을 세우는 것이다. 가설은 지식과 경험에 근거한 합리적인 추측이다. 그것은 당신이 특정한 행동을 취하면 어떤 일이 일어날 거라고 예상하는 것이다. 예를 들어, 나의 어릴 적 친구들과 다시 만나게 된다면 나는 기쁨을 느낄 거라고 예상하는 것이다.

이 가설을 테스트하기 위한 실험에는 옛날 소꿉친구를 찾아내는 일이 포함될 것이다. 소셜 미디어에서 검색하거나 이전 연락처를 살펴보거나 다른 방법으로 정보를 찾아야 할 수도 있다. 그런 다음 연락을 시도하고 만난다. 친구와 만난 후 당신의 가설이 맞았는지 평가할 수 있다. 친구와 다시 만난 것이 당신에게 기쁨을 주었는가? 그렇다면 그들과 계속 만나고 싶은가? 아니면 가설이 틀렸는가? 친구와의 만남이 당신의 전반적인 웰빙에 도움이 되지 않고 기쁨을 주지 못했을 수도 있다. 앞으로 그들과의 만남을 유지하는 데 노력을 기울이고 싶지 않다고 결정할 수도 있다. 그래도 괜찮다. 이 과정에서 당신은 가설을 세우고, 그것을 테스트하고, 그것으로부터 배웠다.

전통적인 연구에서 연구자들은 연구의 한계에 대해 논의한다. 예를 들어, 한 옛 친구와의 만남의 한계는 이 재연결이 당신의 기쁨과 행복을 증가시키지 않았다고 해서 이것이 모든 옛 친구와의 재연결에 일반화될 수 있는 건 아니라는 점이다. 이 연구에는 한계가 있었다. 하지만 이 또한 괜찮으며, 앞으로 나아갈 최선의 방법을 정하는 데 도움이 된다. 또 다른 친구들을 상대로 동일한 실험을 할 수도 있다.

탐구 과정의 다음 부분은 당신이 원하는 진행 방법을 결정하는 것이다. 예를 들어, 다른 옛 친구에게 연락하는 것을 고려할 수 있다. 또는 신체활동 등 기존 실험과는 완전히 다른 것에 초점을 두기로 정할 수도 있다. 또는 친구를 산책에 초대하여 어떻게 될지 살펴볼 수도 있다. 그건 모두 당신에게 달려 있다. 당신은 당신 자신의 웰니스 탐구의 대상인 것이다!

'페이빙 바퀴' 설문지가 당신을 안내해 줄 것이다. 당신의 결과는 매월 또는 매주 바뀔 수도 있다. 평가를 검토하라. 한 영역에서 낮은 점수를 받았다고 해서 그 영역에 집중해야 하는 것은 아니다. 이 평가는 단지 탐구하면서 얻은 정보일 뿐이다. 반대로,

한 영역에서 높은 점수를 받았다고 해서 그 영역에 신경 쓰지 않아도 된다는 의미는 아니다.

🔘 **성찰 시간:**

당신의 페이빙 바퀴의 결과를 검토하면서 놀란 점은 무엇인가요?

_____

_____

_____

_____

_____

🔘 **성찰 시간:**

페이빙 바퀴의 어떤 영역에 관심이 가나요? 그 이유는 무엇인가요?

_____

_____

_____

_____

_____

🔘 **성찰 시간:**

당신을 추적 관찰하는 것은 매우 중요합니다. 이번 주 당신의 진행 상황을 어떻게 모니터링하거나 평가할 수 있나요?

_____

_____

_____

_____

_____

_____

_____

● 성찰 시간:

이 장에서 '탐구'에 초점을 맞추는 동안 이전 장에서 살펴본 '다양성'을 참조할 수 있습니다. 또한 다음과 같은 다양한 자원을 활용하여 탐구를 수행하는 데 도움을 얻을 수 있습니다.

- 미국암협회(American Cancer Society)
- 미국생활습관의학회(American College of Lifestyle Medicine)
- 미국심장협회(American Heart Association)
- 미국암연구소(American Institute of Cancer Research)
- 미국뇌졸중협회(American Stroke Association)
- 미국질병통제예방센터(Centers for Disease Control)
- 하버드 T.H. 챈 보건대학원(Harvard T.H. Chan School of Public Health)
- 지역 도서관
- 오브스 솔루션(ObVus Solutions)의 마인더(Minder) 앱(자세, 호흡, 심박수, 걸음 수 등 건강 상태를 모니터링하는 앱 - 역자 주)
- 펍메드(PubMed) 사이트에서 의학 논문 검색
- 사이언스다이렉트(ScienceDirect)(의학 정보를 제공하는 웹사이트 - 역자 주)
- 스파크아메리카(SparkAmerica)(영양 및 피트니스 관리 플랫폼 - 역자 주)
- 미국 보건 및 예방 서비스(US Health and Preventive Services)
- 웹엠디(WebMD)(건강과 웰빙에 관한 정보를 제공하는 웹사이트 - 역자 주)

- 스마트폰, 스마트 워치, 웹 기반 애플리케이션 등

P = 신체활동 PHYSICAL ACTIVITY

신체활동과 관련하여 탐구하고 싶은 것을 생각해 보라. 아마도 그것은 당신이 시도해 보고 싶은 익히 들었던 특정 유형의 운동이나 활동 수업일 것이다. 아니면, 신체활동이 웰니스 측면에 미치는 영향에 대해 더 알고 싶을 수도 있다. 지역 커뮤니티 센터에서 어떤 수업이 진행되는지 알아보고 싶은가? 이러한 탐구는 당신에게 중요한 것을 실험하는 것임을 기억하라. 유산소 운동, 근력 운동, 균형 및 유연성 운동에 대해 생각해 보라. 탐구하려는 노력의 일환으로 다음과 같은 다양한 도구, 자원 및 전략을 사용할 수 있다.

- 스마트 워치
- 매주 활동하는 날짜
- 피트니스 밴드
- 걸은 거리
- 신체활동 시간
- 앉아 있는 시간(매일 시간을 줄여 보기)

- 나의 피트니스 친구
- 윗몸 일으키기와 팔굽혀펴기 횟수
- 만보계
- 건강 관리 앱
- 전통적인 종이 일지 기록

🌑 성찰 시간:

신체활동과 관련하여 탐구해 보고 싶은 것은 무엇인가요?

_____

_____

_____

_____

_____

웰니스로 가는 길

탐구를 위한 다음 단계는 무엇인가요?

⬤ 성찰 시간:

탐구를 통해 무엇을 알게 되었나요? 후속 조치로 무엇을 하고 싶나요?

A = 태도ATTITUDE

하루 동안 어떤 태도를 갖게 되는지 탐구해 보라. 특정한 신체활동이나 음식, 특정 사람이 곁에 있는 것, 또는 스트레스 관리 습관이 당신의 태도에 영향을 주는가?

모든 사람이 다양한 태도를 경험하지만, 자신의 태도를 염두에 두지 않는 경우가 많다. 탐구할 수 있는 태도의 몇 가지 예에는 성장형 사고방식, 긍정성, 감사, 향유하기, 축하, 마음챙김, 성실, 낙관, 초심자의 마음가짐이 포함된다.

◖ 성찰 시간:

당신의 태도를 더 잘 이해하고, 경험하고, 표현하기 위해 '탐구'를 어떻게 활용할 수 있을까요?

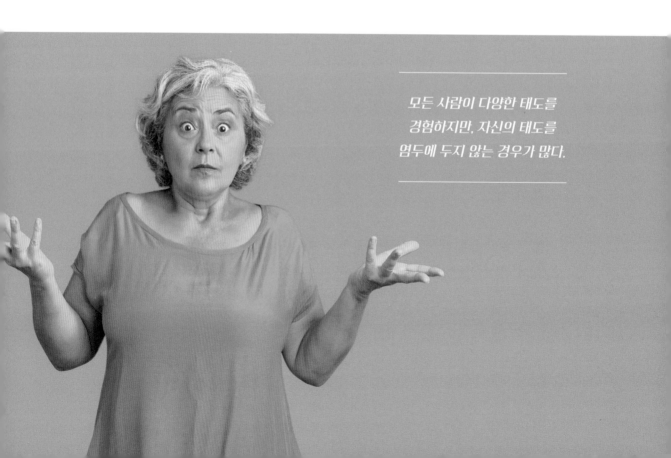

모든 사람이 다양한 태도를
경험하지만, 자신의 태도를
염두에 두지 않는 경우가 많다.

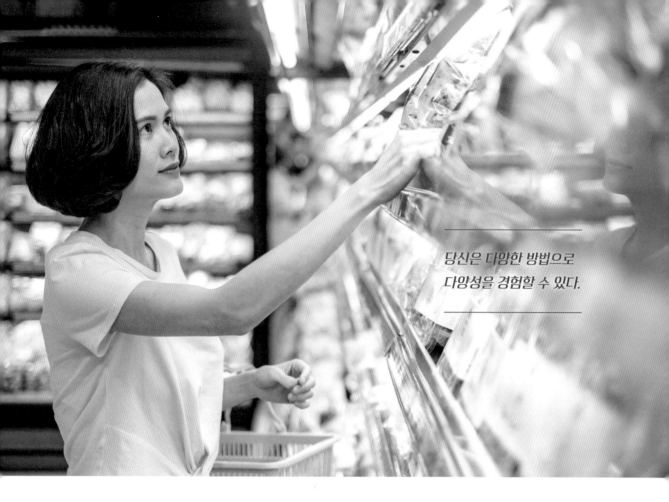

당신은 다양한 방법으로
다양성을 경험할 수 있다.

● 성찰 시간:

더 알아보고 싶은 특정한 태도가 있나요?

V = 다양성VARIETY

당신은 새로운 것을 배우거나 새로운 쇼를 보고, 다양한 분야의 책을 읽거나 다른 음악을 듣고, 새로운 곳을 여행하고, 수업을 듣고, 동호회에 가입하거나 새로운 사람들을 만나는 등 다양한 방법으로 다양성을 경험할 수 있다. 앞서 6장에서 당신은 삶의 다양성을 늘릴 방법과 탐구해 보고 싶은 영역에 대해 적어 보았다. 이제 탐구를 통해 한 단계 더 나아가라.

● **성찰 시간:**

당신의 삶에서 다양성을 늘리기 위해 무엇을 탐구하고 싶나요?

_____

_____

_____

_____

_____

_____

● **성찰 시간:**

이 탐구를 수행하기 위해 당신이 취해야 하는 다음 단계는 무엇인가요?

_____

_____

_____

_____

_____

_____

탐구를 통해 무엇을 배웠으며, 다음 단계는 무엇인가요?

| = 탐구 INVESTIGATION

무언가를 탐구하는 방법에는 여러 가지가 있다. 예를 들어, 친구나 신뢰할 수 있는 동료에게 물어보거나, 전문가와의 상담을 예약하거나, 인터넷 검색을 할 수 있다.

⬤ 성찰 시간:

알고자 하는 바가 있을 때 보통 어떤 방법으로 탐구하나요?

질문을 탐구하기 위해 시도해 보고 싶은 다른 방법이 있다면 무엇인가요?

_____

_____

_____

_____

_____

● 성찰 시간:

당신의 탐구 결과를 모니터링하고 기록하기 위해 사용해 보고 싶은 새로운 방법 (일지 작성, 친구와의 토론, 추적 및 기록용 애플리케이션 활용 등등)은 무엇인가요?

_____

_____

_____

_____

_____

_____

N = 영양 NUTRITION

영양에 관해서는 탐구해야 할 주제가 매우 많다. 예를 들면 다양한 종류의 요리, 요리 스타일, 새로운 조리법, 방문할 식당, 섭취하는 채소의 종류, 설탕 섭취량을 줄일 방법, 과자나 사탕의 대용품, 음주량을 줄이거나 금주하기, 시도해 볼 새로운 유형의 음식 등등 그야말로 무궁무진하다.

6장에서 다양성에 대해 논의한 바와 같이, 건강을 위한 핵심 요소는 다양한 종류의 과일과 채소를 식단에 포함시키는 것이다. 어떻게 하면 당신의 식사 접시에 하루에 최소 5인분의 채소와 2~3인분의 과일을 포함하여 다양한 색깔의 음식을 담을 수 있을지 탐구하라. 당신은 완두콩, 양파, 피망, 호박, 도토리 호박acorn squash, 샐러리, 브로콜리, 케일, 시금치, 당근, 순무, 비트, 아스파라거스, 강낭콩, 콜리플라워, 가지, 브뤼셀, 근대를 포함한 다양한 채소 중에서 선택할 수 있다. 또한 사과, 바나나, 석류, 패션프루트, 배, 키위, 귤, 검은 포도, 파인애플, 멜론, 망고, 딸기, 자몽, 수박, 무화과, 블루베리, 블랙베리, 라즈베리, 구스베리, 오렌지, 천도복숭아 등등 엄청나게 다양한 과일 중에서 선택할 수 있다.

◉ 성찰 시간:

당신이 먹어 본 과일 중에 위에 나열되지 않은 과일이 있나요? 이번 주에 더 알아보고 싶고, 먹어 보고 싶은 과일은 무엇인가요? 과일의 건강상의 이점이나 과일로 할 수 있는 요리법 등 과일에 관한 정보를 인터넷에서 검색해 보고, 찾은 내용을 요약해 보세요.

_____

_____

_____

_____

_____

_____

◉ 성찰 시간:

이번 주에 더 알아보고 싶고, 먹어 보고 싶은 채소는 무엇인가요? 채소의 건강상의 이점이나 채소를 가지고 할 수 있는 요리법 등 채소에 관한 정보를 인터넷에서 검색해 보고, 찾은 내용을 요약해 보세요.

다양한 향신료로 채소를 요리하는 방법을 탐구하라. 향신료에는 기분과 건강에 도움을 줄 수 있는 플라보노이드flavonoid, 식물 영양소 및 기타 화학물질이 포함되어 있다. 게다가 향신료는 음식을 맛있게 해 준다. 《하버드 헬스 레터Harvard Health Letter》의 편집장인 하이디 고드먼Heidi Godman은 2020년 블로그에서 건강한 음식을 위한 다음과 같은 향신료들을 상세히 소개했다. [2]

- 올스파이스(Allspice): 빵, 디저트, 시리얼에 넣는다. 수프, 소스, 곡물 및 채소로 만든 짭짤한 요리와 잘 어울린다.
- 바질(Basil): 잘라서 샐러드, 애피타이저, 반찬에 넣는다. 페스토로 만들어 파스타 위에 올리거나 샌드위치에 넣어 먹는다.
- 카르다몸(Cardamom, 소두구): 빵과 구운 음식뿐만 아니라 카레와 같은 인도 요리에도 잘 어울린다.
- 실란트로(Cilantro, 고수): 멕시코, 미국 남서부, 태국, 인도 음식에 양념할 때 사용한다.
- 시나몬(Cinnamon, 계피): 설탕에 절인 과일, 구운 디저트, 빵, 중동의 풍미 가득한 요리에 섞는다.
- 클로브(Clove, 정향): 구운 음식 및 빵에 잘 어울리지만 채소 및 콩 요리와도 잘 어울린다.
- 커민(Cumin): 스튜와 칠리뿐만 아니라 멕시코, 인도, 중동 요리에 풍미를 준다.
- 딜(Dill): 감자 요리, 샐러드, 달걀 요리, 애피타이저 및 딥소스에 넣는다.
- 갈릭(Garlic, 마늘): 수프, 파스타, 양념장, 드레싱 및 곡물이나 채소로 만든 음식에 첨가한다.

- 진저(Ginger, 생강): 아시아와 인도의 소스, 스튜, 볶음 음식뿐만 아니라 음료와 구운 식품에도 잘 어울린다.
- 마저럼(Marjoram): 스튜, 수프, 감자, 콩, 곡물, 샐러드 및 소스에 추가한다.
- 민트(Mint, 박하): 짭짤한 요리, 음료, 샐러드, 양념장 및 과일 요리에 풍미를 더한다.
- 너트맥(Nutmeg, 육두구): 과일, 구운 음식, 채소 요리에 넣는다.
- 오레가노(Oregano): 이탈리아 및 지중해 요리에 넣으면 맛있다. 토마토, 파스타, 곡물 요리, 샐러드와 잘 어울린다.
- 파슬리(Parsley): 수프, 파스타, 샐러드, 소스에 넣어 즐긴다.
- 페퍼(Pepper, 후추): 수프, 스튜, 채소 요리, 곡물, 파스타, 콩, 소스 및 샐러드를 양념한다.
- 로즈메리(Rosemary): 채소, 샐러드, 비네그레트(vinaigrette) 드레싱, 파스타 요리에 넣는다.
- 세이지(Sage): 곡물, 빵, 드레싱, 수프, 파스타의 맛을 더한다.
- 타라곤(Tarragon): 소스, 양념장, 샐러드 및 콩 요리에 추가한다.
- 타임(Thyme): 수프, 토마토 요리, 샐러드 및 채소 요리에 탁월하다.
- 터메릭(Turmeric, 강황): 인도 음식에 필수적이다. 수프, 콩, 채소와 잘 어울린다.

**다양한 향신료로
채소를 요리하는 방법을 탐구하라.**

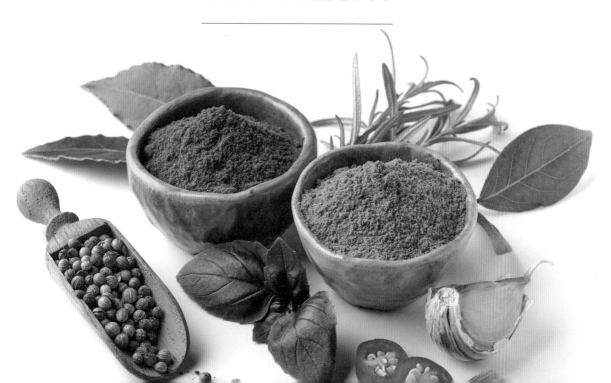

◉ 성찰 시간:

현재의 식사 패턴을 적어 보세요.

_____

_____

_____

_____

_____

_____

◉ 성찰 시간:

앞서 언급한 허브와 향신료 중 어떤 것을 먹어 보고 싶나요?

_____

_____

_____

_____

_____

_____

◉ 성찰 시간:

영양과 관련하여 탐구하고 싶은 것은 무엇인가요? 당신의 식단에서 수면에 영향을 줄 수 있는 설탕이나 카페인의 공급원을 식별해 보세요[자세한 내용은 수면에 관한 14장을 참조]. 아마도 부엌을 살펴보고 찬장과 식료품 저장실에 있는 향신료와 요리 재료를 파악할 수 있을 거예요. 또한 무지개 색깔의 음식들을 떠올리고, 각 색상 그룹에서 얼마나 많은 채소를 섭취할 수 있는지 확인할 수 있습니다.

_____

◉ 성찰 시간:

탐구를 어떻게 시작할 것인가요?

◉ 성찰 시간:

위의 탐구로부터 무엇을 알게 되었나요? 다음 단계는 무엇인가요?

G = 목표^{GOAL}

목표를 설정하면 당신은 계획대로 진행해 나갈 수 있다. 목표는 이정표와 같으며, 당신의 길을 안내하는 등대가 될 수 있다. 변화의 여정은 대개 길기에 즐거워야 한다. 그래서 목표 설정에 흥미를 더할 방법을 찾는 것이 중요하다.

스마트^{SMART} 목표를 세우는 것이 핵심이다. 20년, 10년 또는 5년 후의 자신에 대한 비전을 갖는 것도 목표 설정에 도움이 될 수 있다. 당신의 비전과 가치는 당신이 기반을 유지하고 집중하는 데 도움을 줄 것이다.

🔘 성찰 시간:

무엇이 당신의 발걸음을 재촉할 수 있을까요?

_____

_____

_____

_____

_____

_____

🔘 성찰 시간:

당신이 계속 나아가고자 하는 동기를 느끼게 해 줄 목표는 무엇일까요?

_____

_____

_____

_____

_____

_____

◉ 성찰 시간:

재미있을 것 같은 목표를 써 보세요.

_____

_____

_____

_____

_____

◉ 성찰 시간:

위에서 말한 재미있는 목표가 어떻게 당신의 행복을 더할 수 있을까요?

_____

_____

_____

_____

_____

◉ 성찰 시간:

당신은 5년, 2년, 1년, 6개월, 3개월, 1개월, 1주 그리고 매일의 목표가 있나요? 기간별 목표를 설명해 보세요.

_____

_____

_____

_____

◉ 성찰 시간:

목표를 설정하기 전에 추가 정보가 필요한 목표 유형이 있나요? 목표를 설정하기 전에 어떤 유형의 탐구를 수행해야 할까요?

_____

_____

_____

_____

_____

_____

◉ 성찰 시간:

위에서 기술한 탐구를 수행해 보세요. 무엇을 알게 되었나요?

_____

_____

_____

_____

_____

_____

◉ 성찰 시간:

탐구에 근거한 당신의 새로운 목표는 무엇인가요?

_____

_____

_____

_____

당신의 목적의식과 우선순위 또한 힘을 제공하고 목표를 설정하는 데 도움이 된다. 목적에 관해서는 이 장의 뒷부분에서 더 자세히 다루고 있다.

S = 스트레스 관리 STRESS MANAGEMENT

당신이 배우고, 시도하고, 탐구할 수 있는 수많은 스트레스 관리 기술이 있다. 인터넷은 스트레스 관리 기술에 관한 비디오와 웹사이트를 제공한다. 스트레스 관리 기술을 도구 상자 속의 도구로 상상해 보라. 어떤 기술은 특정 상황에서 다른 기술보다 더 큰 도움을 줄 수 있다. 심호흡과 같은 기술은 예를 들어 차가 막히거나 회의 석상에서 누군가가 당신을 불안하게 만드는 말을 하는 순간에 사용할 수 있다. 당신은 어떤 어려움과 스트레스 요인에 직면했을 때 특정 기술을 통해 도움을 받을 수 있다.

자신에게 가장 효과적인 기술이 무엇인지 알 수 있는 유일한 방법은 다양한 스트레스 관리 기술을 탐구하는 것이다. 일상적인 운동 및 규칙적인 숙면과 같은 몇몇 기술과 행동은 하루 종일 스트레스를 관리하는 데 도움이 된다. 긍정적인 사고방식과 건강한 혼잣말도 스트레스 회복탄력성을 높일 수 있다. 다음은 탐구해 볼 수 있는 스트레스 관리 기술의 예시이다.

- 자신에 대한 긍정적인 관점을 키운다.
- 문제가 있는 상황을 하나의 배우는 과정으로 여긴다.
- 건전한 자신감을 키운다.
- 변화를 수용한다.
- 관계를 형성하고 유지한다.
- 긴장을 푸는 법을 배운다.
- 움직일 시간을 찾는다.
- 기쁨을 찾기 위해 노력한다.

- 사소한 일에 신경 쓰지 않는다.
- 어떤 것들은 통제할 수 없다는 사실을 받아들인다.
- 하루에 7~8시간은 잠을 잔다.
- 건강한 식사를 한다.
- 다른 사람을 도와준다.
- 목적을 탐색한다.
- 경이로움과 기쁨을 조성한다.
- 호흡에 집중해 본다(4-7-8 호흡법).

- 걷기, 요가, 태극권, 스트레칭 등의 운동을 한다.
- 책을 읽거나 팟캐스트를 듣는다.
- 뜨거운 목욕을 하거나 마사지를 받는다.
- 감사하는 습관을 들인다.
- 피젯(fidget) 도구나 주의 분산 기술을 사용한다.
- 이완 반응을 이끌어 낸다.
- 마음챙김을 연습한다.
- 만트라, 자애 명상 등 명상을 한다.
- 점진적인 근육 이완을 시도한다.
- 유도된 심상(guided imagery)을 수행한다.
- 신체검사를 수행한다.
- 마음챙김에 기반한 스트레스 감소를 연습한다.
- 지원 관계를 육성한다.
- 수용과 용서를 연습한다.
- 수면을 우선시한다.
- 과도한 카페인을 피한다.
- 필요한 경우 전문적인 정신건강 지원을 받는다.
- 기대치를 관리한다.
- 놀고 웃는다.
- 다른 사람에게 베푼다.
- 자원봉사를 한다.
- 산림욕을 하며 자연 속에서 시간을 보낸다.

🔘 **성찰 시간:**

현재 당신이 스트레스를 받는 원인은 무엇인가요?

_____

_____

_____

_____

_____

_____

_____

🔘 **성찰 시간:**

과거에 어떤 스트레스 감소 기술을 시도해 보았고, 어떤 기술이 성공적이었나요?

◉ 성찰 시간:

탐구하고 싶은(자세히 알아보거나 시도하고 성찰해 보고 싶은) 스트레스 회복 기술 또는
도구는 무엇인가요?

◉ 성찰 시간:

위의 탐구를 어떻게 시작할 것인가요?

◑ 성찰 시간:

위의 탐구를 통해 무엇을 알게 되었나요? 다음 단계는 무엇인가요? 구체적으로 기술해 보세요.

_____

_____

_____

_____

_____

_____ .

◑ 성찰 시간:

앞으로 스트레스를 받는 상황을 관리하는 것과 관련하여 당신의 비전은 무엇인가요?

_____

_____

_____

_____

_____

_____

T = 휴식 TIME-OUT

앞서 6장에서는 휴식을 취하는 다양한 방법과 스트레스 관리 및 생산성 향상에 도움이 되는 휴식의 중요성을 살펴보았다. 휴식은 힘을 불어넣어 주는 순간으로 볼 수 있다. 휴식은 당신이 집중하고 당신의 배터리를 재충전하는 데 도움을 준다. 누구에게나 휴식이 필요하다. 휴식은 유아나 십 대를 위한 전유물이 아니다. 부모에게도 종종 휴식이 필요하다. 스포츠팀은 거의 모든 경기에서 타임아웃을 사용하는데, 일반적으로 게임이 통제 불능 상태가 되거나, 논의하고 작전을 짜야 하는 핵심 플레이가 있을 때 사용한다. 호루라기를 불고 당신의 팀(가족, 동료, 사랑하는 사람)과 옹기종기 모여드는 것처럼, 우리는 잠시 멈추고 재정비할 수 있다. 재정비에는 현재 상황을 평가하고 상황을 개선하기 위해 함께 노력하는 것이 포함된다.

이러한 정신적 휴식 또는 힘을 충전하는 순간 외에, 앉아 있는 상태에서 벗어나는 휴식도 필요하다. 매시간 일어나서 움직이고 혈액을 순환시키는 것이 가장 좋다. 또한 근육에 가해지는 요구로부터 회복할 기회를 주기 위해 근육을 광범위하게 사용하는 것으로부터의 휴식이 필요하다. 운동하는 사람들을 위한 표준 권장 사항에서 근력 운동은 격일로 하도록 권장하는 이유이다.

때때로 낮잠은 휴식으로 사용된다. 낮잠을 자려면 야간 수면에 방해가 되지 않도록 오후 3시 이전에 20~30분 이내로 자는 것이 가장 좋다. 전자 제품을 멀리하고 휴식을 취하는 것도 정신건강에 도움이 된다. 주말에 몇 시간 동안은 스마트폰, 태블릿PC, 컴퓨터 또는 기타 장치들을 의도적으로 멀리 두는 것은 당신의 정신건강은 물론 가족 및 친구와의 관계 형성을 위해서도 중요하다.

다음과 같이 당신이 고려하고 탐구할 수 있는 다양한 휴식 옵션이 있다.

- 일어서기
- 걷기
- 심호흡하기
- 숫자 세기
- 짧은 휴가 가기
- 이메일과 전자 제품을 잠시 멀리하기
- 일상 루틴에서 벗어나게 해 주는 활동에 참여하기
- 매시간 휴식을 취하기
- 제자리 뛰기
- 친구에게 전화하기
- 자연 사진을 보기
- 자연으로 나가기
- 음악 듣기
- 노래하기
- 춤추기

- 명상하기
- 얼음물 한잔 마시기
- 오후 3시 전에 20분간 낮잠 자기
- 반려동물 쓰다듬기

- 꽃을 찾아 냄새를 맡고 바라보기
- 식물에 물 주기
- 게임을 하기
- 감사 편지 쓰기

◖◗ **성찰 시간:**

현재 매일매일 어떤 휴식을 취하고 있나요?

◖◗ **성찰 시간:**

이 책을 읽기 전에는 고려해 보지 않았던 휴식에 대해 알게 된 것이 있나요?

◖◗ **성찰 시간:**

낮잠이나 휴가 계획처럼 더 알고 싶은 휴식 유형이 있나요?

_____

_____

_____

_____

_____

_____

_____

　휴식을 탐구하는 방법에는 여러 가지가 있다. 예를 들어 친구나 친척에게 연락하여 정보를 얻을 수 있다. 또 다른 방법은 신뢰할 수 있는 정보 출처에 대한 인터넷 검색을 하는 것이다. 종종 탐구에는 휴식이 당신에게 어떤 영향을 미치는지 알아보기 위해 휴식을 경험해 보는 것이 포함된다. 어떤 사람에게는 가장 효과적인 것이 다른 사람에게는 잘 작동하지 않을 수도 있다는 것을 유념하라.

● 성찰 시간:

　평소에 경험하지 못한 휴식을 시도해 보는 것을 고려해 보세요. 그것이 어떤 기분을 느끼게 해 줄 거라고 생각하나요?

_____

_____

_____

_____

_____

_____

● 성찰 시간:

　다음 주에 이 휴식을 구체적으로 어떻게 탐구할 것인가요?

_____

_____

_____

_____

_____

_____

E = 에너지 ENERGY

6장에서 살펴본 바와 같이 에너지는 유한한 자원이다. 따라서 어떤 활동이 에너지를 높이고, 어떤 활동이 에너지를 고갈시키는지 생각해 보는 것은 모든 사람에게 중요하다. 이에 대해 생각해 볼 수 있는 유용한 방법은 어떤 활동과 상호작용이 당신의 배터리를 충전해 줄 수 있고, 어떤 요소나 상호작용이 당신의 배터리를 소모시키는지 파악하는 것이다.

많은 사람이 시간 관리에 중점을 둔다. 하지만 에너지 관리에 중점을 두는 것도 중요하다. 하루 중 가장 활력이 넘치는 시간을 확인하라. 아침, 정오, 저녁때의 당신의 에너지 수준에 관한 기록을 남길 수 있다. 프로젝트 또한 우리에게 에너지를 공급하거나 고갈시킬 수 있다. 사실, 사람도 그렇게 할 수 있다.

앞서 6장에서 당신은 당신에게 에너지를 준 것들과 당신의 에너지를 고갈시키는 것들의 목록을 작성하라는 요청을 받았다. 그것이 당신의 에너지 수준을 높이기 위한 새로운 전략을 탐구하는 데 유용하게 쓰일 수 있다. 당신의 에너지 재충전을 위한 건전한 아이디어에는 다음과 같은 것들이 있다.

- 당신을 지지하는 친구와 연락하기
- 건강에 좋은 간식 먹기
- 녹차 마시기
- 좋아하는 취미 활동에 참여하기

- 자연 속에서 시간 보내기
- 수면을 더 취하기

- 즐길 수 있는 운동에 참여하기
- 여행하기 또는 여행을 계획하기

◉ 성찰 시간:

무엇이 당신의 에너지를 증가시키나요?

_____

_____

_____

_____

_____

_____

◉ 성찰 시간:

무엇이 당신의 에너지를 소모시키나요?

_____

_____

_____

_____

_____

_____

◉ 성찰 시간:

사람들은 대부분 자신이 가장 에너지 넘치는 때가 언제인지 안다고 생각하지만, 자신의 에너지를 추적해 본 적이 없습니다. 적어도 하루 동안 기상 시, 아침, 오후, 저녁 그리고 자기 전에 당신의 에너지를 추적해 보세요. 일지나 아래 공간을 사용하여 결과를 추적할 수 있습니다.

_____

_____

_____

_____

_____

_____

⬤ **성찰 시간:**

당신의 에너지를 증가시키는 활동은 무엇인가요?

_____

_____

_____

_____

_____

⬤ **성찰 시간:**

당신은 무엇을 배웠고, 앞으로 건강을 증진하기 위해 배운 것을 어떻게 활용할 수 있을까요?

_____

_____

_____

_____

_____

_____

만약 이런 탐구를 하는 것이 즐겁거나 유용하다고 생각한다면, 당신의 에너지 패턴을 완전히 이해하기 위해서는 며칠이 걸릴 수 있으므로 하루 이상 이러한 추적을 수행할 것을 고려해 볼 수 있다.

P = 목적PURPOSE

당신의 목적은 당신의 가치, 목표 및 사명과 관련이 있다. 6장에서 언급했듯이 당신의 25세 때의 삶의 목적과 85세 때의 삶의 목적은 다를 수 있다. 당신은 삶에서 중대한 사건이 발생하기 전까지는 목적에 대해 생각해 보는 것을 소홀히 하기가 쉽다. 그러나 당신의 목적을 탐구하기 위해 시간을 내는 것은 언제든지 당신의 건강에 도움이 될 수 있다. 당신의 목적은 삶의 경험과 나이에 따라 바뀔 수 있다.

당신이 세상을 더 나은 곳으로 만들 방법을 매일매일 떠올리거나 또는 시간이 갈수록 더 큰 방식으로 생각할 때, 당신 자신보다 더 큰 목적의식을 만들기 시작할 수 있다. 많은 사람에게 있어서 그들의 목적은 자녀나 연로한 부모, 아픈 친척, 반려동물 또는 자신의 배우자나 파트너와 같은 다른 사람들을 돌보는 것이다.

개인의 삶의 특정 기간 동안 개인의 목적에 초점을 맞출 수 있다. 예를 들어, 어떤 경우에는 그들의 목적이 건강을 회복하거나 건강을 보호하거나 웰빙을 얻는 것일 수 있다. 건강이 없으면 더 큰 목표를 세우거나 세상을 변화시키는 목적을 수행할 수 없다. 하지만 모든 사람이 세상을 바꾸는 목적을 갖는 것은 아니다. 그래도 괜찮다. 어떤 사람들에게는 매일 어떤 식으로든 작은 친절을 베풀고 연민을 표현하는 것이 삶의 목적이다. 목적에 대해 생각하는 방식은 무수히 많고, 목적을 달성하는 방법도 셀 수 없이 많다.

● 성찰 시간:

현재 당신의 우선순위와 가치는 무엇인가요? 시간을 내서 당신의 핵심 가치를 나열하고 탐구해 보세요.

● **성찰 시간:**

현재 삶의 목적에 대한 당신의 생각은 무엇인가요?

● **성찰 시간:**

당신의 강점을 활용하면서 당신의 목적과 우선순위 및 사명을 다루는 방법과 관련하여 탐구할 수 있는 것은 무엇인가요? 다양성 추가에 관한 유사한 질문에 대한 당신의 답변은 이전 장(141쪽)을 참조하세요.

무엇을 알게 되었나요?

_____

_____

_____

_____

_____

_____

S = 수면SLEEP

당신은 탐구를 통해서 밤에 숙면을 취하는 데 도움이 되는 것에 대해 자세히 알아볼 수 있다. 목표는 주중과 주말을 포함하여 매일 밤 7~9시간을 푹 자는 것이다. 침실을 동굴처럼 (조용하고, 시원하고, 어둡게) 유지하는 것이 도움이 될 수 있다. 방을 동굴처럼 만들 방법을 실험해 보는 것은 당신의 전반적인 웰빙에 도움을 줄 수 있다.

많은 사람이 수면 일지를 작성하거나 취침 전 활동과 함께 취침 시간을 추적할 수 있는 장치를 착용함으로써 이점을 얻는다. 또한 밤에 깨는 것, 잠들거나 수면을 유지하는 일의 어려움, 아침에 일어나는 시간 등을 기록한다. 밤에 화장실에 가기 위해 잠에서 깼거나, 알람 없이 또는 알람의 도움으로 잠에서 깬 경우, 또는 수면을 방해하는 다른 일을 경험했다면 당신의 카페인 섭취량을 추적해 볼 것을 고려할 수 있다.

한 가지 간단한 탐구는 당신의 취침 시간과 기상 시간을 기록하는 것이다. 그런 다음, 잠에서 깼을 때 얼마만큼의 에너지를 느꼈는지 기록하라.

● 성찰 시간:

위의 단락에 나열된 변수를 고려하여 당신의 현재 수면 패턴을 설명해 보세요.

_____

_____

_____

_____

_____

_____

_____

● **성찰 시간:**

당신의 수면 상태를 되짚어 보면서 무엇을 알게 되었나요?

_____

_____

_____

_____

_____

_____

● **성찰 시간:**

성찰과 탐구 결과, 당신의 수면을 개선하기 위해 변경하고 싶은 사항이 있나요?

_____

_____

_____

_____

_____

_____

● **성찰 시간:**

수면을 추적하기 위해 스마트 워치와 같은 웨어러블 기기^{wearable device}를 사용해 본 적이 있나요? 무엇을 알게 되었나요? 지금 이 정보를 얻은 이후 당신의 수면 습관을 개선하기 위해 무엇을 바꾸고 싶나요?

_____

_____

_____

_____

_____

_____

S = 사회적 지지 SOCIAL SUPPORT

사회적 관계는 종종 당연하게 여겨지지만, 당신의 전반적인 건강에 중요하다. 친구 및 가족과 의미 있는 관계를 맺는 것은 모든 사람에게 중요하다. 과학기술은 개인에게 근처에 살지 않는 사람들과 연결할 수 있는 더 많은 기회를 제공한다. 매슬로 Maslow의 '욕구 단계설 Hierarchy of Needs'에 따르면, 소속감은 생리적 욕구(음식과 물)와 안전의 욕구 바로 다음에 올 정도로 매우 중요하다.

많은 사람들, 특히 직장과 가족에 대한 의무감에 집중하는 사람들은 그들의 삶에서 이러한 관계를 간과하는 경우가 많다. 그러나 질 높은 사회적 관계를 쌓는 것은 당신의 수명까지 연장할 수 있다. 인생의 각기 다른 시기에 당신은 친구와 가족에게 다양한 수준으로 집중할 수 있지만, 외롭고 단절된 느낌이 들 정도로 당신의 사회적 관계를 완전히 무시하고 싶지는 않을 것이다. 만약 외로움을 느낀다면 지금 당장 아는 사람에게 연락하는 것이 중요하다.

전화 통화, 줌^{Zoom}과 같은 화상회의 프로그램, 영상 통화, 문자 메시지, 편지 쓰기,

소셜 미디어에서 '좋아요', 댓글 및 다이렉트 메시지로 연락하기, 직접 대면하기 등 다른 사람과 연결하는 다양한 방법이 있다. 어떤 방법이 자신에게 잘 맞을지 실험하고 탐구해 보고, 가장 적합하다고 느끼는 연결 방법을 결정한다. 가족이나 친구와의 연결은 영상 통화 방법을 선택하고, 다른 사람과의 연결은 편지 쓰기나 전화 통화하기가 더 잘 맞을 수도 있다.

🌓 **성찰 시간:**

당신의 사회적 관계와 관련하여 탐구하고 싶은 것은 무엇인가요?

_____

_____

_____

_____

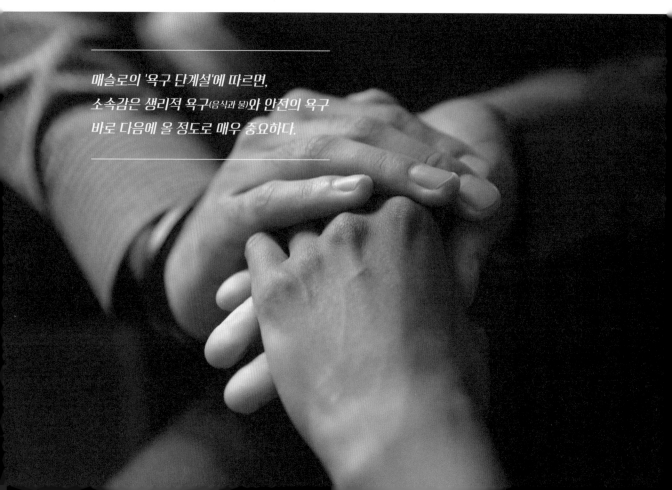

매슬로의 '욕구 단계설'에 따르면,
소속감은 생리적 욕구(음식과 물)와 안전의 욕구
바로 다음에 올 정도로 매우 중요하다.

특정 사람이나 그룹과 더 잘 연결될 방법을 탐구하고 싶나요? 설명해 보세요.

_____

_____

_____

_____

_____

● 성찰 시간:

동호회나 단체에 가입하고 싶나요? 그렇다면 동호회나 단체에 대해 더 많이 알 수 있는 방법은 무엇일까요? 지금 조사해 보고, 알게 된 것을 적어 보세요.

_____

_____

_____

_____

_____

● 성찰 시간:

더 배우고 싶은 수업이 있나요? 친구와 함께 수업에 참여하거나 수업을 들으면서 새로운 사람들을 만날 수 있나요? 수업을 탐구하고 알게 된 내용을 기술해 보세요.

_____

_____

_____

_____

_____

◉ **성찰 시간:**

당신은 탐구를 통해 당신의 사회적 연결 수준에 대해 무엇을 알게 되었나요? 이 지식을 바탕으로 변경하고 싶은 것이 있나요?

_____

_____

_____

_____

_____

_____

◉ **성찰 시간:**

당신의 다음 단계는 무엇인가요?

_____

_____

_____

_____

_____

_____

스마트SMART 목표

탐구에 대해 배운 것을 실행에 옮기기 위해 탐구와 관련된 자신을 위한 스마트SMART 목표를 세워라[스마트 목표의 구성 요소는 4장 78쪽 참조].

◉ 스마트^{SMART} **목표 시간:**

탐구를 위한 당신의 (구체적이고, 측정할 수 있으며, 행동 지향적이고, 현실적이며, 기한이 있는) 스마트^{SMART} 목표는 무엇인가요?

_____

_____

_____

_____

_____

_____

_____

생활습관의학 분야는 계속해서 연구가 이루어지고
새로운 것이 계속 학습됨에 따라
변화하고 있다.

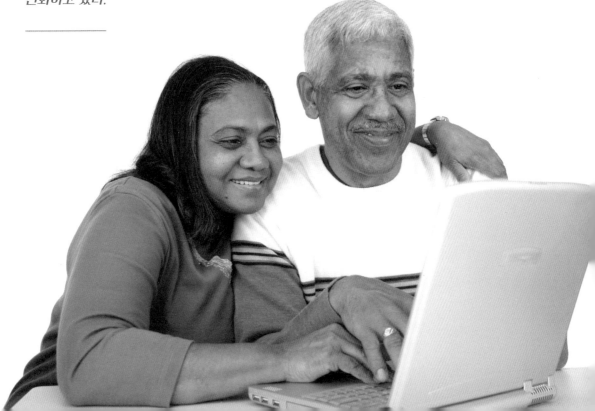

참고 문헌

▪ 인용 문헌

1. Simpson JA, Weiner ESC, editors. *The Oxford English Dictionary*, 2nd ed, Vol 9. London, England: Clarendon Press; 2001.

2. Godman H. 21 spices for healthy holiday foods. Harvard Health Blog. https://www.health.harvard.edu/blog/21-spices-for-healthy-holiday-foods-20201204 21550?utm_c o n t e n t = b u f f e r 9 d 0 1 b & % 3 B u t m _ m e d i u m = s o c i a l & % 3 B u t m _source=twitter&%3Butm_campaign=buffer. Published December 4, 2020. Accessed July 14, 2021.

8

영양Nutrition

"우리는 마치 우리의 생명이 과일과 채소에 달려 있는 것처럼
그것들을 먹어야 한다. 실제로 그렇기 때문이다."

- 마이클 그레거Michael Greger

저자, 의사, 영양 전문가

웰니스로 가는 길 닦기: 영양에 관한 질문들

다음의 5가지 문항에 대하여 당신에게 해당하는 빈도의 숫자
를 선택하라.

(빈도: 1=전혀 아닌, 2=드물게, 3=가끔, 4=자주, 5=일상적으로)

- 나는 하루에 네 가지의 과일을 먹는다. _____
- 나는 하루에 다섯 가지 이상의 채소를 먹는다. _____
- 나는 단백질, 탄수화물, 지방의 적정량을 알고 있고, 그만큼을 먹

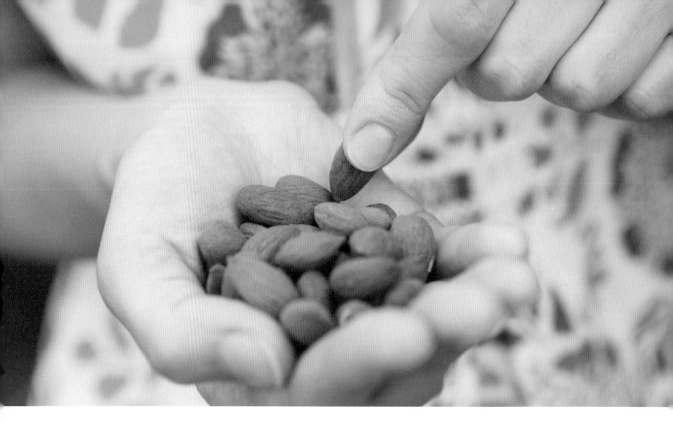

는다. ＿＿＿＿

• 나는 내가 먹는 음식에 대해 생각하고 그것이 내 몸에 좋은지 스스로에게
  물어본다. ＿＿＿＿

• 나는 음식을 즐거움의 대상일 뿐만 아니라 인체에 필요한 연료와 약으로 본다. ＿＿＿＿

영양 소계: ＿＿＿＿

살면서 배우기: 페이빙PAVING 프로그램 참가자 웬디Wendy

나는 비만과 제2형 당뇨병, 심장병의 가족력이 있기 때문에 이 질환들을 예방하기 위해서는 건강한 식단을 구성하는 것이 중요하다는 것을 배웠다. 나는 현재의 식습관을 개선하기를 원했고, 이를 바꿔 보기로 결심했다. 나는 매일의 식단에 최소 다섯

가지의 과일과 채소를 포함시키는 것이 중요하다는 사실을 알고 있었다. 또한 통곡물과 콩류 섭취를 늘리고 가공식품 섭취를 줄이려고 노력했다.

나는 출근하기 전에 보통 집에서 아침 식사를 하며, 오트밀 한 그릇을 블루베리와 함께 즐긴다. 점심시간에는 종종 패스트푸드를 먹고 싶은 유혹에 빠지기 때문에 구내식당을 피하려고 노력한다. 최근에는 몸에 좋은 샐러드를 싸 가지고 출근하기 시작하면서 구내식당을 피할 수 있었다.

나에게 저녁 식사 시간은 힘든 업무 일정 탓에 건강한 식습관을 지키기 가장 어려운 시간이었다. 나는 종종 늦게까지 사무실에 있고, 퇴근해서 집에 올 때쯤이면 저녁 8시가 되는 경우가 많았다. 그 무렵이면 지치고 배가 고픈 상태여서 건강한 음식을 요리하기가 쉽지 않았다. 그래서 직장에서 긴 하루를 보낸 후에는 주로 근처 식당에서 포장해 온 음식으로 저녁 식사를 대신했다. 나는 어떻게 하면 건강한 저녁을 미리 준비할 수 있을지 친구들에게 조언을 구했다.

나는 '식사 준비 전략meal prep strategies'에 중점을 둔 요리 수업에 등록하기로 했다. 수업 시간에 외식하는 것보다 집에서 음식을 요리하는 것이 더 낫다는 것을 배웠다. 강사는 집에서의 식사가 돈을 절약하고, 양을 줄이고, 재료를 조절하고, 가공식품을 피하는 등의 많은 이점이 있다고 일깨워 줬다. 나는 과일이나 채소와 같은 건강에 좋은 음식을 냉동실에 보관하는 방법을 배웠다. 또한 다양한 향신료뿐만 아니라 견과류, 씨앗, 콩류 등을 저장해 두는 법도 배웠다. 가장 중요한 것은 주말 오후 몇 시간을 활용하여 다음 주 평일의 식사를 미리 준비할 수 있다는 점을 깨달은 것이었다. 나는 일요일 오후에는 많은 양의 구운 채소와 곡물(현미 등), 단백질(콩 등)을 미리 손질해 두는 습관을 들였고, 그 덕분에 평일 밤에 일을 마치고 집에 돌아와서 볶음 요리나 샐러드를 손쉽게 만들 수 있었다.

또한 나는 새로운 요리법을 찾아보는 것을 즐겼기에 몇 권의 요리책을 새로 구입했다. 내가 가장 좋아하는 책 중 하나는 미국생활습관의학회 전문의 마이클 그레거 박사가 쓴 《죽지 않는 방법의 요리책How Not to Die Cookbook》이다. 나는 평일 저녁 중에 적어도 세 번은 집에서 요리하는 것을 목표로 삼았고, 몇 달이 지난 뒤 거의 매일 저녁 집에서 음식을 해 먹을 수 있게 되었다.

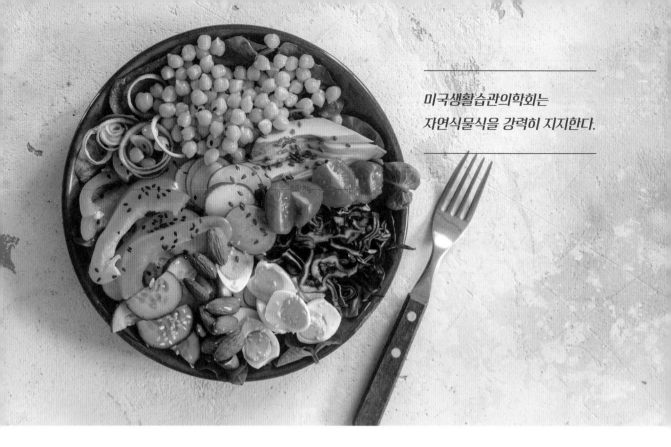

미국생활습관의학회는
자연식물식을 강력히 지지한다.

영양 타임라인

● 성찰 시간:

생애의 각 단계(유년기, 청소년기, 청년기, 중년기, 노년기)에 즐겨 먹었던 것을 기술하거
나 그려 보세요.

◉ 성찰 시간:

영양에 대한 당신의 관점에 영향을 준 것을 포함하여 지금까지의 당신과 음식의 관계를 되돌아보세요.

_____

_____

_____

_____

_____

◉ 성찰 시간:

음식과 어떤 유형의 관계를 맺고 있는지 또는 맺고 싶은지 적어 보세요.

_____

_____

_____

_____

_____

◉ 성찰 시간:

현재 당신의 건강과 생활습관이 음식을 선택하는 데 어떤 영향을 미치고 있나요?

_____

_____

_____

_____

_____

식량 가용성, 신체 상태, 재정 및 시간을 포함한 모든 방해 요소가 제거된다면 무엇을, 어디서, 어떻게 먹고 싶나요?

_____

_____

_____

_____

_____

_____

● 성찰 시간:

어떤 종류의 음식을 먹어 보고 싶나요? 이후 이 장의 뒷부분에서 모스MOSS 기법을 사용하여 이 질문을 다시 생각해 볼 것입니다.

_____

_____

_____

_____

_____

_____

정의 및 용어

● **영양**Nutrition

"영양분을 공급하거나 영양분을 공급받는 행위 또는 과정. 구체적으로, 동물이나 식물이 식품 물질을 섭취하고 이용하는 과정의 총합." - 〈메리엄-웹스터 사전^{Merriam-Webster Dictionary}〉1

⬤ 열량^{Calories}

- 음식이 인체에서 생산하는 에너지의 양을 나타내기 위해 사용하는 열의 단위
- 물 1kg의 온도를 섭씨 1도 올리는 데 필요한 열의 양
  - 단백질 1g=4kcal, 탄수화물 1g=4kcal, 지방 1g=9kcal, 알코올 1g=7kcal

⬤ 식단(다이어트)^{Diet}

"다이어트(명사)는 삶의 방식을 의미하는 그리스어 '디아이타^{Diaita}'에서 유래함:

- 정기적으로 제공되거나 섭취되는 음식 및 음료
- 습관적인 영양 섭취
- 특별한 이유로 사람이나 동물에게 처방된 음식의 종류와 양
- 체중을 줄이기 위해 적게 먹고 적게 마시는 식이요법

다이어트를 하다(동사): 체중을 줄이기 위해 음식을 적게 먹거나 특정 종류의 음식만 먹는 것." - 〈메리엄-웹스터 사전〉1

⬤ 기초대사율^{Basic Metabolic Rate, BMR}

호흡, 심장 박동, 신장의 나트륨 여과, 모발 성장 및 기타 중요한 기관의 기능과 같은 신체기능을 위해 휴식 시 신체가 사용하는 에너지의 양. 휴식기 에너지 소비량^{Resting Energy Expenditure, REE}이라고도 한다.

⬤ 기초대사율^{BMR} 계산

- 남성: BMR=66.6+(13.7×체중(kg))+(5×키(cm))-(6.7×나이)
- 여성: BMR=655.1+(9.6×체중(kg))+(1.8×키(cm))-(4.7×나이)
  - 1kg=2.2파운드, 1인치=2.54cm

⬤ 식이성 발열 효과 Thermic Effect of Food, TEF

음식을 소화하는 데 필요한 에너지의 양. 일반적으로 섭취한 총열량의 10%이다
(예: 500칼로리를 섭취하면 소화에 약 50칼로리를 사용).

- 에너지 균형-에너지 입력=에너지 출력
- 하루 칼로리 소비량=BMR+신체활동 소모량+TEF

⬤ 체질량지수 Body Mass Index, BMI

체중(lb)/(키(inch))^2×703 또는 체중(kg)/(키(m))^2

⬤ 혈당지수 Glycemic Index, GI

탄수화물이 함유된 음식이 혈당을 얼마나 높이는지에 대한 척도. 음식은 포도당
이나 흰 빵과 같은 식품을 기준으로 비교하여 순위를 정한다.

- 낮은 혈당지수(GI < 55): 거칠게 빻은 100% 통밀빵 또는 통호밀빵, 오트밀, 통밀 파스타, 보리, 불구르(밀을 반쯤 삶아서 말렸다가 빻은 것 - 역자 주), 고구마, 옥수수, 참마, 라이머콩, 완두콩, 콩류, 렌틸콩, 대부분의 과일, 비녹말 채소
- 중간 혈당지수(GI 55~69): 통밀, 호밀빵, 피타빵, 귀리, 현미, 야생 쌀 또는 바스마티 쌀, 쿠스쿠스
- 높은 혈당지수(GI > 70): 흰 빵 또는 베이글, 콘플레이크, 튀긴 쌀, 밀기울 플레이크, 인스턴트 오트밀, 흰쌀, 쌀 파스타, 마카로니와 치즈, 적갈색 감자, 호박, 프레첼, 떡, 팝콘, 소금 크래커, 멜론, 파인애플

음식과의 관계

한 개인이 속한 가족과 문화, 사회는 그 사람의 음식과의 관계에 영향을 미친다. 많

은 사람이 음식을 자신의 체중 및 체형과 교차시켜 생각하기 때문에 음식과 복잡한 관계를 맺고 있다. 개인들은 종종 미디어, 식품 판매자, 소셜 미디어, 때로는 주치의로부터 자신이 무엇을 먹어야 하고 먹지 말아야 하는지에 대해 상충되는 메시지를 받는다. 그렇기에 무엇을 먹어야 하는지에 대한 혼란이 비교적 흔한 이유를 쉽게 이해할 수 있다.

신체적 배고픔은 우리가 음식을 먹는 유일한 이유가 아니며, 감정적 요인 또한 개인의 음식 선택에 영향을 미친다. 사회에서는 일종의 보상, 또는 스트레스 해소를 위해 음식을 먹도록 부추긴다. 이러한 유형의 자극은 주로 유년기에 발생한다. 예를 들어, 어린아이가 운동 경기에서 좋은 성적을 거두면, 그것을 축하하기 위한 음식으로 보상을 받을 수도 있다. 또한 추수감사절 모임에서부터 생일 축하 파티에 이르기까지 사교 모임은 주로 함께 식사하는 것을 중심으로 이루어진다. 한편 불안, 외로움, 슬픔, 분노 또는 지루함과 같은 감정은 사람을 과식하게 하거나 덜 건강한 음식을 선택하도록 유도할 수 있다. 이러한 감정적 요인과 행동 패턴에 대한 인식을 통해 개인은 이러한 문제를 식별하고 주의 깊게 다룰 수 있다.

비록 이상적으로는 모든 사람이 음식에 대해 건강을 증진시키고 사람들의 몸과 마음에 영양을 공급해 준다는 긍정적인 견해를 가지고 있지만, 어떤 사람들에게는 음식에 관해 이야기하는 것이 이전의 식이 조절과 체중 감량 시도를 떠올리게 하여 수치심과 죄책감을 느끼게 할 수도 있다. 우리의 목표는 당신이 음식과 어떤 관계에 놓여 있든 당신의 현재 건강을 위한 여정을 돕는 것이다. 만약 과거에 '다이어트diet'로 고생해 이 용어가 불편하다면, '영양nutrition' 또는 '건강식품healthy food'이라는 단어를 대신 사용할 것을 제안한다.

영양 평가

지금까지 음식과 어떤 관계를 맺어 왔는지 되돌아보았으니, 이제 당신의 현재 음식 섭취에 대해 이해하는 과정이 필요하다. 이 과정에서는 부끄러움이나 비난, 죄책감을 느낄 필요가 없다는 것을 기억하라. 당신이 어디에서 시작하고 있는지 이해해야 앞으로 나아가고자 하는 방향을 잘 정할 수 있다. 그 첫 단계로 다음의 영양 평가 표에 표시(✓)를 하여 각 식품 유형에 대한 답을 써 보도록 하자.

식품	매일	주당 4~6회	주당 1~3회	주당 0회
채소				
과일				
통곡물				
콩류(콩, 완두콩, 렌틸콩, 병아리콩)				
물				
견과류				
유제품				
소고기				
돼지고기				
닭고기				
가공육-핫도그, 베이컨, 통조림 햄				
생선과 해산물				
감자칩				
설탕이 첨가된 음료				
패스트푸드				
피자				
튀긴 음식				
사탕				
쿠키, 케이크, 도넛				
아이스크림				
스무디				
흰 베이글, 빵, 파스타, 쌀				
우유				

식품	매일	주당 4~6회	주당 1~3회	주당 0회
치즈				
통곡물 파스타				
알코올음료(술)				

그림 8-1. 영양 평가 도구 샘플(출처: 《The Teen Lifestyle Medicine Handbook》; B. Frates, et al; Monterey, CA: Healthy Learning; 2021)

◉ 성찰 시간:

일주일에 몇 번이나 집에서 만든 음식을 먹나요? 이것이 당신의 음식 선택에 어떻게 영향을 미치나요?

_____

_____

_____

_____

_____

_____

근거기반 영양

식습관은 건강을 해치는 습관부터 건강을 증진시키는 습관까지 넓은 범위에 걸쳐 있다. 식습관 스펙트럼의 한쪽 끝은 '미국인의 표준 식단Standard American Diet, SAD'으로, 이는 초가공 식품, 패스트푸드, 튀긴 음식, 사탕, 과자, 정제된 곡물, 고염분 식품, 가공육, 고콜레스테롤 식품 등을 포함한다. 미국인의 표준 식단은 생활습관과 관련된 여러 가지 만성질환뿐만 아니라 제2형 당뇨병, 심장병, 비만 위험의 증가와 관련이 있다.

이 스펙트럼의 반대쪽 끝에는 자연식물식Whole-Food, Plant-Based Diet, WFPB과 같은 건강을 증진시키는 식습관이 있다. 이 식단은 채소, 통곡물, 과일, 콩, 콩류(두류), 견과류, 씨앗, 허브 및 향신료와 같은 대부분 식물성인 자연식품(가공되지 않은 자연 그대로의 식품)으로 구성된다. 또한 건강한 식습관을 위해 선택할 음료는 물이다. 이러한 유형의 식습관은 심장병, 뇌졸중, 비만 및 제2형 당뇨병의 위험 감소와 관련이 있다.

대부분의 사람들은 이 스펙트럼의 양 끝 사이 어딘가에 있는 식습관을 따르는데, 스펙트럼의 더 건강한 끝 쪽을 향해 가는 것이 건강에 유익하다. 미국생활습관의학회는 자연식물식 섭취를 적극적으로 권장하며, 그림 8-2처럼 온라인에서 활용할 수 있는 여러 정보를 제공하고 있다.

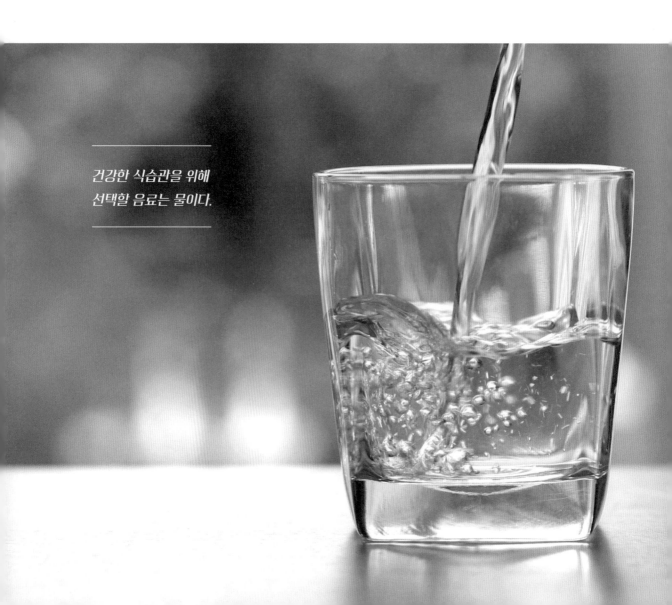

건강한 식습관을 위해
선택할 음료는 물이다.

식단 스펙트럼

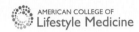

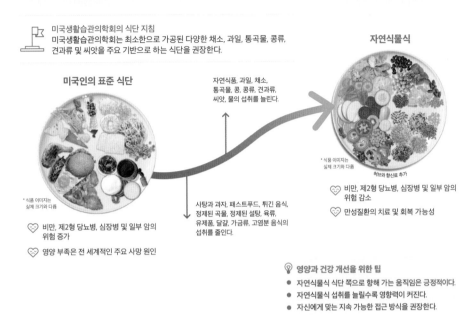

미국생활습관의학회의 식단 지침
미국생활습관의학회는 최소한으로 가공된 다양한 채소, 과일, 통곡물, 콩류, 견과류 및 씨앗을 주요 기반으로 하는 식단을 권장한다.

미국인의 표준 식단

자연식물식

자연식품, 과일, 채소, 통곡물, 콩, 콩류, 견과류, 씨앗, 물의 섭취를 늘린다.

* 식품 이미지는 실제 크기와 다름

* 식품 이미지는 실제 크기와 다름

허브와 향신료 추가

사탕과 과자, 패스트푸드, 튀긴 음식, 정제된 곡물, 정제된 설탕, 육류, 유제품, 달걀, 가금류, 고염분 음식의 섭취를 줄인다.

비만, 제2형 당뇨병, 심장병 및 일부 암의 위험 증가

영양 부족은 전 세계적인 주요 사망 원인

비만, 제2형 당뇨병, 심장병 및 일부 암의 위험 감소

만성질환의 치료 및 회복 가능성

💡 **영양과 건강 개선을 위한 팁**
- 자연식물식 식단 쪽으로 향해 가는 움직임은 긍정적이다.
- 자연식물식 섭취를 늘릴수록 영향력이 커진다.
- 자신에게 맞는 지속 가능한 접근 방식을 권장한다.

그림 8-2. 미국인의 식습관 스펙트럼(출처: 미국생활습관의학회)

🔵 성찰 시간:

식단 스펙트럼을 검토한 후, 당신의 식사 패턴을 평가해 보세요.

건강한 식생활의 공통점

언론에서는 식습관의 차이점을 강조하는 경향이 있지만, 건강한 식습관에는 다음과 같은 여러 가지 공통점이 있다.

- 과일과 채소를 많이 섭취한다.
- 통곡물, 콩류, 견과류를 많이 섭취한다.
- 우유와 유제품을 제외하거나 제한한나.
- 지중해식 식단에 포함된 것처럼 식물성 단백질(견과류, 씨앗, 콩류, 대두 등)을 주로 섭취하고 일주일에 2번은 해산물을 섭취한다.
- 술을 제외하거나 제한한다(여성은 하루에 1잔, 남성은 2잔 이하).
- 붉은 고기를 제외하거나 제한한다.
- 모든 종류의 가공식품, 특히 가공육(베이컨, 핫도그, 소시지 등)을 제외한다.

딘 오니시Dean Ornish, 한스 디엘Hans Diehl, 데이비드 카츠David Katz 박사는 앞서 언급한 건강한 식습관의 공통점 중 많은 부분을 지지하는 생활습관의학 영양 분야의 선구자들이다.

- 딘 오니시 박사의 획기적인 연구는 식이요법과 여러 가지 건강한 생활습관이 심혈관 질환을 회복시키고, 전립샘암 초기 단계에 도움을 주며, 유전자 발현을 바꾸고, (수명 연장과 관련된) 텔로미어telomere를 연장할 수 있음을 입증했다. 그는 여러 권의 책을 저술했고, 가장 최근에 출간한 책은 《실행 취소: 간단한 생활습관의 변화가 대부분의 만성질환을 어떻게 바꿀 수 있는가Undo It: How Simple Lifestyle Changes Can Reverse Most Chronic Diseases》이다. 그의 외래 환자를 위한 생활습관 프로그램은 심혈관계 재활 관련 보험으로 보장받을 수 있다.
- 데이비드 카츠 박사는 존경받는 저자이며 '참된 건강 기획True Health Initiative'의 창립자이자 '다이어트 아이디Diet ID'를 창립하였다. 다이어트 아이디는 식단을 평가하고 식이 행동에

변화를 주는 플랫폼으로, 식이 평가 도구를 제공하여 건강 상태를 증진하는 데 그 목적이 있다.

- 한스 디엘 박사는 85,000명 이상의 참가자가 완료한 생활습관의학 중재 프로그램인 '완전한 건강 증진 프로그램Complete Health Improvement Program, CHIP'의 설립자이다. 그는 로마린다대학교의 예방의학 임상 교수이며, 자연식물식을 지지한다.

심혈관질환 예방 식단 - 미국심장협회

미국심장협회American Heart Association, AHA는 고품질 식품의 섭취를 늘리고 영양가 없는 식품의 섭취를 줄일 것을 권장한다. 대시(DASH: Dietary Approach to Stop Hypertension - 고혈압 예방 및 치료를 위한 식단) 식단은 이러한 식습관을 고수하는 하나의 방법이지만, 개인의 취향과 필요에 따라 권장 사항을 조정할 수도 있다. 대시 식단의 특징은 다음과 같다.

- 다양한 채소와 과일을 먹는다.
- 정제되지 않고 섬유질이 풍부한 통곡물 식품을 섭취한다.
- 적어도 일주일에 두 번은 다양한 생선을 섭취한다.
- 생선과 껍질이 없는 가금류를 선택한다.
- 무지방 및 저지방(1%) 유제품을 선택한다.
- 견과류와 콩류(콩, 완두콩, 렌틸콩, 병아리콩)를 먹는다.

또한 대시 식단에서는 다음을 제한할 것을 권장한다.

- 포화 지방 - 총 칼로리의 7% 미만으로 제한 = 2,000칼로리 식단의 경우 16g 미만
- 트랜스 지방 - 총 칼로리의 1% 미만으로 제한 = 2,000칼로리 식단의 경우 2g 미만
- 콜레스테롤 - 하루에 300mg 미만으로 제한
- 붉은 고기와 단것 제한

- 첨가당(설탕) – 여성은 하루에 100칼로리 미만(6티스푼 미만)으로 제한, 남성은 하루에 150칼로리 미만(9티스푼 미만)으로 제한
- 소금 – 하루에 나트륨 1,500mg 미만으로 제한
- 설탕이 첨가된 음료 제한
- 알코올 – 술을 마실 경우 적당히(여성은 1잔, 남성은 2잔 정도) 마시기(술의 1잔 용량은 맥주 355mL, 와인 148mL, 알코올 도수 40도의 술 44mL, 알코올 도수 50도의 술 30mL)

미국의 식이 지침: "섭취한 모든 음식을 고려하라 Make Every Bite Count" 2

〈미국인을 위한 식이 지침 Dietary Guidelines for Americans〉은 연방 정부 영양 프로그램의 초석이며 전국의 건강 및 웰니스 전문가를 위한 중요한 기준이 된다. 이 자료는 5년마다 갱신된다. 〈미국인을 위한 식이 지침 2020-2025〉는 건강을 증진하고, 식이 관련 만성질환을 예방하고, 개인의 영양 요구 사항을 충족시키기 위해 식품 기반 권고안을 제공하며, 관련 웹사이트 https://dietaryguidelines.gov 에서 다음의 지침들을 자세히 살펴볼 수 있다.

- 삶의 모든 단계에서 건강한 식습관을 따르라.
- 개인적 선호, 문화와 전통, 예산을 고려하여 영양이 풍부한 음식과 음료를 선택하고 맞춤화하여 즐겨라.
- 영양가가 높은 음식과 음료로 주요 식품군의 필요량을 충족시키고, 열량 제한의 범주 내에서 식단을 유지하는 데 중점을 둬라.
- 첨가당, 포화 지방, 나트륨 함량이 높은 음식과 음료 그리고 알코올성 음료를 제한하라.

미국의 식이 지침을 준수하는 식이 접근법의 특징은 다음과 같다.

- 다양한 종류와 색상의 과일과 채소를 섭취한다.
- 곡물의 절반 이상이 통곡물인지 확인한다.

웰니스로 가는 길

- 유제품을 섭취하는 경우 무지방 및 저지방 우유 제품을 섭취한다.
- 다양한 저지방 단백질(해산물, 살코기, 콩류, 완두콩, 대두, 달걀, 무염 견과류, 씨앗 등)을 섭취한다.
- 고형 지방(포화 지방)을 대체하기 위해 기름(불포화 지방)을 사용한다.
- 칼륨, 섬유소, 칼슘, 비타민 D가 많이 함유된 음식을 섭취한다.
- 나트륨은 허용 범위 이하로 섭취한다(예: 하루 2,300mg 미만).
- 고형 지방과 첨가당으로부터 얻는 열량을 줄인다.
- 포화 지방으로부터 얻는 열량은 10% 미만으로 제한한다.
- 트랜스 지방은 가능한 한 적게 섭취한다.
- 정제된 곡물의 섭취를 제한한다.
- 술을 마실 경우에는 적당히 마신다.

지중해식 식단

지중해식 식단Mediterranean Diet은 지중해 연안 국가들의 전통 요리에 기반을 둔 식단이다. 이 식단은 열량을 계산하거나 성분을 측정하지 않는다. 그 대신 신선한 채소, 과일, 견과류, 콩류, 통곡물, 엑스트라 버진 올리브유, 살코기, 생선 및 적포도주를 적당히 섭취하는 것에 중점을 둔다. 또한 이 식단은 엄격한 버전이 없다.

지중해식 식단은 따라 하기 쉬우면서도 건강에 좋은 영향을 주는 것으로 알려져 상당히 인기 있는 식단이다. 관련 연구에 따르면 지중해식 식단은 심장을 건강하게 하고, 당뇨병 예방 및 관리를 도울 수 있으며, 정신건강을 증진할 수 있다. 또한 체중 관리를 돕고, 암 발생 위험을 줄이며, 환경친화적이다.

지중해식 식단을 따르는 식습관의 특징은 다음과 같다.

- 채소, 과일, 콩류, 시리얼, 생선, 견과류 및 씨앗을 많이 섭취한다.
- 식사 시 적포도주를 적당히 섭취한다(여성은 하루 1잔, 남성은 2잔으로 제한).
- 육류 및 가공육, 우유와 유제품을 적게 섭취한다.

- 일반적으로 일주일에 두 번은 생선과 해산물을 섭취한다.
- 주로 신선하고 가공되지 않은 식물성 식품 섭취에 초점을 맞춘다.

하버드 한 끼 건강식

하버드 T.H. 챈 보건대학원의 월터 월렛Walter Willet 박사와 영양 전문가들이 만든 하버드 한 끼 건강식Healthy Eating Plate은 식물성 식품 위주로 채소와 통곡물, 건강한 지방, 건강한 단백질을 풍부하게 먹는 식단이다. 전적으로 과학에 기반을 두고 식단의 질을 강조한 이 식단은 체중 증가와 만성질환의 위험을 낮추는 것으로 밝혀졌다.

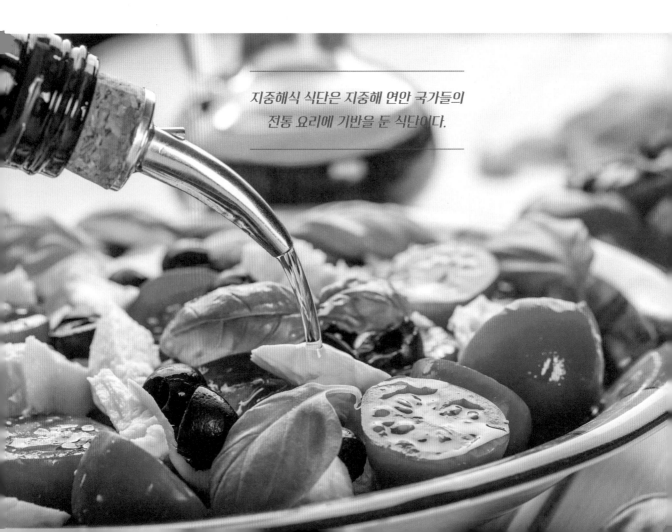

지중해식 식단은 지중해 연안 국가들의
전통 요리에 기반을 둔 식단이다.

그림 8-3을 완성해 보세요.

하버드 한 끼 건강식 권장 사항	나의 행동이 권장 사항과 얼마나 일치하거나 벗어나 있나요?	앞으로 바꾸고 싶은 점은 무엇인가요?
다양한 채소를 많이 섭취한다(감자는 제외).		
다양한 색깔의 과일을 많이 섭취한다.		
물, 차 또는 커피를 마신다(설탕은 제한).		
우유, 유제품, 주스를 제한한다.		
설탕이 첨가된 음료를 피한다.		
다양한 통곡물을 섭취한다.		
정제된 곡물(식빵, 쌀, 파스타)을 제한한다.		
올리브유나 카놀라유와 같은 건강한 기름을 사용한다.		
콩, 견과류, 생선, 가금류를 고품질의 단백질 공급원으로 선택한다.		
가공육을 피하고 붉은 고기와 치즈를 제한한다.		

그림 8-3. 하버드 한 끼 건강식 자체 평가 도구 샘플

성찰 시간:

지난주의 점심과 저녁 식사를 떠올려 보세요. 하버드 한 끼 건강식의 권장 사항과 비교해 보면 어떤가요?

_____

_____

_____

_____

_____

◉ 성찰 시간:

당신의 식사 접시의 절반 이상이 다양한 과일과 채소(감자 제외)로 채워졌나요?

◉ 성찰 시간:

통곡물이 식사 접시의 4분의 1을 채우고 있나요?

◉ 성찰 시간:

앞으로 식단에서 바꾸고 싶은 것이 있나요?

자연식물식

미국생활습관의학회에서는 최소한으로 가공한 다양한 채소, 과일, 통곡물, 콩류 위주로 섭취하고 견과류와 씨앗을 적당히 곁들이는 자연식물식을 권장하고 있다. 이 식단은 육류(가금류와 생선 포함), 유제품, 달걀, 첨가당 및 가공된 기름을 최소화하거나 배제한다.

다양한 색깔의 음식 섭취하기

다양한 식물 영양소를 섭취하기 위해 무지개처럼 다양한 색깔의 과일과 채소를 먹는 것이 중요하다. 식물 영양소는 식물이 자신을 보호하고 질병을 퇴치하기 위해 만들어 내는 특별한 영양소이다. 이러한 영양소를 섭취하기 위해서는 과일과 채소의 양은 물론, 그 다양성과 품질도 중요한 요소이다. 식물에는 식물 영양소 외에도 건강을 유지하는 데 필요한 섬유질이 포함되어 있다. 섬유질은 소화가 되지 않는 성분으로, 먹으면 건강에 도움이 된다.

● **성찰 시간:**

당신이 보통 일주일 동안 섭취하는 과일과 채소는 무지개처럼 다양한 색을 띠고 있나요?

_____

_____

_____

_____

_____

_____

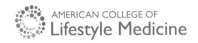

AMERICAN COLLEGE OF
Lifestyle Medicine

자연식물식

만성질환의 치료 및 회복을 위한 영양 처방

미국생활습관의학회의 질병 치료와 회복을 위한 식생활 지침: 미국생활습관의학회는 최소한으로 가공된
채소, 과일, 통곡물, 콩류, 견과류, 씨앗을 위주로 하는 식단을 권장한다.

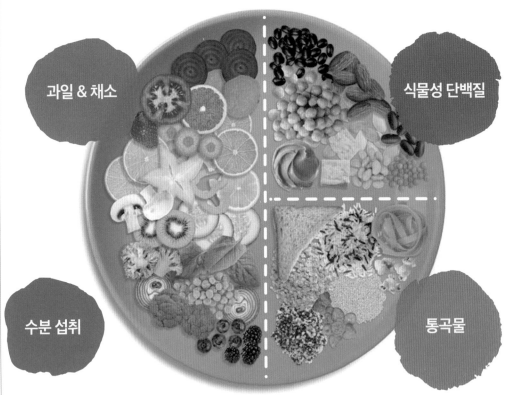

과일 & 채소

식물성 단백질

수분 섭취

통곡물

허브와 향신료 추가

매끼 섬유질과 영양소, 항산화
물질이 풍부한 자연식품을
다양하게 포함한다. 풍미를
더하기 위해 다양한 허브와
향신료를 사용한다.

● **다양한 색깔의 과일과 채소를 섭취하는 것에 중점을 둔다.**

채소: 짙은 잎채소(시금치, 케일, 루콜라 등), 브로콜리,
호박, 애호박, 당근, 토마토, 비트, 고추, 버섯, 양파, 셀러리,
콜리플라워, 오이, 고구마, 완두콩, 양배추, 전체 식물성
지방(아보카도, 올리브) 등.

과일: 사과, 바나나, 포도, 감귤, 베리, 복숭아, 배, 파인애플,
키위, 자두, 수박, 스타프루트, 망고 등.

● **수분 보충을 위해 물을 마신다.**

● **다양한 식물성 단백질을 섭취한다.**

콩류: 강낭콩, 핀토콩, 흰콩, 검은콩, 리마콩, 검은눈콩,
가르반조콩(병아리콩), 말린 완두콩, 렌틸콩,
에다마메(풋콩), 두부 등.

견과류 및 씨앗: 아몬드, 피스타치오, 호두, 피칸, 견과류
버터, 호박씨, 해바라기씨, 치아씨, 아마씨 등.

● **통곡물을 선택한다.**

아마란스, 보리, 현미, 메밀, 불구르, 밀, 기장, 팝콘, 호밀,
퀴노아, 통귀리, 통곡물빵, 토르티야, 시리얼, 밀가루 등.

lifestylemedicine.org

그림 8-4. 미국생활습관의학회의 자연식물식 그림(미국생활습관의학회의 허가를 받아 인용)

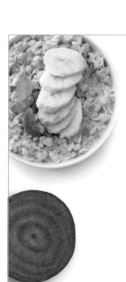

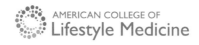
AMERICAN COLLEGE OF
Lifestyle Medicine

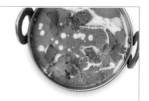

자연식물식을 시작하는 팁

건강한 생활습관을 위한 여정을 단계별로 진행한다.

- **1단계: 즐기기** - 평소 식단으로 이미 즐기고 있는 식물성 식사를 유지한다.
- **2단계: 적응** - 좋아하는 요리법을 식물 기반 요리법으로 바꾼다.
- **3단계: 탐색** - 매주 새로운 식물성 식품을 통합해 본다.

미리 계획한다.

- 식사 계획 앱이나 간단한 달력을 사용하여 미리 식사 계획을 세운다.
- 바쁜 평일 저녁에 식사를 신속하게 준비할 수 있도록 재료를 일괄 준비할 시간을 확보한다. 채소를 미리 썰어 두고 곡물과 콩을 손질해 둔다.

'건강한 선택'을 쉬운 선택으로 만든다.

- 신선한 농산물을 조리대 위의 그릇에 담아 냉장고 안 눈높이가 맞는 곳에 보관하여 간식이 먹고 싶을 때 가장 먼저 손이 닿을 수 있게 한다.
- 쉽고 빠르게 음식을 만들 수 있는 주요 재료를 식료품 저장실에 비축해 둔다.

외식 및 여행을 위한 식단 전략을 세운다.

- 미리 메뉴를 확인한다. 반찬을 함께 곁들이면 푸짐한 한 끼 식사가 된다.
- 식당 주방에 채소, 콩, 통곡물로 요리해 줄 수 있는지 물어본다.
- 여행 중에는 패스트푸드 대신에 음식을 싸 가거나 식료품점에 들른다.

온 가족을 참여시킨다.

- 아이들이 매주 새로운 과일이나 채소를 골라서 먹어 볼 수 있게 한다.
- 베란다에 토마토 모종을 심고 아이들이 물을 주고 돌보게 한다.
- 가족 구성원 모두에게 나이에 맞는 주방일을 할당한다.

영양 개선을 위한 여정에서 매주 목표를 설정한다.

- 매주 수행할 수 있는 구체적이고 측정 가능하며 달성 가능한 단계를 식별한다. "채소를 더 많이 먹기" 대신에 "이번 주의 저녁 식사 중 다섯 번은 접시의 절반을 채소로 채우기"라는 스마트(SMART) 목표를 설정한다.
- 각 단계에서의 성공을 축하한다.

건강 보호, 질병 퇴치를 위한 100% 식물성 기반의 식생활로 전환하는 데 도움을 얻기 위해 공인 영양사와 협력하라.

lifestylemedicine.org

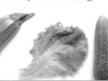

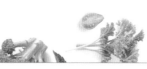

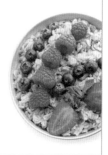

그림 8-5. 자연식물식을 시작하기 위한 팁(미국생활습관의학회의 허가를 받아 인용)

● 성찰 시간:

그림 8-6을 완성해 보세요.

색깔	이 색깔의 음식 중 이미 즐겨 먹고 있는 음식	이 색깔의 음식 중 먹어 보고 싶거나 섭취를 늘리고 싶은 음식
녹색		
빨간색		
흰색		
노란색		
보라색 & 파란색		

그림 8-6. 무지개색 식단 자체 평가 도구

환경실무그룹

미국의 비영리 환경 단체인 '환경실무그룹Environmental Working Group, EWG'은 매년 12개 항목의 '더티 더즌(dirty dozen: 잔류 농약이 가장 많은 12가지 농산물)'과 15개 항목의 '클린 피프틴(clean fifteen: 잔류 농약이 가장 적은 15가지 농산물)'이 포함된 구매자 가이드를 발표한다. 이 가이드는 농약 오염 수준에 따라 농산물을 검토하는 것이 특징이다. 사람들은 유기농 농산물을 구매하려 할 때 이 가이드의 권고에 따라 선택할 수 있다.

● EWG가 발표한 더티 더즌

- 사과
- 피망, 고추
- 셀러리
- 체리
- 포도

- 케일
- 천도복숭아
- 복숭아
- 배
- 시금치

- 딸기
- 토마토

EWG가 발표한 클린 피프틴

- 아스파라거스
- 아보카도
- 브로콜리
- 양배추
- 캔털루프 멜론

- 콜리플라워
- 가지
- 허니듀 멜론
- 키위
- 버섯

- 양파
- 파파야
- 파인애플
- 사탕옥수수
- 스위트피(냉동)

미량 영양소의 식물 공급원

미량 영양소^{micronutrient}는 비타민과 미네랄로, 인체에서 필요한 양은 적지만 성장과 발달에 매우 중요하다.

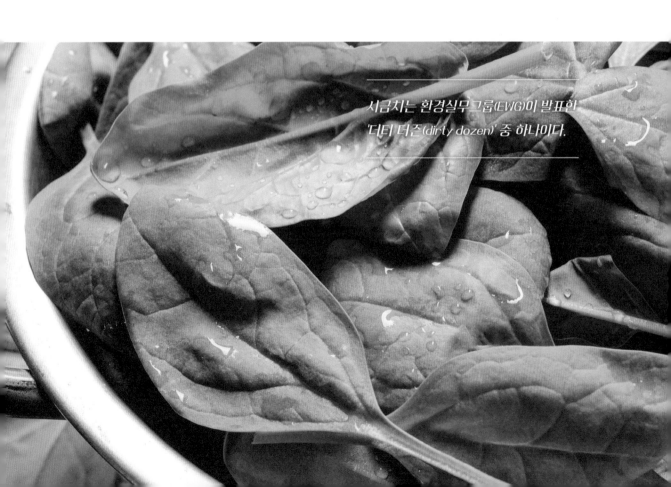

시금치는 환경실무 그룹(EWG)이 발표한 '더티 더즌(dirty dozen)' 중 하나이다.

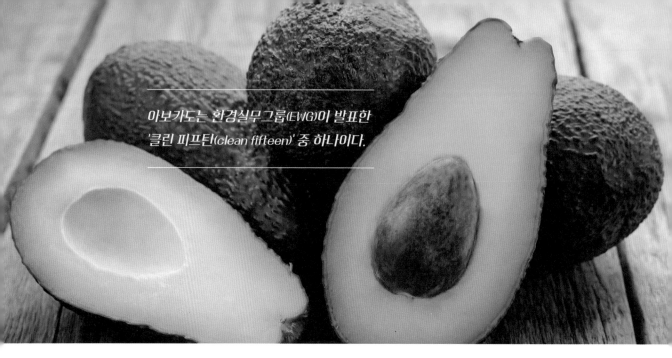

아보카도는 환경실무그룹(EWG)이 발표한
'클린 피프틴(clean fifteen)' 중 하나이다.

미량 영양소	신체에서의 주요 역할	결핍의 결과	좋은 식물 공급원
비타민 A	시력	야맹증	살구, 브로콜리, 캔털루프, 당근, 콜라드(collard), 망고, 로메인 상추, 시금치, 애호박, 고구마, 붉은 파프리카
칼슘	뼈/치아의 형성과 유지	·골다공증(뼈 손실)	아티초크, 브로콜리, 배추, 조개류, 콜라드, 후무스(hummus), 케일, 시금치, 콩류, 당밀, 겨자잎, 견과류, 오렌지 주스(칼슘이 강화된), 애호박, 순무잎
비타민 C	면역	괴혈병(잇몸 출혈을 일으키는 질병)	산딸기류, 브로콜리, 방울양배추, 감귤류(오렌지), 짙은 녹색 잎채소, 키위, 완두콩, 고추(노란색), 토마토
코발라민(비타민 B12)	신경계 기능	빈혈 및 신경 손상	강화된 시리얼, 강화된 영양 효모, 두부 * 충분한 비타민 B12를 섭취하려면 식품 공급원에만 의존해서는 안 된다. 주로 식물성 기반 식단을 섭취하는 사람에게는 보충제를 권장한다.
비타민 D	뼈 건강	구루병(뼈 연화)	버섯, 두부 * 햇빛이 가장 좋은 공급원일 것이다.
엽산(비타민 B9)	조직 성장	빈혈, 선천적 결손증(출생 결함)	아스파라거스, 겨자잎, 구운 감자, 견과류, 콩류, 오렌지, 비트, 로메인 상추, 브로콜리, 시금치, 방울양배추, 고구마, 양배추, 통밀빵과 통밀 시리얼, 콜라드 그린, 옥수수

미량 영양소	신체에서의 주요 역할	결핍의 결과	좋은 식물 공급원
요오드(아이오딘)	대사 조절	갑상샘기능저하증	구운 감자, 말린 해초, 크랜베리, 녹두, 말린 자두, 식빵
철	몸속에서 산소를 이동시킴	철결핍성 빈혈	살구, 자두 주스, 콩류, 호박, 깨 또는 호박씨, 브로콜리, 말린 과일(예: 건자두, 건포도), 쌀, 대두, 풋고추, 시금치, 두부
마그네슘	근육 수축	경련, 심장 부정맥, 약간의 떨림, 강직	구운 감자, 견과류, 콩류, 통곡물, 검은 눈 완두콩, 녹색 잎줄기채소
니코틴산(비타민 B3)	신진대사	설사, 치매, 피부 병변이 특징인 펠라그라(pellagra)	아보카도, 땅콩, 현미, 해바라기씨, 녹색 채소
칼륨	체액 균형, 근육 수축	심장 부정맥, 근육 약화	살구, 오렌지와 오렌지 주스, 아보카도, 복숭아, 구운 감자, 자두, 바나나, 건포도, 캔털루프, 시금치, 대추, 토마토, 허니듀 멜론, 단호박, 키위, 견과류
티아민(비타민 B1)	신진대사, 세포 기능	각기병(심장과 순환기계에 영향)	검은콩, 해바라기씨, 검은 눈 완두콩, 맥아
나트륨(소듐)	체액 균형, 근육 및 신경의 기능 조절	근육 경련, 피로, 메스꺼움	가공되지 않은 식물성 식품에서는 찾을 수 없음

그림 8-7. 비타민의 개요 – 효과와 공급원(출처: 《Lifestyle Medicine Handbook》; 2nd edition; Frates, et al.; Monterey, CA: Healthy Learning; 2021)

보충제

당신이 완전한 자연식물식을 따르고 있다면, 보충제의 필요성에 관해 의사와 상담해 볼 필요가 있다. 예를 들어 100% 자연식물식을 섭취하는 경우 비타민 B12(코발라민) 결핍 위험이 있다. 일부 식물성 식품에는 소량의 비타민 B12가 포함될 수 있지만 충분하지 못하다. 적절한 비타민 B12를 섭취하는 가장 확실한 방법은 보충제를 매일 또는 일주일에 두 번 복용하는 것이다. 일반적인 권장량은 일주일에 두 번 1,000mcg을 복용하거나 하루에 200~300mcg을 복용하는 것이다. 비타민 B12 수치가 매우 낮아 보충제의 유형이나 복용량을 조절해야 할 수도 있으므로 비타민 B12 수치를 검사해 볼 필요가 있다.

보충이 필요한 또 다른 비타민은 비타민 D이다. 충분한 햇빛에 노출된다면 비타민 D의 보충이 필요하지 않을 수 있다. 권장 사항은 최적의 비타민 D 상태를 달성하기 위해 하루에 1,000~2,000IU의 비타민 D를 섭취하는 것이다. 비타민 D는 칼슘과 인의 흡수를 촉진하고 뼈와 치아의 건강에 중요한 역할을 한다. 비타민 D는 또한 우리의 면역 체계와 중추신경계, 인슐린 및 포도당의 조절에 관여한다는 근거가 있다. 또한 폐 기능과 심장 건강에 도움이 되는 것으로 알려져 있고 결장암, 전립샘암, 유방암 예방에 도움을 줄 수 있다. 감정적 측면에서는 비타민 D 수치가 낮으면 기분이 좋지 않거나 우울증이 발생할 위험이 있다. 당신의 주치의는 당신의 비타민 D 수치를 확인하고 필요한 경우 보충제를 사용하여 비정상적인 수치를 정상화하는 데 도움을 줄 수 있다.

신체에 부족할 수 있는 또 다른 미량 영양소는 미네랄 철^{mineral iron}인데, 이는 식물성 식품에 포함된 비헴철^{non-heme iron}과 동물성 제품에 포함된 헴철^{heme iron} 모두에서 발견된다. 비헴철의 흡수를 최적화하기 위해서는 피망, 감귤류, 당근과 같은 비타민 C가 풍부한 식품을 함께 섭취하는 것이 가장 좋다. 비헴철은 시금치, 렌틸콩, 완두콩, 콩류, 브로콜리, 두부를 포함한 다양한 식물 공급원에 포함되어 있다.

공급이 불충분할 수 있는 또 다른 필수 영양소는 오메가-3 지방산으로, 이는 건강 유지를 위해 필수적이다. 오메가-3 지방산은 주로 생선에 함유되어 있지만 아마씨, 치아씨, 대마씨, 호두, 대두도 훌륭한 식물성 오메가-3 공급원이다. 이러한 식물성 공급원은 모체 오메가-3 지방산인 알파-리놀렌산^{alpha-linolenic acid, ALA}을 제공한다. 차례로, 알파-리놀렌산의 일부는 체내에서 에이코사펜타엔산^{eicosapentaenoic acid, EPA}과 도코사헥사엔산^{docosahexaenoic acid, DHA}으로 전환된다. 해조류는 대부분의 EPA와 DHA를 생성하므로 생선에 있는 오메가-3 지방산은 그들의 먹이가 되는 식물에서 유래한다. 완전한 자연식물식을 따르는 경우 권장되는 EPA 및 DHA 수준에 도달하기 위해 식물성 공급원을 충분히 섭취하는 것이 중요하다.

요오드(아이오딘)는 일부 식염(요오드화 소금)이 포함하고 있는 필수 미네랄이며 특정 식품에서 자연적으로 발견되기도 한다. 식물 위주의 식단을 먹고 요오드화 소금을 사용하지 않는다면 해조류(다시마, 미역, 김), 리마콩, 자두와 같은 요오드가 함유된 식품을 섭취해야 한다. 요오드화된 소금이나 식품 공급원에서 정기적으로 요오드를 섭취하지 못한다면 의사와 보충제에 대해 상의하는 것이 좋다.

앞서 언급한 특정 보충제는 건강에 도움이 될 수 있다. 그러나 여러 보충제를 동시에 복용하는 것은 건강상의 위험을 수반할 수 있다. 미국식품의약국Food and Drug Administration, FDA은 보충제가 시판되기 전에 모든 안전성과 유효성을 검토할 권한이 없다는 사실을 인지해야 한다. 새로운 보충제를 복용하려면 주치의와 함께 검토하는 것이 바람직하다.

보충제에 관한 추가 정보는 다음의 출처에서도 확인할 수 있다.

- 미국국립보건원(National Institutes of Health): 건강보조식품사무국(Office of Dietary Supplements) – ods.od.nih.gov/
- 국립보완통합의학센터(National Center for Complementary and Integrative Medicine) – nccih.nih.gov/
- 건강 보조 식품 팩트 시트(Dietary Supplement Fact Sheets) – https://ods.od.nih.gov/factsheets/list-all/
- 식이 보충제에 대한 FDA 정보 – fda.gov/food/dietary-supplements/

식품 라벨

식품 라벨food label은 식품의 성분을 이해하고, 그것을 식단에 포함할지 정하는 데 도움이 된다. 익숙하지 않은 이름을 가진 성분 목록을 살펴보면 종종 해당 식품이 고도로 가공되었음을 확인할 수 있다. 일반적으로 라벨에 포함된 성분이 적을수록 덜 가공되고 영양 밀도가 높은 식품이다. 영양 성분 표시 라벨을 검토하면 식품에 대해 더 잘 이해할 수 있다.

1. 1회 제공량 및 열량(칼로리)

식품(영양) 라벨을 이해하려면 먼저 상단의 1회 제공량(serving size)부터 보고, 포장 패키지에 총 몇 회의 제공량이 들어 있는지 주의를 기울인다. 패키지에는 몇 회 분량이 포함되어 있는가? 때로는 음식의 패키지가 작아서 1회 분량처럼 보일 수 있지만 작은 패키지에 5회 제공량이 포함될 수도 있다. 열량 밀도(칼로리 밀도)의 개념에 대해 배운 것을 다시 생각해 보라. 이 식품이 열량 밀도가 높은 음식이라고 생각하는가? 그렇다면 혹은 그렇지 않다면 그 이유는 무엇인가?

2. 1일 영양 성분 기준치에 대한 비율

1일 영양 성분 기준치에 대한 비율(Percent Daily Value)은 이 식품의 1회 제공량에 포함된 해당 영양소의 비율을 알려 준다. 모든 라벨은 하루 2,000칼로리 식단을 기준으로 한다. 예를 들어, 라벨에 비타민 D가 10%라고 표시되어 있으면, 1회 제공량에 매일 필요한 비타민 D의 10%가 포함되어 있다는 의미이다.

4. 콜레스테롤(cholesterol)

이 식품이 건강에 좋은 음식인지 아닌지 이미 잘 알고 있을 수도 있지만 계속해서 확인해 보자. 지방 아래에는 콜레스테롤 함량이 표시되어 있다.

3. 지방

식품의 지방 함량을 보면, 총 지방(total fat)은 볼드체로 표시되고 포화 지방(saturated fat)과 트랜스 지방(trans fat)은 그 아래에 이탤릭체로 표시되어 있다. 포화 지방과 트랜스 지방에 대해 당신이 알고 있는 사실을 고려할 때 이 식품이 건강한 음식이라고 생각하는가?

7. 섬유질(fiber)

섬유질은 탄수화물의 일종이므로 그 아래에 표시되어 있다. 이것을 보고 섬유질이 풍부한 음식인지 아닌지 알 수 있다. 1회 제공량당 2~3g이면 충분한 양의 섬유질이다.

5. 나트륨(sodium)

나트륨은 소금이라는 것을 기억하라. 그렇다면 당신이 좋아하는 음식의 나트륨 함량을 어떻게 평가할 수 있겠는가? 일반적으로 1회 제공량당 나트륨의 1일 영양 성분 기준치에 대한 비율이 20% 미만인 식품을 선택하는 것이 좋다.

8. 설탕

첨가당(added sugars)을 당신의 하루 총 칼로리의 10% 미만으로 제한해야 하는 경우라면, 설탕의 1일 영양 성분 기준치에 대한 비율이 20%인 이 식품은 어떻게 취급해야 하는가?

6. 탄수화물(carbohydrate)

통곡물, 과일 및 채소와 같은 탄수화물은 건강한 신체를 위해 중요하므로 충분히 섭취해야 한다. 이 식품에는 몇 그램의 탄수화물이 포함되어 있는가? 계속해서 섬유질과 설탕을 살펴보자. 각 탄수화물의 종류와 양이 건강한지 아닌지 확인하라.

9. 단백질(protein)

단백질은 라벨에 나와 있는 마지막 다량 영양소이다. 단백질은 1일 영양 성분 기준치에 대한 비율을 가지고 있지 않으므로 무게 표시(g)를 지침으로 사용한다. 우리는 이 장의 뒷부분에서 얼마나 많은 단백질이 필요한지에 대해 더 자세하게 배울 것이다.

10. 비타민과 미네랄

식품 라벨을 보고 비타민과 미네랄 목록을 찾아보라. FDA는 식품 라벨에 비타민 D, 칼륨, 칼슘, 철분에 대한 정보를 포함하도록 요구하고 있다. 우리는 이러한 영양소가 부족할 가능성이 크기 때문이다.

Nutrition Facts

8 servings per container

Serving size   **1 cup (68g)**

Amount per serving

Calories   **370**

	% Daily Value*
Total Fat 5g	**7%**
Saturated Fat 1g	**3%**
Trans Fat 0g	
Cholesterol 0mg	**0%**
Sodium 150mg	**6%**
Total Carbohydrate 48g	**15%**
Dietary Fiber 5g	**14%**
Total Sugars 13g	
Includes 10g Added Sugars	**20%**
Protein 12g	

Vit. D 2mcg 10%		Calcium 210mg 20%	
Zinc 7mg 50%		Biotin 300mcg 100%	

* The % Daily Value (DV) tells you how much a nutrient in a serving of food contributes to a daily diet. 2,000 calories a day is used for general nutrition advice.

그림 8-8. 식품 라벨 샘플의 개요(출처:《The Teen Lifestyle Medicine Handbook》; Beth Frates et al.; Monterey, CA: Healthy Learning; 2021)

당신은 식품을 구매할 때 식품 라벨을 살펴보나요? 그렇지 않다면, 이제부터 식품 라벨을 확인해 보고 싶은 마음이 드나요? 그 이유는 무엇인가요?

_____

_____

_____

_____

_____

_____

◉ 성찰 시간:

식품 라벨을 볼 때 가장 중요하게 생각하는 항목은 무엇인가요?

_____

_____

_____

_____

_____

_____

식품 가공 스펙트럼

가공되지 않았거나 최소한으로 가공된 식품은 일반적으로 고도로 가공된 식품보다 건강상의 이점이 더 많다. 최소로 가공된 식품은 일반적으로 더 많은 섬유질, 식물 영양소, 비타민과 미네랄을 함유하고 있다.

미가공 또는 최소한으로 가공된 식품	적당히 가공된 식품	고도로 가공된 식품

옥수숫대에 붙은 옥수수로, 있는 그대로의 날것이며 가공되지 않았다.

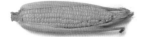

옥수숫대에서 떼어 낸 옥수수도 본질적으로는 가공되지 않았다.

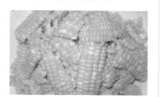

폴렌타(polenta)는 옥수수 가루와 물로 만들어진다.

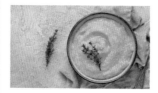

옥수수 토르티야는 주로 옥수수로 만들어진다. 기름과 정제된 밀가루가 첨가된 토르티야는 피하는 것이 좋다.

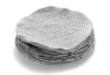

프로스트 플레이크(Frosted Flakes)는 따로 설명이 필요 없다.

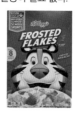

토르티야 칩은 지방과 염분이 매우 높다.

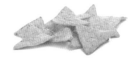

감자의 열량은 그램당 1칼로리 미만이며 섬유질과 단백질을 모두 포함하고 있다. 감자는 적은 칼로리로 포만감을 느끼게 해 줄 수 있다. 모든 '백색' 식품이 '고도로 정제된' 식품은 아니다. 흰 빵은 고도로 정제되지만 흰 감자는 정제되지 않은 훌륭한 식품이다.

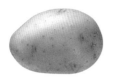

홈프라이(homefries, 삶은 감자 조각을 버터로 튀긴 것)는 소금과 기름을 첨가했을 수도 있지만, 여전히 감자와 비슷하다.

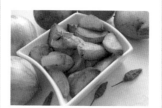

감자칩에는 기름과 소금이 가득하고 그램당 6칼로리의 열량을 가지고 있다.

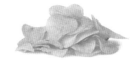

스마일리 감자튀김(smiley fries)은 매우 귀엽지만, 고도로 정제되어 더는 감자처럼 보이지 않는다.

정제되지 않은 형태의 **밀**은 특별한 맛이 없다.

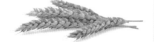

100% 통곡물 파스타는 들어가는 재료가 별로 없다. 100%라고 쓰여 있지 않다면 정제된 밀가루가 들어 있을 수도 있다.

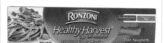

아침 식사용 시리얼 박스에 표기된 내용은 건강해 보일 수 있지만, 대부분 소금, 설탕, 기름이 첨가되어 있다.

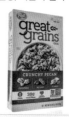

통밀로 만든 시리얼 쉬레드 위트(shredded wheat)는 밀로만 이루어져 있다. 소금이나 설탕이 뿌려진 것은 피하는 것이 좋다.

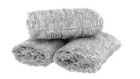

100% 통곡물빵은 재료가 5가지 이하이고 기름이 첨가되지 않은 것으로 고른다.

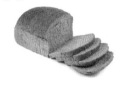

크래커는 고도로 정제되어 있고, 여러 가지 성분이 포함되어 있다.

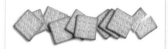

현미는 비타민, 미네랄, 섬유질이 풍부한 자연 형태의 **쌀**이다.

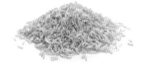

현미의 생김새

- 깍지
- 백미
- 쌀겨
- 쌀눈

흰쌀에는 비타민, 미네랄, 섬유질이 저장되어 있는 쌀겨와 쌀눈층이 없다.

담백한 **떡**에는 약간의 소금이 들어갈 수 있지만, 대개 불린 쌀 외에 다른 재료는 거의 없다.

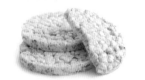

볶음밥은 일반적으로 소금, 기름, 칼로리가 높은 소스로 만들어진다.

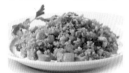

쌀로 만든 과자에는 다양한 재료가 들어가며, 더는 자연 그대로의 쌀과 닮지 않았다.

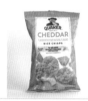

스틸 컷(steel cut) 귀리는 **귀리** 덩어리를 2~3번 정도 잘게 썰어서 만든다. 조리하는 데 시간이 오래 걸리지만 쫄깃한 식감을 가지고 있다.

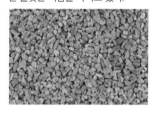

전통 방식의 귀리(롤드 오트)는 귀리를 밀어서 납작하게 만든다.

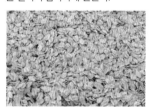

인스턴트 귀리('퀵 오트'라고도 함)는 귀리를 미리 조리하여 말린 다음 말아서 누른 것이다. 업체의 주장대로 '1분' 안에 요리할 수 있고 더 죽 같은 식감을 가진다.

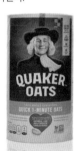

속지 마라! **그래놀라 바**에는 정제된 밀가루, 기름, 여러 유형의 설탕이 들어 있다.

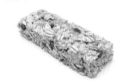

인스턴트 오트밀은 고도로 정제되어 있고 설탕이 많이 들어 있다.

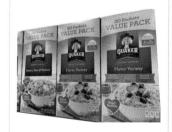

그림 8-9. 가공되지 않은 식품, 적당히 가공된 식품, 고도로 가공된 식품의 비교

설탕, 지방, 소금이 첨가된 식품은 뇌에서 과도한 보상이 일어나게 하는 경향이 있고 많은 양의 도파민을 방출시킨다. 그래서 이러한 초가공 식품들은 과식하기가 쉽다. 식품학자와 공학자들은 설탕, 지방, 소금의 적절한 비율을 계산하기 위해 노력한다. 그래서 그 음식이 뇌에서 가장 큰 보상 신호를 촉발하게 하여 사람들이 같은 맛을 반복적으로 찾게 만든다.

● 성찰 시간:

고도로 가공된 식품에서부터 최소로 가공된 식품, 자연식품에 이르는 스펙트럼 상에서 당신이 먹는 음식은 대부분 어디에 위치한다고 생각하나요?

_____

_____

_____

_____

_____

● 성찰 시간:

스펙트럼상에서 자연식품 또는 더 적게 가공한 식품 쪽으로 이동해 가려면 어떻게 해야 할까요?

_____

_____

_____

_____

_____

● 성찰 시간:

가공되지 않았거나 최소한으로 가공된 음식의 섭취를 늘리기 위해 대체할 수 있는 식품의 예를 들어 보세요.

_____

_____

_____

_____

_____

당의 순환 sugar cycle

사탕이나 쿠키를 먹으면 즉시 혈당이 치솟게 되고, 활력과 행복감을 느끼게 된다. 이는 당신의 마음에는 즐거움을 줄지 모르지만, 당신의 췌장에는 위험 신호다. 혈당이 높을 때 췌장은 인슐린을 내보내 혈중 당 수치를 낮추고 혈당을 세포 안으로 가

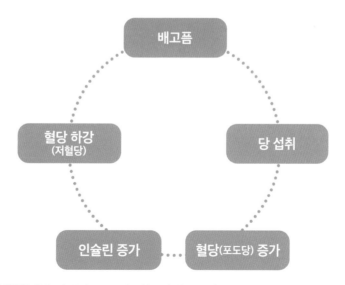

그림 8-10. 당의 순환(출처: 《Lifestyle Medicine Handbook》; 2nd edition; Beth Frates et al.; Monterey, CA: Healthy Learning; 2021)

저오는 역할을 한다. 특히 인슐린은 지방 저장을 유도하는 호르몬이다. 인슐린이 혈류에서 당분을 줄임으로써 제 역할을 한 후에는 종종 다시 배고픔을 느끼게 된다. 이때 당분이 높은 음식을 또 찾게 되면 그 순환은 계속될 것이다.

⬤ **성찰 시간:**

'당 순환'을 경험해 본 적이 있나요? 무슨 일이 일어났고, 기분은 어땠나요?

_____

_____

_____

_____

_____

⬤ **성찰 시간:**

당의 순환을 어떻게 피할 수 있을까요? 당분 대신 무엇을 먹을 수 있을까요?

_____

_____

_____

_____

_____

다량 영양소

다량 영양소macronutrient는 신체에서 상대적으로 많은 양을 필요로 하는 탄수화물, 지방 및 단백질을 포함한다.

탄수화물

● 제한하고 피하기

- 단순 탄수화물 – 정제되고 고도로 가공된 탄수화물. 설탕, 식빵, 파스타, 사탕, 쿠키, 케이크, 젤리 및 포장 식품 등
- 정제된 탄수화물은 중성지방, 당뇨병의 위험을 증가시키고 좋은 콜레스테롤인 고밀도 지질 단백(high-density lipoprotein, HDL)을 감소시킬 수 있다.
- 과일과 채소에는 단순 탄수화물이 포함되어 있지만 섬유질, 식물 영양소, 비타민, 미네랄이 포함되어 있기 때문에 섭취를 권장한다.

● 선호하기

- 복합 탄수화물(통곡물) – 통밀, 퀴노아, 아마란스, 불구르, 현미, 맥아, 귀리 시리얼, 오트밀 등
- 통곡물로부터 섬유질을 많이 섭취하면 당뇨병과 관상동맥 심장병의 위험이 감소한다.

지방

지방에는 다음과 같은 몇 가지 종류가 있다.

- 포화 지방: 일반적으로 동물성 제품에서 발견되며 덜 건강하다.
- 불포화 지방: 일반적으로 식물성 식품에서 발견되며 포화 지방 및 트랜스 지방보다는 좀 더 건강한 것으로 여겨진다.
- 트랜스 지방: 건강에 가장 해로운 유형의 지방으로, 주로 동물성 제품에서 소량 발견되며 가공식품에 첨가하기 위해 제조된다. 트랜스 지방은 다양한 만성질환을 야기하기 때문에 가공식품에의 사용을 금지하려 노력하고 있다. 트랜스 지방은 공장에서 만들어지는 지방의 일종으로(트랜스 지방은 식품에서 자연적으로 발생하지 않음) 가공식품에 가장 많이 포함되어 있다.

- 콜레스테롤: 콜레스테롤은 체내에서 생성된다. 그것은 신체의 모든 세포에서 발견되는 왁스나 지방과 유사한 물질이다.

⦿ 피하기
- 트랜스 지방
- 고형 지방과 첨가당

⦿ 제한하기
- 포화 지방(고기, 완전 지방 유제품, 포장된 디저트)

⦿ 적당히 즐기기
- 단일 불포화 지방(올리브유)
- 다가(고도) 불포화 지방(옥수수기름, 해바라기유, 콩기름)
- 오메가-3 지방(연어, 고등어, 청어, 참치, 호두, 아마씨)
- 오메가-6 지방(팜유, 참깨, 대두, 해바라기, 옥수수)
- 오메가-6보다 오메가-3를 더 많이 섭취한다.

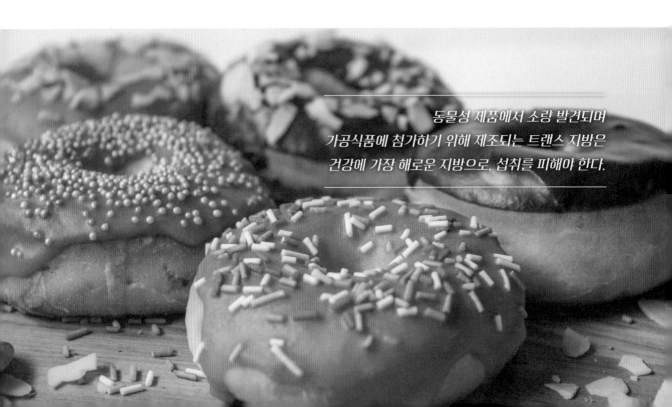

동물성 제품에서 소량 발견되며
가공식품에 첨가하기 위해 제조되는 트랜스 지방은
건강에 가장 해로운 지방으로, 섭취를 피해야 한다.

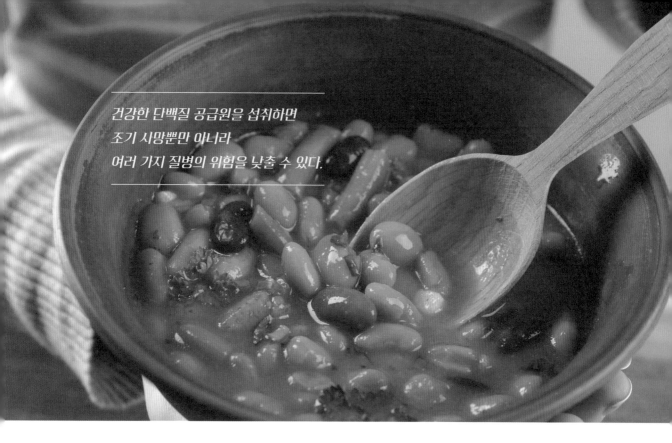

건강한 단백질 공급원을 섭취하면
조기 사망뿐만 아니라
여러 가지 질병의 위험을 낮출 수 있다.

단백질

"붉은 고기와 가공육 대신 콩, 견과류, 생선, 가금류와 같은
건강한 단백질 공급원을 섭취하면 여러 가지 질병과 조기 사망의 위험을 낮출 수 있다."

- 프랭크 후 Frank Hu 박사

하버드 영양학과 석좌교수

단백질 공급원에는 식물성과 동물성 두 가지가 있다.

- 식물성 단백질: 콩, 두부, 채소(아보카도), 퀴노아, 견과류, 씨앗 그리고 아몬드, 쌀, 캐슈너
  트와 같은 식물로 만든 식물성 우유
- 동물성 단백질: 생선, 육류, 칠면조, 닭고기, 유제품 및 수렵육

단백질 공급원: 일대일로 비교해 보기

음식의 가치는 단백질 그램만으로 판단되는 것이 아닙니다! 더 큰 그림을 보세요.
아래 나열된 1인분은 각각 100g(약 1/2컵 또는 3.5온스)입니다.

닭
가슴살, 고기만, 구이

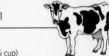

영양 정보
1회 제공량 100g(½ cup)

1회 제공량당 함량

열량 164kcal	지방 성분 열량 32kcal

1일 영양 성분 기준치에 대한 비율(%)

총 지방 4g	5%
포화 지방 1g	5%
콜레스테롤 85mg	28%
나트륨 74mg	3%
총 탄수화물 0g	0%
식이 섬유 0g	0%
단백질 31g	

연어
대서양산, 구이

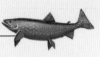

영양 정보
1회 제공량 100g(½ cup)

1회 제공량당 함량

열량 208kcal	지방 성분 열량 121kcal

1일 영양 성분 기준치에 대한 비율(%)

총 지방 13g	21%
포화 지방 3g	15%
콜레스테롤 55mg	18%
나트륨 59mg	2%
총 탄수화물 0g	0%
식이 섬유 0g	0%
단백질 20g	

스테이크
1/8인치로 자른 지방, 구이

영양 정보
1회 제공량 100g(½ cup)

1회 제공량당 함량

열량 189kcal	지방 성분 열량 100kcal

1일 영양 성분 기준치에 대한 비율(%)

총 지방 11g	17%
포화 지방 4g	22%
콜레스테롤 41mg	14%
나트륨 53mg	2%
총 탄수화물 0g	0%
식이 섬유 0g	0%
단백질 21g	

콩
검은콩, 삶기

영양 정보
1회 제공량 100g(½ cup)

1회 제공량당 함량

열량 132kcal	지방 성분 열량 5kcal

1일 영양 성분 기준치에 대한 비율(%)

총 지방 1g	1%
포화 지방 0g	1%
콜레스테롤 0mg	0%
나트륨 1mg	0%
총 탄수화물 24g	8%
식이 섬유 9g	35%
단백질 9g	

콜레스테롤은 동물성 식품에서만 발견됩니다. 이러한 음식들은 우리 몸에서 콜레스테롤을 생성하는 포화 지방의 주요 공급원이기도 하지요. 콜레스테롤을 낮추는 데 도움을 주는 섬유질은 식물성 식품에서만 얻을 수 있습니다.

사람들은 평균적으로 하루에 얼마나 많은 단백질이 필요할까요?
체중(kg)에 0.66을 곱하여 평균 필요량(Estimated Average Requirement, EAR)을 계산할 수 있습니다.

	125파운드(약 56.7kg)	175파운드(약 79.4kg)	225파운드(약 102kg)	275파운드(124.7kg)
평균 필요량(EAR)	38 g	52 g	67 g	82 g
미국 성인의 평균 섭취량	68-86 g	96-120 g	122-153 g	150-187 g

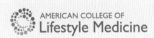
그림 8-11. 4가지 단백질 공급원에 대한 영양 정보(출처: 미국생활습관의학회)

◉ **성찰 시간:**

주로 어떤 식품을 통해 단백질을 섭취하나요?

_____

_____

_____

_____

_____

_____

◉ **성찰 시간:**

식물성 단백질 공급원을 먹어 본 적이 있나요? 그 음식들에 대한 당신의 경험은 어떠했나요?

_____

_____

_____

_____

_____

_____

음식과 뇌

심장 건강을 지키는 고품질의 식단은 다른 신체 부위뿐만 아니라 뇌에도 유익하다. 오메가-3 지방산, 항산화 성분, 비타민 B를 함유한 음식은 최적의 뇌 기능을 위해 특히 중요하다. 건강한 음식은 치매의 위험을 줄일 뿐만 아니라 당신의 정신적인 기능과 감정에도 도움을 준다.

음식은 뇌뿐만 아니라 신체의 나머지 부분에도 영향을 미친다. 〈하버드 건강 Harvard Health〉3에서는 '향상된 두뇌 능력'과 관련이 있는 다음의 식품들을 식단에 포함할 것을 권장한다.

- 케일과 시금치 같은 녹색 채소는 인지 기능 저하를 늦출 수 있다.
- 연어와 같은 지방이 많은 생선은 베타-아밀로이드(beta-amyloid) 수치(알츠하이머병과 관련된 단백질 조각)를 낮출 수 있는 높은 수치의 오메가-3 시방산을 포함하고 있다.
- 블루베리와 딸기 같은 베리류에는 기억력 향상에 도움을 줄 수 있는 플라보노이드(flavonoid)라는 색소가 많이 함유되어 있다.
- 차와 커피 - 최근 연구에 따르면 이러한 음료를 마시는 것이 정신 기능에 도움이 될 수 있다.
- 견과류, 특히 호두는 일부 연구에서 기억력을 향상시키는 것으로 보고되었다.

◉ 성찰 시간:

당신의 음식 선택이 당신의 정서적, 인지적 건강에 영향을 준다고 생각하나요? 설명해 보세요.

_____

_____

_____

_____

_____

_____

◉ 성찰 시간:

특정 유형의 음식을 먹을 때 신체적, 정서적 또는 인지적 변화를 느낄 수 있나요?

웰니스로 가는 길

건강한 체중을 위한 건강한 식사

음식은 몸과 마음에 영양을 공급한다. 또한 건강한 체중을 달성하고 유지하는 데 도움이 된다. 지금부터 건강한 체중을 달성하거나 유지하는 데 도움이 될 수 있는 몇 가지 핵심 개념과 원칙을 다루고자 한다. 과체중, 저체중, 섭식장애로 어려움을 겪고 있는 경우, 또는 식이요법 지원이 필요한 건강 상태인 경우, 또는 보다 건강하게 식사하기를 원하는 경우 주치의에게 공인 영양사를 소개해 달라고 요청하라. 그들은 당신의 건강 상태에 알맞은 식품들을 추천해 줄 수 있다.

영양 밀도와 열량 밀도

열량 밀도와 영양 밀도 측면에서 음식을 생각할 수 있다. 그림 8-12 및 8-13을 검토해 보면, 다양한 식물성 식품이 열량 밀도 스펙트럼의 하단에 있지만 영양 밀도는 매우 높다는 것을 알 수 있다. 이 스펙트럼의 반대쪽 끝에서는 열량 밀도는 높으나 필연적으로 영양 밀도는 높지 않은 첨가당과 지방이 많은 식품을 찾을 수 있다.

저열량 밀도/고영양 밀도 식품(과일과 채소)을 더 많이 선택하고, 고열량 밀도/저영양 밀도 식품(고기, 치즈, 설탕, 기름)을 적게 선택하면 포만감과 만족감이 높아지고 좋은 건강 상태를 유지할 수 있다. 또한 과체중이거나 현재 체중을 유지하려는 경우, 건강한 체중을 달성하고 유지하는 데도 도움이 된다.

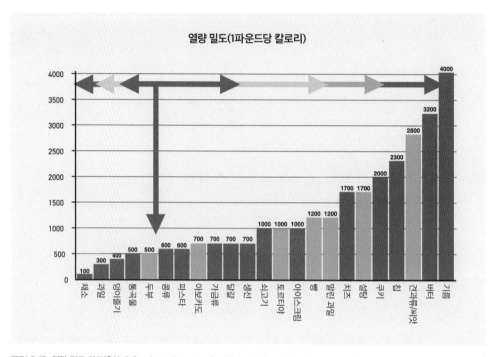

그림 8-12. 열량 밀도 차트(출처: 《Lifestyle Medicine Handbook》; 2nd edition; Beth Frates, et al.; Monterey, CA: Healthy Learning; 2021)

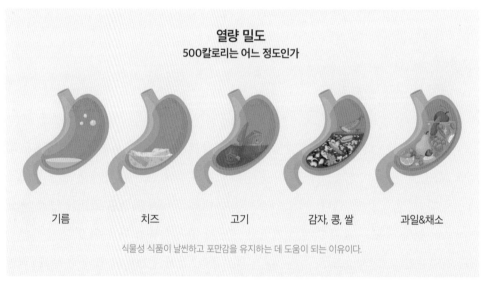

그림 8-13. 500칼로리는 어느 정도인가.

당신이 즐겨 먹는 영양 밀도가 높은 음식은 무엇인가요?

_____

_____

_____

_____

_____

당신이 섭취하는 영양 밀도가 낮은 음식은 무엇이 있나요?

_____

_____

_____

_____

_____

당신이 주로 먹는 음식의 영양 밀도를 높이려면 무엇을 할 수 있을까요?

_____

_____

_____

_____

영양 밀도가 높은 음식과 영양 밀도가 낮은 음식을 먹을 때 차이를 느끼나요? 설명해 보세요.

_____

_____

_____

_____

_____

포만감

포만감은 꽉 찬 기분을 느끼게 한다. 배고픔과 포만감을 느끼는 신호는 다양하다. 식욕은 뇌의 시상하부hypothalamus에서 조절되며, 그렐린ghrelin과 렙틴leptin이라는 두 가지 호르몬이 관여한다. 그렐린은 식욕을 증가시키는 반면 렙틴은 식욕을 억제한다. 충분한 수면을 취하지 않으면 그렐린 수치는 올라가고 렙틴 수치는 내려간다. 시상하부는 생활습관의 변화에 민감하게 반응한다.

포만감이 뇌에 전달되기까지는 20분이 걸린다. 그래서 천천히 먹으면 뇌가 위장으로부터 적절한 신호를 받을 수 있다. 하루 세끼와 두 번의 간식으로 규칙적인 식사를 하면 과도한 배고픔을 피할 수 있고, 앞서 설명한 '당 순환'에 빠지게 할 수 있는 단순 탄수화물의 섭취를 줄일 수 있다. 또한 물을 마시거나 섬유질이 함유된 과일과 채소를 섭취하면 위가 팽창하면서 포만감을 느낄 수 있다. 다음은 음식 섭취를 조절하는 데 도움을 줄 수 있는 팁이다.

• 포만감을 느끼려면 약 20분이 걸린다. 따라서 천천히 그리고 주의를 기울이며 음식물을 섭취한다.

- 혈당을 일정하게 유지하기 위해 규칙적으로(하루 세 번의 식사와 두 번의 간식) 먹는다.

- 섬유질과 영양이 풍부한 음식으로 식단을 구성한다.

- 매 식사 전에 물을 충분히 마신다.

- 충분한 수면을 취한다. 수면이 부족하면 그렐린(식욕 증가 호르몬)이 증가한다.

- '당 순환'으로 진입하는 것을 예방한다.

1인분의 왜곡

지난 수십 년 동안, 특히 식당에서 1인분 양이 극적으로 증가했다. 건강한 체중을 달성하고 유지하기 위해서는 섭취량을 염두에 두어야 한다.

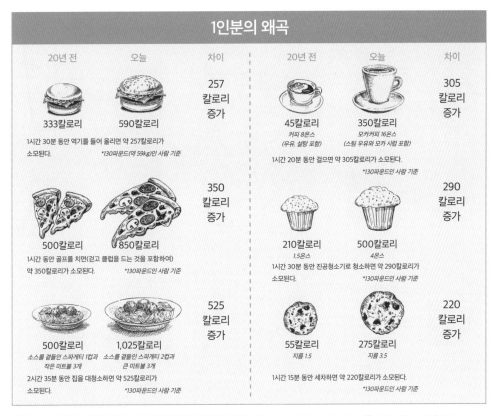

그림 8-14. 1인분의 왜곡이 식품에 미친 영향의 여섯 가지 예시(출처: 《Lifestyle Medicine Handbook》; 2nd edition; Beth Frates, et al.; Monterey, CA: Healthy Learning; 2021)

제공량

특정 종류의 음식 섭취를 늘리거나 줄이려고 할 때, 일반적인 1회 제공량이 어느 정도인지 이해하면 도움이 된다. 이러한 기준을 가지고 있으면, 당신의 실제 음식 섭취량을 당신이 원하는 수준으로 조절하기가 더 쉬워진다.

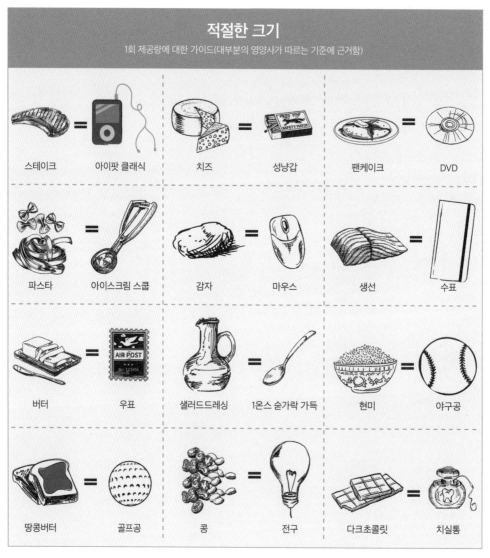

그림 8-15. 1회 제공량에 대한 가이드(대부분의 영양사와 영양 전문가가 따르는 기준에 근거함)(출처: 《Lifestyle Medicine Handbook》; 2nd edition; Beth Frates, et al.; Monterey, CA: Healthy Learning; 2021)

손 모양	같은 양	음식	열량(칼로리)
	주먹 1컵	쌀, 파스타 과일 채소	200 75 40
	손바닥 3온스	고기 생선 가금류	160 160 160
	한 움큼(줌) 1온스	견과류 건포도	170 85
	두 움큼(줌) 1온스	감자칩 팝콘 프레첼	150 120 100
	엄지손가락 1온스	땅콩버터 하드 치즈	170 100
	엄지손가락 한 마디 1티스푼	식용유 마요네즈, 버터 설탕	40 35 15

그림 8-16. 손으로 만든 1인분 크기의 예(출처: 《Lifestyle Medicine Handbook》; 2nd edition; Beth Frates, et al.; Monterey, CA: Healthy Learning; 2021)

◗ 성찰 시간:

그림 8-15와 8-16에 나와 있는 1회 제공량에 대해 새로 알게 된 점이 있나요?

_____

_____

_____

_____

특히 양을 조절하기가 어려운 특정 음식이 있나요? 만약 있다면 그것은 무엇이며, 앞으로 섭취량을 어떻게 제한할 수 있을까요?

_____

_____

_____

_____

_____

_____

섬유질 보충: 장내 미생물군의 역할

세계보건기구는 매일 25~29g의 섬유질을 섭취할 것을 권장한다. 섬유질은 제2형 당뇨병, 심장병, 뇌졸중 및 결장암의 발병률을 낮춘다. 섬유질을 섭취하면 위장관의 해당 성분에 친화적인 박테리아가 섬유질을 발효시킨다. 이 과정은 아세테이트acetate, 프로피오네이트propionate 및 부티레이트butyrate를 포함한 단쇄 지방산short-chain fatty acids을 생성한다. 이 단쇄 지방산은 신진대사, 면역 체계 및 세포 증식을 조절하는 데 중요한 역할을 한다. 또한 섬유질을 섭취하면 건강에도 중요한 다양한 미생물군microbiome이 생성된다.

건강을 위한 또 다른 중요한 요소는 효과적으로 기능하는 상피세포와 점액층이 있는 건강한 장 내벽이다. 점막층과 상피세포는 기회감염opportunistic infection 미생물이 인체의 여러 계system에 들어가 염증을 일으키는 것을 막는 필터 역할을 한다. 염증은 당뇨병, 심혈관질환, 비만 및 기타 여러 가지 만성질환과 관련되어 있다. 장내 유익균을 늘리기 위해 노력하는 것은 다방면으로 건강에 도움이 된다. 요구르트, 소금에 절인 양배추, 템페(tempeh; 콩을 발효시켜 만든 음식 - 역자 주)와 같은 발효 식품도 장 건강에 도움이 된다. 다양한 장내 미생물군 증식을 위해 발효 식품과 섬유질이 풍부한 다양한 식품을 섭취하는 것이 좋다.

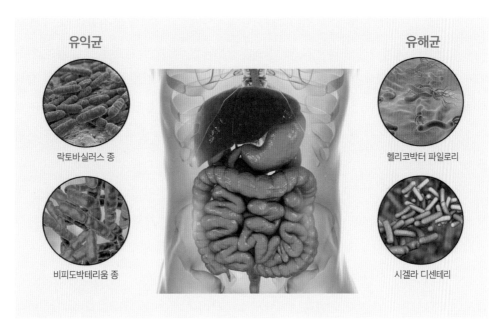

그림 8-17. 장내 미생물

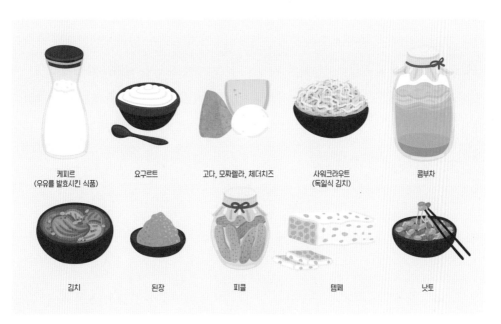

그림 8-18. 발효 식품

간헐적 단식

어떤 경우에는 음식의 질과 양뿐만 아니라 먹는 타이밍도 중요하다. 대다수 사람에게는 하루 세끼의 식사와 두 번의 간식 섭취 간격을 엄격하게 유지하는 것이 종일 일정한 범위의 혈당치와 포만감을 유지하는 데 도움이 된다. 어떤 사람들은 체중 감량이나 노화 방지를 위해 종종 간헐적 단식 습관을 채택한다. 간헐적 단식은 많은 사람의 체중을 줄이는 데 도움이 되었다. 그러나 간헐적 단식을 몇 달 또는 몇 년간 유지할 수 있는 사람이 있는가 하면, 이러한 생활습관을 2~3개월 이상 유지하기 어려운 사람도 많다.

시행할 수 있는 간헐적 단식의 일정은 다양하다. 가장 간단하고 지속 가능한 일정은 12-12 일정으로, 12시간 동안 먹고 12시간 동안 단식을 유지하는 것이다. 아니면, 10시간 동안 먹고 14시간 동안 단식하는 등 다양한 선택지가 있다. 그 밖에 8시간 동안 먹고 16시간 동안 단식하는 8-16 일정에 관한 연구도 있다. 이 일정은 오전 7시에서 오후 3시 사이에 먹거나 오후 1시에서 9시 사이에 먹는 등 개개인의 상황에 맞추어 계획할 수 있다.

이러한 유형의 간헐적 단식은 인간성장호르몬human growth hormone을 5배까지 증가시켜 지방 감소와 근육 증가에 도움을 주는 등 여러 가지 이점이 있다. 한 연구에 따르면 간헐적 단식은 세포 복구cellular repair와 자가포식autophagy에 도움을 줄 수 있는데, 이는 세포가 늙고 퇴행하였으며 제 기능을 하지 못하는 단백질인 '쓰레기'를 제거하는 과정이다. 이 단백질을 제거하지 못하면 세포에 축적된다. 마지막으로 간헐적 단식은 유전자 발현에 영향을 미치고 장수와 관련된 유전자가 발현되도록 촉진한다.

직관적인 식사

신체가 발산하는 생리적 신호와 잘 조율되어야 배고픔과 갈증 신호를 들을 수 있다. 사람들은 이전에 경험했던 포만감 신호를 바탕으로 충분히 먹었음을 인지할 수 있다. 포만감 신호로 배부름을 인지하는 자연스러운 방법이 있음을 기억한다면, 당신은 그 신호가 당신의 식습관을 조절하도록 노력할 수 있다. 직관적인 식사intuitive eating는 스트레스를 받을 때가 아니라 배고픔을 느낄 때 먹는 것이다.

스트레스성 섭식은 많은 사람이 낮에는 물론 밤에도 활용하고 있는 대처 전략이다. 많은 사람이 밤늦게까지 일하는 동안 버릇처럼 또는 지루함을 떨치고 활력을 유지하기 위해 먹는다. 음식은 연료이다. 몸에 연료를 공급하는 방법 외에도 유념해야할 한 가지는 몸에 연료를 공급하는 시기이다. 생체 리듬에 따르면 우리는 일반적으로 16시간 동안 깨어 있고, 8시간 수면을 취한다. 수면과 섭식을 위한 우리 몸의 신호는 비슷한 면이 있다. 우리 몸에서는 수면을 위한 신호, 배고픔을 알리는 신호 그리고 포만감을 느끼게 하는 신호를 보낸다.

내수용 감각interoception은 신체 내부에서 일어나는 일에 대한 감각과 이해이다. 배가 고프거나 목이 마를 때, 몸 내부의 감각을 실제로 느끼기 위해서 속도를 줄이는 것이 중요하다. 실제로 어떤 사람들은 갈증을 배고픔으로 착각한다. 즉, 목이 마르면 배가 고프다고 생각하는 것이다. 따라서 이때 물 한 컵을 천천히 마셔 보는 것이 이 느낌이 갈증인지 배고픔인지 확인하는 좋은 방법이 될 수 있다. 이렇게 탐구해 보는 방식으로 자신의 신체 언어와 내면의 신호를 정확히 '읽는' 방법을 배울 수 있다. 몸이 실제로 영양 보충을 원하고 준비가 되었을 때, 이 배고픔 신호를 잘 읽고 영양을 보충해 주는 것이 우리 몸에 도움이 된다.

마음챙김 식사

마음챙김 식사mindful eating는 마음챙김 철학과 관련이 있는데, 이는 현재 순간의 당신의 생각과 느낌, 감각을 완전히 인식하는 연습을 의미한다. 먹는 것에 유념하며 식사를 할 때, 당신은 음식을 즐기면서 모든 신체적, 정서적 감각을 사용할 수 있다. 식사할 때 마음챙김 방식으로 접근한다는 것은 당신의 몸에 영양을 공급해 줄 음식을 선택한다는 것을 의미한다. 다음은 마음챙김 식사를 연습하는 유용한 방법이다.

◉ 마음챙김에 근거한 건포도 먹기

마음챙김 식사를 연습하기 위해 건포도(또는 다크초콜릿 한 조각과 같은 음식)를 활용할 수 있다. 이 작은 음식을 맛보면서 모든 감각을 사용하게 될 것이다. 천천히 진행해 보라.

- #1 - 건포도를 놓고 그것을 느껴 보라. 건포도는 작지만 질감을 가지고 있다. 그것을 주의 깊게 보고 모든 작은 틈을 살펴보라. 건포도의 고유 색과 빛에 따른 색의 변화를 보라. 검은색 또는 노란색 건포도를 선택하였는가? 건포도 냄새를 맡아 보라. 고유의 향기가 있는가?
- #2 - 이제 건포도를 입에 넣되 아직 씹지 마라. 혀로 무게를 느껴 보라. 혀로 움직여 보라. 입안에 침이 고이는 것을 느껴 보라.
- #3 - 다음으로 건포도를 한 입 베어 물어 보라. 그 한 입만 맛을 보라. 맛을 음미하는 동안 건포도를 입안에 머금고 있어 보라.
- #4 - 건포도를 씹고 씹는 소리를 들어 보라. 천천히 씹은 다음 더 빨리 씹어 보라. 씹는 속도에 주의를 기울여라. 또한, 당신이 건포도를 얼마나 세게 깨물고 있는지를 의식하라. 부드럽게 문 다음 더 세게 물어 보라.
- #5 - 건포도를 삼키는 시기와 방법을 확인해 보라. 삼키는 소리를 들어 보라.
- #6 - 건포도가 다 떨어지면 끝난 것이다.

◉ 성찰 시간:

마음챙김 식사를 연습하는 데 얼마나 걸렸나요? 원한다면 다시 시도해 보세요. 무엇을 배웠나요?

_____

_____

_____

_____

_____

흔한 장애물 극복하기

장애물 - 접근성 부족 또는 자금 부족

전략:

- 집에서 밥을 요리해 먹어라.
- 자격이 되는 경우 푸드 팬트리(food pantries; 식량 불안정을 겪는 저소득층에 식품을 나누어 주는 단체 - 역자 주) 또는 저소득층을 위한 '보충 영양 지원 프로그램(Supplemental Nutrition Assistance Programs, SNAP)'을 찾아보라.
- 지역사회의 복지사 또는 보건/환자 내비게이터(navigator)와 상담하라.
- '지역사회 후원 농업(community-sponsored agriculture)' 프로그램에 지원하라.
- 인터넷에서 '건강한 식생활 예산'을 검색하여 유용한 정보를 찾아보라.
- 냉동 혹은 통조림 채소(소금이 제한된)라도 채소가 전혀 없는 것보다는 낫다는 것을 기억하라.
- 당근, 상추, 호박, 토마토와 같은 채소를 직접 심어 보라.
- 고기를 덜 먹거나 콩과 같은 저렴한 다른 단백질 공급원을 사용해 보라.
- 건강식품을 대량으로 구매하라.
- 제철 농산물을 사라.
- 과일과 채소가 너무 많으면 얼렸다가 나중에 사용하라.
- 외식보다는 도시락을 지참하라.
- 쿠폰을 사용하라.
- 식료품 쇼핑 목록에 있는 것만 구매하라.
- 배고플 때 쇼핑하지 마라.

주당 총비용

- 대략: 1인당, 주당 30~50달러
- 향신료를 사용하지 않으면 일주일에 1달러를 절약할 수 있다. (몇 달에 한 번 구매하면 되기 때문)

주간 메뉴를 저렴하게 만드는 또 다른 방법:
- 가능한 한 가장 큰 크기의 포장 패키지로 구매하거나 무게로 판매하는 것을 구매한다.
- 거주하는 지역의 WIC(Women, Infants and Children; 여성과 아이들을 위한 영양 보조 프로그램 - 역자 주), 캘프레시(CalFresh; 식비 지원 프로그램 - 역자 주) 또는 유사

한 프로그램을 이용할 자격이 있는지 확인해 본다.
- 통조림 대신 말린 콩을 사서 직접 요리한다(주당 1인당 4달러 이상 절약).
- 냉동 과일과 채소 또는 할인된 제품(신선 또는 냉동)을 구매한다.
- 조리법에 언급된 견과류 대신에 땅콩버터나 더 싼 다른 견과류로 대체한다.
- 메뉴에서 더 저렴한 식사를 선택한다. - 1인분에 1달러 미만인 음식도 많다!

아침 식사
두부 감자 스크램블

- 중간 크기의 감자 1개를 익혀서 다진 것
- 순두부 1/2컵
- 큰 토마토 1개를 다진 것
- 신선한 시금치 또는 냉동 시금치(해동한 것) 1컵
- 큰 버섯 2개를 다진 것
- 맛을 내기 위한 카레 가루 1/2티스푼
- 집에서 만든 콩 코티지치즈 1/2컵

모든 재료를 섞어서 눌어붙지 않는 팬에 넣고 채소가 따뜻하고 부드러워질 때까지 저어서 요리한다.

아침 식사의 영양 구성:
457칼로리
단백질 35g
지방 15g
탄수화물 54g
1인분당 가격: 1.24~1.68달러

후무스(Hummus)

- 1 × 병아리콩 16온스(통조림 병아리콩 또는 건조된 병아리콩은 조리하여 준비). 건조된 병아리콩 4온스 = 통조림 병아리콩 16온스(체로 걸렀을 때 약 8온스 또는 1.5컵)
- 레몬주스 2큰술(혹은 레몬 1개 분량의 즙)
- 두유 1/4컵
- 쿠민 향신료(선택 사항)

재료들이 부드러워질 때까지 섞는다.

1인분 1/4컵당 가격:
- 건조된 병아리콩: 1인분당 약 16센트
- 통조림 병아리콩: 1인분당 약 35센트
- 용기에 담긴 향신료는 대부분의 가게에서 99센트 정도에 구매할 수 있다. 1인분에 약 2센트의 비용이 든다.

점심 식사
멕시코식 라이스볼

- 조리된 현미 1컵
- 삶거나 물기를 제거한 통조림 핀토콩 1/2컵
- 신선한 옥수수 또는 냉동 옥수수(해동한 것) 1/2컵
- 오이 1/2개를 다진 것
- 구매한 살사 1/4컵(또는 잘게 썬 토마토, 양파, 라임, 마늘, 고수, 후추로 집에서 만든 것)
- 잘게 썬 아보카도 1/2개
- 맛을 내기 위한 멕시칸 향신료 믹스 1/2티스푼

오이와 살사를 따로 섞어 둔다. 향신료를 뿌린 핀토콩과 옥수수를 데운다. 밥 위에 콩 믹스, 아보카도, 살사 믹스를 얹는다.

점심 식사의 영양 구성:
573칼로리
단백질 17g
지방 13.5g
탄수화물 102g
1인분당 가격: 1.07~2.58달러

저녁 식사
감자 병아리콩 카레

- 큰 감자 1개를 다진 것
- 삶거나 물기를 제거한 통조림 병아리콩 1/2컵
- 다진 토마토(신선한 토마토나 통조림 토마토) 1컵
- 당근 1개를 다진 것
- 다진 브로콜리(신선한 브로콜리 또는 냉동 브로콜리) 1컵
- 맛을 내기 위한 카레 가루 1/2티스푼
- 집에서 만든 요구르트 1/4컵

요구르트를 제외한 모든 재료를 섞고 부드러워질 때까지 조리한다. 음식을 낼 때 요구르트를 넣는다.

저녁 식사의 영양 구성:
485칼로리
단백질 22.5g
지방 6g
탄수화물 92g
1인분당 가격: 1.09~1.94달러

그림 8-19. 예산에 맞게 식사하는 방법에 대한 샘플 개요(출처: 미국생활습관의학회의 'Eating on a Budget')

장애물 - 건강에 해로운 사회적 영향 또는 가족의 지원 부족

전략:

- 과정에 가족을 참여시켜라.

- 자녀 및 배우자와 함께 조리법을 선택해 보라.

- 함께 장을 보라.

- 가족과 함께 요리해 보라.

- 가족과 함께 식사하라.

- 음식이 신체의 연료로 사용되는 것에 대해 함께 이야기해 보라.

- 당신이 만든 음식을 자녀가 먹어 보게 하라.

- 가족이 함께 맛을 보라.

- 다른 사람이 당신의 건강한 선택을 방해하도록 두지 마라.

- 단체 모임에 건강에 좋은 음식을 가져가라.

- '고기 없는 월요일'을 시도해 보라.

- 식단에 도움을 줄 수 있는 지원 시스템을 찾아보라.

🔘 **성찰 시간:**

건강한 식생활을 향한 당신의 여정을 도와줄 수 있는 사람은 누구인가요?

_____

_____

_____

_____

_____

🔘 **성찰 시간:**

그들이 당신을 어떻게 도와줄 수 있나요?

―――――――――――――――――――――――――

―――――――――――――――――――――――――

―――――――――――――――――――――――――

―――――――――――――――――――――――――

―――――――――――――――――――――――――

장애물 - 신뢰할 수 있는 지식 또는 요리 기술의 부족

전략:

- 이 장의 끝에 있는 요리 방법을 살펴보라.

- 요리 수업을 들어 보라.

- 조리법을 시도해 보라.

- 요리책을 구매하거나 도서관에서 빌려 보라.

- 온라인으로 요리 비디오를 보라.

장애물 - 불편함 또는 시간 부족

전략:

- 식단을 미리 계획하고 준비하라.

- 쇼핑 목록을 만들라.

- 나중을 위해 대량으로 요리하고 나눠서 저장하라.

- 바쁜 저녁을 위해 건강에 좋은 음식을 미리 얼려 놓아라.

- 식사 배달 서비스를 이용해 보라.

- 채소는 대량으로 큼직하게 썰어 두라.

- 채소와 과일은 미리 잘라 깨끗한 용기에 보관하라.

- 건강에 좋은 음식을 쉽게 접근할 수 있도록 두어라.

- 출근하거나 차를 타고 이동할 때 건강에 좋은 간식을 챙겨라.
- 점심을 싸 가라.

장애물 - 건강에 좋지 않은 음식에 대한 익숙함이나 나쁜 식습관

전략:
- 다양한 문화권의 음식을 먹어 보라.
- 웹사이트, 책 및 소셜 미디어에서 조리법을 찾아보라.
- 다양한 향신료를 맛보라.
- 새로운 곡물, 채소 및 과일을 재료로 사용해 보라.
- 다양한 요리 방법을 시도하고 좋아하는 것을 찾아보라.
- 새로운 음식을 즐기기 위해서는 반복적인 노출이 필요하다는 것을 기억하라.
- 고도로 가공된 식품의 섭취를 줄이면 입맛이 변한다는 사실을 깨달아라.
- 주의 깊게 먹고, 산만하게 먹는 것을 피하라.
- 좋아하는 덜 건강한 음식을 대체할 더 건강한 음식을 찾아보라.

장애물 - 건강한 식생활 시도에 실패했던 경험

전략:
- 완벽한 변화가 아니라 점차 바꿔 나가는 것에 초점을 맞춰라.
- 당신의 노력은 평생의 여정임을 기억하라.
- 작은 변화가 큰 차이를 만든다는 것을 인식하라.
- 성공을 축하하라.
- 도움이 될 만한 다른 사람들을 참여시켜라.
- 공인 영양사, 건강 코치, 검증된 개인 트레이너 등과 같은 건강 전문가와 함께하여 성공 가능성을 높여라.

◉ **성찰 시간:**

당신의 건강한 식생활을 방해하는 장애물은 무엇인가요?

_____

_____

_____

_____

_____

◉ **성찰 시간:**

이러한 장애물들을 극복하기 위해 어떤 전략을 세울 수 있을까요?

_____

_____

_____

_____

_____

◉ **성찰 시간:**

어떤 자원들을 활용할 수 있나요?

_____

_____

_____

_____

_____

모스^{MOSS} 기법을 통해 시작하라

모스^{MOSS}는 건강한 활동이나 식사를 늘리기 위한 계획을 세우는 데 도움이 되는 기법의 약어로, 동기^{Motivation}, 장애물^{Obstacles}, 전략^{Strategies}, 강점^{Strengths}을 의미한다.

● 질문 - 동기^{Motivation}:
왜 건강하게 먹도록 동기부여가 되었나요?

_____

_____

_____

_____

_____

● 질문 - 장애물^{Obstacles}:
어떤 장애물에 부딪힐 것 같나요?

_____

_____

_____

_____

_____

● 질문 - 전략^{Strategies}:
이러한 장애물을 극복하기 위해 어떤 전략을 사용할 수 있나요?

_____

_____

● 질문 - 강점Strengths:

목표를 향해 노력하면서 어떤 강점을 사용할 수 있나요? 이전에 난관을 극복하는 데 사용했던 강점과 당신의 지원 체계(의료팀, 가족, 친구 등)를 생각해 보세요.

스마트SMART 목표

건강한 식생활에 대해 배운 것을 실행에 옮기기 위하여 당신을 위한 스마트SMART 목표를 세워 보라[스마트 목표의 구성 요소는 4장 78쪽 참조].

● 스마트SMART 목표 시간:

영양을 위한 당신의 (구체적이고, 측정할 수 있으며, 행동 지향적이고, 현실적이며, 기한이 있는) 스마트SMART 목표는 무엇인가요?

건강식품의 선택지

다음을 포함하여 건강에 좋은 여러 가지 요리를 만들 수 있다[그림 8-20~8-25].

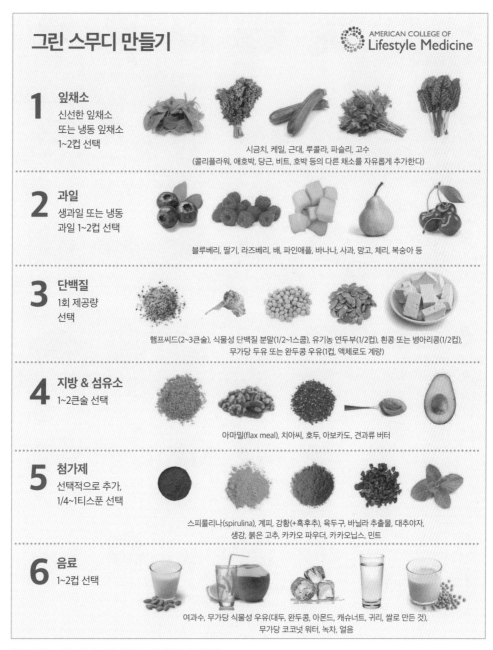

그림 8-20. 그린 스무디 만들기(출처: 미국생활습관의학회)

속을 채운 샐러드 만들기

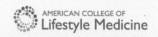

1 잎채소
잎이 무성한 채소
2~3컵을 가지고
시작하세요.

여린 시금치, 다진 케일, 근대, 루콜라, 잘게 썬 양배추, 양상추,
어린잎 채소 믹스, 잘게 썬 방울양배추 등

2 채소
생채소, 찐 채소,
구운 채소로 식감과
색감을 더하세요.

아티초크 하트(artichoke heart), 아스파라거스, 피망, 브로콜리, 당근, 콜리플라워, 오이,
마이크로그린(microgreen), 버섯, 양파, 스냅 완두콩(snap pea), 여름 호박, 토마토 등

3 좋은 탄수화물
통곡물, 탄수화물이
많은 채소 및 과일
1/2컵, 섬유질을
첨가해 보세요.

퀴노아, 현미 또는 야생 쌀, 통보리(파로), 보리, 감자, 참마, 겨울 호박, 옥수수,
완두콩, 망고, 사과, 베리, 감귤류 조각, 석류 씨앗

4 단백질
식물성 단백질이
풍부한 콩과
콩류 1/2컵을
첨가하세요.

병아리콩, 검은콩, 강낭콩, 흰콩, 완두콩, 렌틸콩,
에다마메(풋콩), 유기농 두부, 유기농 템페

5 토핑
견과류, 씨앗, 신선한
허브와 발효 식품을
1~2큰술 첨가하여
바삭함과 풍미를 더하세요.

아몬드, 호두, 피스타치오, 피칸, 호박씨, 대마씨, 영양 효모, 말린 토마토,
올리브, 바질, 부추, 고수, 파슬리, 사우어크라우트, 김치 등

6 드레싱
감귤류를 짜 넣거나 찍어
먹는 소스 또는 약간의
드레싱을 뿌려 풍미를
더하세요.

레몬즙, 라임 또는 오렌지 주스, 과카몰리, 발사믹 식초,
화이트 와인 식초, 살사, 후무스, 오일 프리 드레싱

그림 8-21. 속을 채운 샐러드 만들기(출처: 미국생활습관의학회)

영양 볼(nourish bowl) 만들기

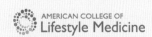

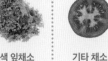

녹색 잎채소	기타 채소	단백질	섬유질이 풍부한 탄수화물	건강한 지방	토핑
날것 또는 살짝 익힌 것 2~3줌	생채소, 찌거나 구운 채소 1컵	1/2~1컵	1/2~1컵	토핑은 1~2개로 제한	풍미 첨가
루콜라	아티초크 하트	콩류: 가르반조콩, 검은콩, 강낭콩	통곡물: 퀴노아, 현미, 기장, 통보리	아보카도(1/4개)	레몬/라임 주스
시금치	브로콜리	렌틸콩	고구마	올리브(5개)	신선한 허브: 민트, 파슬리, 고수, 쪽파
케일	콜리플라워	에다마메(풋콩)	겨울 호박	견과류: 호두, 아몬드, 피스타치오(1큰술)	영양 효모
상추	당근	유기농 두부	옥수수	씨앗: 호박씨, 대마씨, 참깨(1큰술)	식초: 발사믹 식초, 사과 식초, 화이트 식초
근대	피망	유기농 템페	완두콩	후무스(2큰술)	혼합 향신료
잘게 썬 방울양배추	오이		과일: 베리, 사과, 오렌지	드레싱(1큰술)	살사
어린잎 채소 믹스	녹두				
잘게 썬 양배추	붉은 양파				
	애호박				
	여름 호박				
	스냅 완두콩				
	토마토				

영양 볼은 이미 준비된 음식이나 식료품 창고에 있는 재료를 활용하여 식사를 구성할 수 있는 간단한 방법입니다. 짙은 녹색 잎채소, 단백질, 탄수화물, 채소, 그리고 건강한 지방의 혼합물은 에너지를 제공하고 더 오랫동안 포만감을 느끼도록 해 줄 것입니다. 일주일 내내 다양성을 더하기 위해 다른 종류의 허브, 향신료, 소스를 시도해 보세요.

부리토 볼(burrito bowl)
로메인 + 구운 고추 + 구운 고구마 + 검은콩 + 살사, 고수, 라임 주스

지중해식 볼(mediterranean bowl)
루콜라 + 다진 토마토, 오이, 붉은 양파 + 가르반조콩 + 퀴노아 + 아보카도 + 레몬주스

아시안 피넛 볼(asian peanut bowl)
라임 주스를 넣고 조물조물한 케일 + 채 썬 오이와 당근 + 에다마메 + 현미 + 다진 땅콩 + 라임 주스

두부 니수아즈(tofu nicoise)
비브 상추(bibb lettuce) + 찐 녹두 & 토마토 슬라이스 + 구운 두부 + 찐 햇감자 + 얇게 썬 올리브 + 디종 드레싱(dijon dressing)

타히니 볼(tahini bowl)
어린잎 채소 믹스 + 구운 브로콜리 & 콜리플라워 + 통보리 + 렌틸콩 + 민트 & 레몬 타히니 드레싱

그림 8-22. 영양 볼 만들기(출처: 미국생활습관의학회)

오버나이트 오트밀(overnight oats)

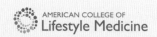

밤새 불려 둔 귀리(오버나이트 오트밀)는 바쁜 아침에 쉽게 이용하기 좋으며 맛있고 포만감을 줍니다. 작지만 강력한 치아씨는 섬유질과 건강한 오메가-3 지방으로 가득 차 있어 이 오트밀과 함께 활력을 주지요.

2인분

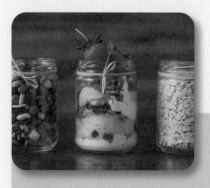

조리법

1. 으깬 바나나, 귀리, 치아씨, 계핏가루 그리고 식물성 우유를 잘 섞어서 밀폐 용기에 담으세요. 잘 저은 다음 뚜껑을 덮고 밤새 냉장고에 넣어 두세요.

2. 아침 식사로 밤새 불린 귀리를 두 그릇에 골고루 나눠 담으세요. 각각의 위에 바나나 반 조각과 얇게 썬 딸기나 다진 호두 같은 토핑을 추가로 올려 주세요.

재료

오트밀
- 바나나 1개를 으깬 것
- 납작하게 만든 귀리 1컵
- 치아씨 2큰술
- 계핏가루 1티스푼
- 무가당 식물성 우유 1과 3/4컵
- 자른 바나나 1개

선택적 토핑
- 얇게 썬 딸기
- 다진 호두
- 다진 땅콩
- 메이플 시럽

그림 8-23. 오버나이트 오트밀 만들기(출처: 미국생활습관의학회)

세 가지 재료로 만드는 콩 버거

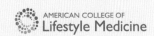

포크, 그릇(볼), 그리고 세 가지 재료로 만들 수 있는 가장 쉬운 콩 버거!
팁: 이 버거들을 대량으로 만들어서 얼려 두세요. 나중에 먹을 때 그냥 오븐이나 토스터에 넣고 데우세요.

버거 8개 분량

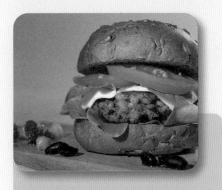

재료

- 통조림 검은콩을 헹궈서 물기를 뺀 것 2.15온스
- 퀵 오트(인스턴트 귀리) 1/2컵
- 바비큐 소스 1/2컵
- 선택 사항: 소금 및 후추, 추가 허브 및 향신료(신선한 로즈메리, 파슬리, 고춧가루, 쿠민 등)

조리법

1. 큰 볼에 모든 재료를 넣고 두툼한 반죽 형태가 될 때까지 포크로 으깨세요. 반죽이 잘 뭉칠 수 있을 정도로 콩을 충분히 으깨세요. 맛을 보고 취향에 따라 소금/후추/양념을 추가하세요. 시간이 있다면 반죽을 30분 동안 냉장 보관하세요.

2. 오븐을 섭씨 200도로 예열하세요. 반죽을 8등분하여 패티 모양으로 만들고, 유산지를 깐 베이킹 시트 위에 배열하세요. 8분 동안 굽고 뒤집어서 황금빛 갈색 껍질이 형성될 때까지 5~6분 더 구우세요.

3. 얇게 썬 토마토, 피클, 양파, 그리고 당신의 취향에 맞는 토핑을 함께 곁들이세요. 남은 버거는 최대 일주일간 냉장 보관하거나 밀폐 용기에 담아서 3개월까지 냉동 보관할 수 있어요.

참고

- 검은콩을 다른 콩으로 바꿔 보세요. 강낭콩, 핀토콩, 카넬리니콩으로 만들어 보세요.

- 만약 퀵 오트(인스턴트 귀리)가 없다면, 납작하게 만든 귀리(롤드 오트)를 믹서기에 갈아서 사용하세요.

- 바비큐 소스를 다른 소스로 변경해서 완전히 다른 요리로 바꾸어 보세요. 땅콩 소스, 케첩과 머스터드를 섞은 소스, 또는 타히니 레몬 소스로 바꿔 보세요.

그림 8-24. 세 가지 재료로 만드는 콩 버거 만들기(출처: 미국생활습관의학회)

바다의 병아리콩(chickpea of the sea)

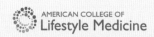

AMERICAN COLLEGE OF
Lifestyle Medicine

이 맛있는 병아리콩 샐러드는 만드는 데 5분밖에 걸리지 않고 요리할 필요도 없어서
건강한 점심을 위한 완벽한 음식입니다.

4인분

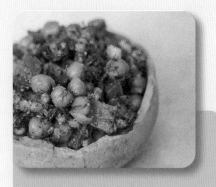

재료

- 나트륨 함량이 적은 통조림 병아리콩
  1캔(15온스)을 헹궈서 물기를 뺀 것
- 디종(Dijon) 머스터드 1큰술
- 후무스 1/4컵 또는 플레인 식물성
  요구르트
- 올드 베이 양념(Old Bay seasoning)
  1/4티스푼
- 큰 당근 1개를 다진 것
- 셀러리 줄기 1개를 다진 것
- 다진 붉은 양파 1/4컵
- 다진 셀러리 1/4컵
- 구운 해바라기씨 1/4컵
- 맛을 더해 줄 소금과 후추

1인분 서빙용

- 로메인 상추 2장 또는 가볍게 구운
  통곡물빵 2장
- 얇게 썬 붉은 양파, 토마토, 아보카도, 상추

조리법

1. 중간 크기의 볼에 헹궈서 물기를 뺀 병아리콩을
   넣고 포크로 으깨세요. 나머지 재료들을 넣고 잘
   섞이도록 저어 주세요.

2. 얇게 썬 붉은 양파, 토마토 또는 아보카도 등
   원하는 토핑을 준비하세요.

3. 샌드위치로 먹으려면, 구운 빵 사이에 토핑과
   함께 넣어서 제공하세요.

4. 로메인 상추와 함께 곁들이려면, 상추 위에
   병아리콩 믹스와 토핑을 올리세요.

5. 식사를 마무리하기 위해 작은 당근이나 과일 한
   조각을 함께 준비하세요.

그림 8-25. 바다의 병아리콩 만들기(출처: 미국생활습관의학회)

참고 문헌

■ 인용 문헌

1. Merriam-Webster. www.mw.com.

2. Dietary Guidelines Advisory Committee. *Dietary Guidelines for Americans 2015-2020*. Government Printing Office; 2015.

3. 5 Foods Linked with Better Brainpower. https://www.health.harvard.edu/healthbeat/ foods-linked-to-better-brainpower. Accessed July 14, 2021.

■ 도서 자료

•   American Heart Association. *The New American Heart Association Cookbook*, 9th ed. New York: Harmony Books; 2019.

•   Bittman M, Katz D. *How to Eat: All Your Food and Diet Questions Answered*. Boston, MA: Houghton Miffin; 2020.

•   Editors of America's Test Kitchen. *The Complete Mediterranean Cookbook: 500 Vibrant, Kitchen-Tested Recipes for Living and Eating Well Every Day*. Boston, MA: America's Test Kitchen; 2016.

•   Greger M, Stone G. *How Not to Die*. New York: Flatiron Books; 2015.

•   Greger M. *How Not to Diet*. New York: Flatiron Books; 2019.

•   Greger M, Stone G. *The How Not to Diet Cookbook*. New York: Flatiron Books; 2017.

•   Group EW. Dirty Dozen: The Fruits and Vegetables with the Most Pesticides. Retrieved from https:// www.ewg.org/foodnews/dirty-dozen.php

•   Hart A. *Jar Salads: 52 Happy, Healthy Lunches to Make in Advance*. Collingwood, Victoria, Australia: Smith Street Books; 2016.

•   Heller M. *The Everyday Dash Diet Cookbook*. New York: Grand Central Life & Style; 2013.

•   Hensrud DD. *The Mayo Clinic Diet*, 2nd ed. Rochester, MN: Mayo Clinic Press; 2017.

•   Katz D. *The Truth About Food: Why Pandas Eat Bamboo and People Get Bamboozled*. Independently Published; 2018.

- Katzen M. *Moosewood Cookbooks*, 40th ed. Berkeley, CA: Ten Speed Press; 2014.

- Laforet M. *The Vegan Holiday Cookbook*. Toronto, Canada: Robert Rose; 2017.

- Mariotti F (ed.) *Vegetarian and Plant-Based Diets in Health and Disease Prevention*. Cambridge, MA: Elsevier Academic Press; 2017.

- Naidoo U. *This is Your Brain on Food: An Indispensable Guide to Surprising Foods That Fight Depression, Anxiety, PTSD, OCD, ADHD, and More*. New York: Little, Brown Spark; 2020.

- Ottolenghi Y. *Plenty: Vibrant Vegetable Recipes From London's Ottolenghi*. San Francisco, CA: Chronicle Books; 2011.

- Palmer S. *The Plant-Powered Diet: The Lifelong Eating Plan for Achieving Optimal Health, Beginning Today*. New York: Experiment Publishing; 2012.

- Seale S. *The Full Plate Diet: Slim Down, Look Great, Be Healthy!* Austin, TX: Bard Press; 2010.

- Shah R, Davis B. *Nourish: The Definitive Plant-Based Nutrition Guide for Families— With Tips & Recipes for Bringing Health, Joy, & Connection to Your Dinner Table*. Boca Raton, FL: Health Communications; 2020.

- Sherzai D, Sherzai A. *The 30-Day Alzheimer's Solution: The Definitive Food and Lifestyle Guide to Preventing Cognitive Decline*. San Francisco, CA: HarperOne; 2021.

- Shiue L. *The Spicebox Kitchen*. New York: Hachette Books; 2021.

- Stern B. *HeartSmart: The Best of HeartSmart Cooking*. Toronto, Canada: Penguin Random House Canada; 2006.

■ 기타 자료

- Academy of Nutrition and Dietetics—eatright.org

- American College of Lifestyle Medicine: Section on Resources & Scientific Evidence— www.lifestylemedicine.org

- American Heart Association—www.heart.org

- American Institute for Cancer Research—www.aicr.org

- Colin Campbell's Nutrition Studies—nutritionstudies.org

- Dietary Guidelines for Americans: U.S. Department of Agriculture and U.S. Department of Health and Human Services. *Dietary Guidelines for Americans*, 2020-2025. 9th Edition. December 2020. Available at DietaryGuidelines.gov.

- Eat Lancet—eatforum.org

- FDA Section on Dietary Supplements—www.fda.gov/food/dietarysupplements

- Full Plate Living—www.fullplateliving.org

- Harvard Health Blogs—health.harvard.edu/blog

- Healthline.com

- National Center for Complementary and Integrative Health (NCCIH): Section on Dietary and Herbal Supplements—www.nccih.nih.gov/health

- Nutrition Facts—nutritionfacts.org

- Office of Dietary Supplements, National Institute of Health—www.ods.od.nih.gov

- Oldways—oldwayspt.org/traditional-diets/mediterranean-diet

- The Mediterranean Dish—www.themediterraneandish.com

- The Nutrition Source: Harvard TH Chan School of Public Health—www.hsph.harvard. edu/nutrition

- The Vegetarian Resource Group—vrg.org

- True Health Initiative—www.truehealthinitiative.org

■ 건강 레시피 출처

- American Heart Association. *The New American Heart Association Cookbook,* 9th ed. New York: Harmony Books; 2019.

- Bean A. *The Runner's Cookbook*. London, England: Bloomsbury Sport; 2018.

- Bittman M, Katz D. *How to Eat: All Your Food and Diet Questions Answered*. Boston, MA: Houghton Miffin; 2020.

- Editors of America's Test Kitchen. *The Complete Mediterranean Cookbook: 500 Vibrant, Kitchen-Tested Recipes for Living and Eating Well Every Day*. Boston, MA: America's Test Kitchen; 2016.

- Greger M, Stone G. *The How Not to Die Cookbook*. New York: Flatiron Books; 2017.

- Hart A. *Jar Salads: 52 Happy, Healthy Lunches to Make in Advance*. Collingwood, Victoria, Australia: Smith Street Books; 2016.

- Heller M. *The Everyday Dash Diet Cookbook*. New York: Grand Central Life & Style; 2013.

- Katz D. *The Truth About Food: Why Pandas Eat Bamboo and People Get Bamboozled*. Independently Published; 2018.

- Katzen M. *Moosewood Cookbooks*, 40th ed. Berkeley, CA: Ten Speed Press; 2014.

- Laforet M. *The Vegan Holiday Cookbook*. Toronto, Canada: Robert Rose; 2017.

- Mariotti F (ed.) *Vegetarian and Plant-Based Diets in Health and Disease Prevention*. Cambridge, MA: Elsevier Academic Press; 2017.

- Ottolenghi Y. *Plenty: Vibrant Vegetable Recipes From London's Ottolenghi*. San Francisco, CA: Chronicle Books; 2011.

- Palmer S. *The Plant-Powered Diet: The Lifelong Eating Plan for Achieving Optimal Health, Beginning Today*. New York: Experiment Publishing; 2012.

- Sherzai D, Sherzai A. *The 30-Day Alzheimer's Solution: The Definitive Food and Lifestyle Guide to Preventing Cognitive Decline*. San Francisco, CA: HarperOne; 2021.

- Shiue L. *The Spicebox Kitchen*. New York: Hachette Books; 2021.

- Stern B. *HeartSmart: The Best of HeartSmart Cooking*. Toronto, Canada: Penguin Random House Canada; 2006.

- USDA. What's Cooking? USDA Mixing Bowl: A Collection of Recipes for Schools and Child Care Centers. Blog series. https://www.usda.gov/media/blog/2015/02/23/ whats-cooking-usda-mixing-bowl-collection-recipes-schools-and-child-care

9

목표^{Goal}

"아는 것이 힘이다: 이는 항상 듣는 말이지만, 아는 것이 곧 힘은 아니다. 그것은 잠재적인 힘일 뿐이다. 그것을 적용하고 사용해야만 힘이 된다."

- 짐 쿽^{Jim Kwik}

저자, 두뇌 코치

웰니스로 가는 길 닦기: 목표에 관한 질문들

다음의 5가지 문항에 대하여 당신에게 해당하는 빈도의 숫자를 선택하라.

(빈도: 1=전혀 아닌, 2=드물게, 3=가끔, 4=자주, 5=일상적으로)

· 나는 나 자신을 위한 장기적인 목표를 설정하고, 그것을 누군가와 공유하고 검토한다. _____

- 나는 나 자신을 위한 3개월 목표를 설정하고, 그것을 누군가와 공유하고 목표를 향해 노력한다. _____
- 나는 월간 목표를 설정하고 그것을 누군가와 공유한다. _____
- 나는 주간 목표를 설정하고 그것을 누군가와 공유한다. _____
- 나는 나 자신을 위한 일일 목표를 설정하고 그에 대해 책임을 진다. _____

목표 소계: _____

살면서 배우기: 페이빙PAVING 프로그램 참가자 브라이언 파커Brian Parker

나는 54세에 출혈성 뇌졸중을 앓았다. 처음에는 걷지도 못하고 말을 할 수도 없었다. 점차 건강이 회복되어 가면서 나는 다시 예전처럼 많이 걷겠다는 목표를 세웠다. 나는 매일 아침의 긴 산책으로 건강을 유지했었다. 이것이 나에게 중요한 목표라

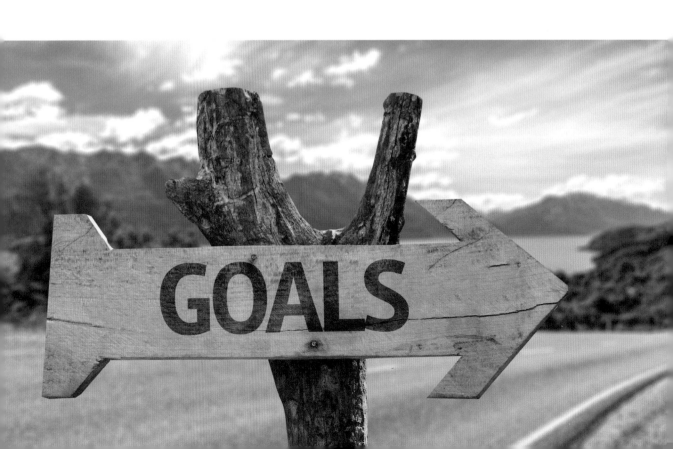

는 것을 알고 있었지만, 첫 단계부터 두려웠다. 나는 너무 부담되어서 더 작은 목표를 세웠고, 한 발 한 발 신중하게 내디뎠다. 천천히, 한 걸음마다 소중함을 느낄 수 있었고, 내가 걸었던 장소를 인식하고 감사하는 마음을 기를 수 있었다. 나는 한 걸음 또 한 걸음을 매일 걸었다.

걷기와 하이킹은 나의 웰빙에 필수적인 것이 되었다. 이제 나는 숲에서 하이킹을 할 수 있고, 나를 둘러싼 주변 세계에 대한 감사를 재발견한다. 미래를 위한 목표를 설정함으로써 나는 현재에 더 잘 적응하고 감사할 수 있게 되었다.

기본 정의 및 용어

- 목표(goal) - 개인의 야망이나 노력의 대상; 의도(aim) 또는 원하는 결과[1]

"목표는 기한이 있는 꿈이다."[2]

- 다이아나 샤프-헌트 Diana Scharf-Hunt

박사, 저자

목표 설정 이론

수년에 걸쳐, 사람들이 특정 목표나 성과를 달성하도록 유도하는 요인을 더 잘 이해하기 위한 다수의 이론과 논제가 개발되었다. 다음과 같은 이론들이 포함된다.

목표 설정 이론 Goal-Setting Theory

미국의 심리학자 에드윈 로크 Edwin Locke 박사와 게리 레이섬 Gary Latham 박사는 그들의 저서 《목표 설정 및 과제 수행 이론 A Theory of Goal Setting and Task Performance》[3]에서 동기의 주요 원천은 목표 달성을 위해 노력하는 것에서 나온다고 설명한다. 또한 목표를 달성하게 되면, 후속 목표 달성을 위해 사용할 수 있는 미래의 수행 능력이 향상된다.

● 성찰 시간:

목표 달성에 성공했고, 그 성공으로 미래의 수행 능력이 향상되었거나 다른 목표를 세우도록 영감을 얻었던 때를 기억하나요? 설명해 보세요.

_____

_____

_____

_____

_____

_____

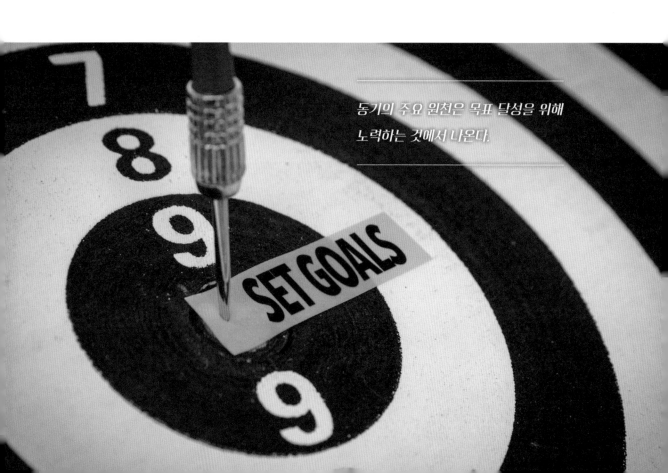

동기의 주요 원천은 목표 달성을 위해 노력하는 것에서 나온다.

목표 설정의 4C-F 모델과 동기 4C-F Model of Goal-Setting and Motivation

에드윈 로크 박사와 게리 레이섬 박사가 개발한 '목표 설정의 4C-F 모델'은 명확한 목표를 설정할 것을 권장한다. '명확함Clarity'은 첫 번째 C이다. 명확한 목표를 설정하는 데 도움이 되도록 이 장의 뒷부분에서는 스마트SMART 목표 설정을 다룬다. 또한 목표는 적절한 '도전Challenge'과 '복잡성Complexity', 즉 두 개의 또 다른 C를 포함해야 한다. 목표가 너무 어렵고 복잡하면 포기할 가능성이 더 크지만, 아무런 도전(어려움)이 없는 목표라면 지루해져서 목표를 달성하지 못할 수도 있다.

목표를 향한 진행 상황에 대해 정기적이고 의미 있는 피드백을 받는 것도 성공에 중요하다. '피드백Feedback'은 4C-F 모델의 F이다. 목표 설정의 4C-F 모델의 마지막 구성 요소는 '전념Commitment'이다. 이것이 네 번째 C이다. 외적 동기보다 내적 동기가 부여되면 목표에 전념할 가능성이 더 커진다.

외적 동기는 외부에서 오는 것이며 종종 다른 사람의 보상, 처벌 또는 의견을 포함한다. 내적 동기는 당신 내부의 추진력, 우선순위 및 목적과 일치한다. 때때로 당신의 동기에는 외적 요소와 내적 요소가 모두 있다. 목표는 내적으로 동기가 부여되고 당신 삶의 목적, 우선순위 및 비전과 연결될 때 성공할 가능성이 더 커진다.

● 성찰 시간:

당신의 현재 목표 중 하나를 고려해 보세요. 그 목표를 세운 동기는 무엇인가요? 그것이 내적 동기인지, 외적 동기인지, 아니면 둘 다 포함하고 있는지 설명해 보세요.

● 성찰 시간:

당신의 목표에 더 내적인 동기를 부여하고, 당신에게 의미 있는 목표가 되도록 만들기 위해 할 수 있는 일이 있나요?

_____

_____

_____

_____

_____

_____

동기면담 motivational interviewing

동기면담[4]은 수용과 연민을 가지고 개인의 변화하고자 하는 이유를 탐구하는 것과 관련된다. 동기면담은 현재 위치와 원하는 위치 사이의 차이점을 강조한다. 목표를 달성하기 위해 자신을 코칭할 때, 자신의 꿈과 욕망 그리고 동기 요인에 대한 더 깊은 탐구를 유도하는 개방형 질문을 스스로에게 던져 보는 것이 중요하다. 모든 사람은 이전의 성공과 목표 달성을 위한 과거의 시도(그것이 성공하지 못했던 시도라 할지라도)에 대한 긍정을 필요로 한다. 크든 작든 과거의 성공을 회상하는 것은 동기면담의 핵심 요소인 지속적인 동기부여를 위해 중요하다.

● 성찰 시간:

시작하고 싶은 행동에 대해 생각하고, 그 행동을 설명해 보세요.

_____

_____

_____

_____

● **성찰 시간:**

해당 영역에서의 당신의 현재 행동과 원하는 행동의 차이점을 설명해 보세요.

_____

_____

_____

_____

_____

_____

결정 균형decisional balance에는 자신을 앞으로 나아가게 하는 데 도움이 되도록 현재의 행동과 새로운 행동의 장단점을 탐구하는 것이 포함된다.

● **성찰 시간:**

✔ 현재의 행동을 계속하는 것의 장점을 설명해 보세요.

_____

_____

_____

_____

_____

✔ 현재의 행동을 계속하는 것의 단점을 설명해 보세요.

_____

_____

_____

_____

_____

✔ 새로운 행동으로 바꾸고 실천하는 것의 장점을 설명해 보세요.

_____

_____

_____

_____

_____

✔ 새로운 행동으로 바꾸고 실천하는 것의 단점을 설명해 보세요.

_____

_____

_____

_____

● **성찰 시간:**

당신의 기존 행동과 원하는 새로운 행동의 차이점 및 장단점을 숙고한 후에 어떤 깨달음을 얻었나요?

_____

_____

_____

_____

_____

_____

성인 학습 이론^{Adult Learning Theory}

미국의 교육가 맬컴 놀스^{Malcolm Knowles} 박사가 개발한 성인 학습 이론에 따르면,[5] 성인 학습자는 목표 지향적이다. 발달 과제^{developmental task}의 숙달을 통해 성인은 문제를 해결하고 사회적 역할을 수행하며 목표를 달성한다. 놀스 박사는 성인은 목표 지향적인 것 외에도 자기 주도적이고 자율적이며 학습에 도움이 되는 삶의 경험과 지식으로 가득 차 있다고 말한다. 성인 학습 이론은 성인이 자신과의 연관성과 즉시 적용할 수 있는 실용적 지식을 얻는 것에 중점을 두고 학습한다고 말한다.

기억해야 할 핵심 요소 중 하나는 자율성이다. 사람들은 자신의 길을 스스로 선택하기를 원하며, 자신에게 적합한 선택을 하고 싶어 한다. 이 책은 자신의 길을 스스로 선택하고, 자신에게 가장 적합한 옵션을 선택하고, 자신만의 해법을 모색할 수 있는 많은 기회를 제공한다. 모스^{MOSS} 기법은 이런 과정에 대한 통제력, 주인의식 및 자율성을 갖도록 도와준다. 사람들은 모두 다르고 특별하기 때문에, 어느 두 사람의 웰니스 여정도 똑같을 수는 없다.

● 성찰 시간:

목표 달성 가능성을 높이기 위해 배울 수 있는 지식이 있나요?

_____

_____

_____

_____

_____

_____

미국의 저명한 교육가이자 작가이며 생산성 및 시간 관리 기술에 대한 사상가인 스티븐 커비Steven Covey는 새로운 목표를 설정할 때 '끝을 염두에 두고 시작하기beginning with the end in mind'에 집중할 것을 권장한다.[6] 지금부터 10년 또는 20년 후에 어떻게 살고 일하기를 원하는지 상상하는 것은 연간, 월간 및 주간 목표를 설정하는 데 도움이 될 것이다. 당신의 우선순위와 목적 및 가치를 당신의 비전과 연결하면, 당신을 앞으로 그리고 더 높은 곳으로 나아가게 하는 스마트SMART 목표를 성공적으로 수립할 수 있다.

또한 커비는 '우선적 일을 먼저 하기first things first'에 대해 이야기한다. 지금 순간에 인생에서 가장 중요한 것이 무엇인지, 지금 여기에서 가장 소중히 여기는 것이 무엇인지 결정하는 것은 매우 중요하다. 그리고 당신의 행동이 이러한 우선순위와 일치하는지 확인하는 것이 결정적이다. 커비가 추천하는 '상호 승리를 생각하기think win/win'는 다른 사람과 협력할 때 유용한 전략이며, 가족과 친구 및 동료의 목표를 당신의 목표에 포함하고 포용할 때도 유용한 전략이다. 당신은 당신이 협력하는 모든 사람을 위해 '상호 승리(윈-윈)'를 추구하고 있다.

커비의 '먼저 이해하려고 하기seek first to understand'는 〈웰니스로 가는 길 닦기〉에 사용되는 또 다른 좋은 규칙이다. 모든 사람은 사랑받고 이해받고 싶어 한다. 다른 사람들을 프로젝트에 참여시킬 때 가장 먼저 해야 할 일은 그들이 어디에서 왔는지 이해하고 공감과 연민으로 그들의 입장이 되어 보려고 노력하는 것이다.

다른 사람과 함께 일할 때 친구, 동료 및 사랑하는 사람의 강점뿐만 아니라 자신의 강점을 활용하는 데 집중하라. 그렇게 하면 모든 사람이 과정, 프로젝트, 결과물을 더 많이 즐길 수 있다. 강점을 활용하면 몰입할 수 있기 때문이다. 사람마다 강점과 재능이 다르며, 모든 사람은 그것을 사용할 때 번창한다. 자신의 강점을 활용하여 시너지 효과를 내고자 하는 것은 다른 사람과의 협업을 즐기는 데 도움이 된다.

〈웰니스로 가는 길 닦기〉 프로그램 후반부에는 휴식에 관해 다룬다. 이와 유사하게 커비는 '톱을 날카롭게 하는 것sharpening the saw'에 대해 논한다. 다시 말해, 모든 사람은 최고 수준에서 기능하고, 개선하고, 새로운 관점을 얻고, 새로운 기술을 쌓고, 인생의 모든 연령대와 생애 단계에서 성장하기 위해 휴식을 취해야 한다.

변화의 초이론적 모델Transtheoretical Model of Change

미국 심리학자 제임스 프로차스카James O. Prochaska 박사가 개발한 변화의 초이론적 모델7은 변화의 단계 모델Stages of Change Model이라고도 한다. 여기에는 다음과 같은 변화의 단계들이 포함된다.

- 숙고 전(pre-contemplation) 단계
- 숙고(contemplation) 단계
- 준비(preparation) 단계
- 실천(action) 단계
- 유지(maintenance) 단계

이 모델은 순차적 방식으로 제시되지만, 사람들은 종종 목표를 달성하기 위해 앞으로 나아가기 전에 이전 단계로 되돌아가기도 한다. 경우에 따라 종료termination, 일탈lapse 또는 재발relapse의 여섯 번째 단계가 모델에 포함된다. 다음은 6단계 각각에 대한 간략한 개요와 각 단계에 대한 관련 질문이다.

- *숙고 전 단계*: 숙고 전 단계에서는 행동을 바꿀 생각조차 하지 않는다. 이 단계에서는 자기연민(self-compassion)을 실천해야 한다.

⬤ **성찰 시간:**
당신은 어떤 행동에 대해 숙고 전 단계에 있나요? 그렇다면 당신은 자기연민을 실천하고 있나요? 설명해 보세요.

• 숙고 *단계*: 숙고 단계는 아직 변화할 준비를 시작하지는 않았지만, 행동을 바꾼다면 어떻게 될지 생각해 보는 단계이다.

🔘 **성찰 시간:**

변화를 고려하고 있는 행동이 있나요? 있다면 어떤 행동인가요?

_____

_____

_____

_____

_____

• *준비 단계*: 준비 단계에서는 적극적으로 계획을 세우고 곧 행동을 시작할 준비를 한다. 이 단계에서는 지원 찾기, 스마트(SMART) 목표 세우기, 목표 시작 날짜 정하기, 장애물과 그것을 극복하기 위한 전략 식별하기 등을 통해 도움을 받게 된다.

🔘 **성찰 시간:**

새로운 건강 행동을 취할 준비를 하고 있나요? 그렇다면 어떤 계획을 세우고 있나요?

_____

_____

_____

• *실천 단계:* 실천 단계는 새로운 행동을 수행하는 단계이다. 이때는 성취를 축하하고, 보상을 검토하고, 이 새로운 행동에 대한 동기를 성찰하고, 다음 목표를 세울 시간이다.

🔘 **성찰 시간:**

당신의 새로운 행동에 대해 생각해 보세요. 그것은 무엇인가요? 변화의 이전 단계들을 얼마나 빨리 진행했나요? 순차적이었나요, 아니면 실천 단계에 들어가기 전에 이전 단계들로 되돌아가기도 하였나요?

_____

_____

_____

_____

_____

_____

🔘 **성찰 시간:**

이제 실천 단계에 있으므로 축하하고, 동기를 성찰하고, 새로운 행동에 대한 다음 목표를 만들고 싶나요? 그렇게 하면 유지 단계로 넘어가는 데 도움이 될 수 있습니다.

_____

_____

_____

_____

_____

- *유지 단계:* 행동의 유지 단계에서 당신은 그 행동을 계속하기를 원하며 일탈이나 재발을 경험하지 않기를 바란다. 유지 단계에 머무를 가능성을 높이기 위해 다양성을 구현하고, 멘토를 찾거나, 다른 사람의 멘토가 될 수 있다.

● 성찰 시간:

현재 즐기고 있는 한두 가지 건강한 행동을 어떻게 유지하고 있는지 설명해 보세요.

_____

_____

_____

_____

_____

_____

- *종료, 일탈 또는 재발 단계:* 새로운 행동을 영원히 계속할 수도 있고, 행동이 더는 도움이 되지 않아 의도적으로 종료하게 될 수도 있다. 원하는 행동을 멈추게 되는 일탈 또는 재발을 경험할 수도 있다. 이런 일이 발생하게 되면, 먼저 여러 단계들 사이를 왔다 갔다 하는 것이 일반적임을 기억하라. 목표 설정과 관련된 이 장의 다른 학습 내용을 활용하여 정상 궤도로 되돌아오라. 경우에 따라서는 종료 단계에 도달하지 않기도 한다. 이렇게 당신은 건강한 습관을 유지하기 위해 지속적으로 노력하고 있다.

살면서 배우기: 베스 프레이츠 박사

'코치 접근법COACH Approach'을 활용하면 물질사용장애substance use disorder가 있는 환자를 상담할 때 정말 도움이 된다. 생활습관의학 전문의는 연민, 개방성, 감사 및 정직성을 사용하여 환자를 대할 때 그 과정을 더 즐길 수 있게 된다. 뇌졸중 생존자와 간병인을 위한 예비 웰니스 그룹을 운영할 때, 나는 매우 어려운 상황을 경험했다. 첫날 환자와 간병인들이 걸어 들어왔을 때, 마지막으로 도착한 사람은 아내를 휠체어에 태운 어느 신사였다. 그는 매우 힘들고 지쳐 보였다.

그는 아내를 테이블에 앉힌 후 문 쪽으로 향했다. 나는 재빨리 말했다. "아, 실례합니다. 여기 계셔도 돼요. 당신이 우리와 함께한다면 기쁠 거예요. 원하는 대로 하세요. 토론에 참여하셔도 좋습니다." 그는 눈을 동그랗게 뜬 채 알겠다고 답했다.

당시에는 모든 일이 순조롭게 진행되고 있다고 생각했다. 우리는 사람들이 뇌졸중에 걸리는 모든 이유를 검토했고, 모두가 자신의 개인적인 이야기를 공유했다. 그런 다음 뇌졸중의 위험 요소에 대해 살펴보았다. 저마다 자신이 알고 있는 위험 요소를 이야기했고, 간병인들도 이 정보를 공유했다.

일명 '탈출Escape' 씨(아내를 모임 장소에 데려다준 뒤 나가려던 신사)의 차례가 되기 전까지는 모든 것이 잘 진행되었다. '탈출' 씨는 자신의 차례가 되자 멈칫했다. 그는 눈을 가늘게 뜬 채 나를 똑바로 쳐다보고는 손으로 테이블을 쾅 내리치더니 낮고 큰 목소리로 "나는 계속 담배를 피울 거고, 끊지 않을 것입니다!"라고 선언했다. 아주 공격적인 반응이었다. 다행히도 나는 행동 변화 기법을 연구했고, 이미 현장에서 건강 코칭 방법을 사용하고 있었다.

이 상황은 '코치 접근법'에 적합했다. 그가 나에게 화를 내는 것 같았을 때, 나도 화가 났던 것을 기억한다. 누군가가 당신을 공격하거나 당신이 공격을 받고 있다고 느낄 때 보호 모드로 들어가는 것은 자연스러운 반응이다. 이 상황은 부정적인 악순환에 빠질 수 있었다. 나는 그때 '심호흡하자. 잠시 멈추고 생각하자.'라고 생각했다.

나는 잠깐의 휴식이 필요하다는 것을 알고 있었고, 그래서 특별한 것을 찾는 척하면서 지갑에 손을 뻗었다. 나는 지갑을 샅샅이 뒤지는 동안 잠시 멈추고 생각을 정리하는 시간을 가졌다. 나는 그룹의 모든 사람이 내가 어떻게 반응할지 궁금해하면서 나를 보고 있다는 것을 알고 있었다. 나는 공감할 거리를 탐색했고, 찾아냈다.

'코치 접근법'을 사용하면서 나는 호기심curious에 집중해야 했다. 무엇이 그를 그토록 화나게 했으며, 그는 왜 계속 담배를 피우고 싶어 할까? 나는 그가 이전에 여러 차례 금연하려고 시도했지만 성공하지 못했고, 그래서 좌절했을 거라고 생각했다. 아마도 모두가 그가 담배를 끊게 하려고 씨름했을 것이다. 그는 금연해야 하는 이유에 대한 설교를 수도 없이 들었고, 더는 듣고 싶지 않을 수도 있다고 상상했다. 나는 열려 open 있어야 했다. 오늘 그에게 금연하겠다는 동기를 성공적으로 부여하지 못한다고 할지라도, 그가 준비되어 있지 않을 수 있기에 그와의 대화가 어떻게 흘러가든 마음을 열어야 한다고 생각했다. 또한 그가 문밖으로 나가는 대신 그룹에 참여하기 위해 방에 머물기로 선택하여 나와 이야기하고 있다는 점에 감사해야 appreciative 했다. ('COACH(코치)' 접근법의 'COA'는 호기심(Curious), 개방성(Open), 감사(Appreciative)이다.)

대체로 연민 compassion 을 표현해야 한다는 것을 알고 있었기에, 나는 지갑을 뒤지면서 공감대를 찾고 있었다. 마지막으로는 솔직해야 honesty 했다. ('COACH(코치)'의 'CH'는 연민(Compassion)과 정직성(Honesty)이다.) 그는 담배를 끊지 않을 거라고 했지만, 나는 여전히 그가 나중에 금연을 고려할 수 있도록 동기를 부여하고, 그가 자신을 위해서 할 수 있는 최선의 행동 중 하나는 담배를 끊는 것이라고 말해 줄 수 있는 방법을 찾아야 했다. 나는 의료 제공자이며, 이 사실을 표현해야만 한다.

나는 1~2분 동안 지갑을 뒤적거리다가 명함 한 장을 꺼냈다. 그런 다음 동기면담을 사용했다. 나는 반영 전략을 활용했다. "당신의 이야기를 잘 들었습니다. 당신은 담배를 피우고 있고, 끊지 않을 거라고 하였습니다." 그런 다음, 몇 가지 정보를 공유할 수 있도록 허락을 구했다. "제가 한 말씀 드려도 되겠습니까?" 지금까지 이 질문에 "아니오."라고 답한 사람은 아무도 없었다. 나는 기본적으로 그에게 자율성, 즉 내 말을 들을지 말지 선택권을 주었다.

말해도 된다는 허락을 받은 후, 나는 다음과 같이 얘기했다. "나는 당신이 오늘, 즉 지금 당장 금연을 고려할 준비가 되지 않았다는 것을 압니다. 그러나 금연은 건강을 위해 할 수 있는 최고의 방법 중 하나입니다. 담배는 당신에게 부정적인 영향을 미치고, 간접흡연은 아내에게 부정적인 영향을 미칩니다. 그러니 금연할 준비가 되면 저에게 전화를 주십시오. 아무 때나 괜찮습니다. 당신을 위해 시간을 내겠습니다. 여기 내 전화번호가 있습니다. 준비되었을 때 기꺼이 도와드리겠습니다."

그 후 나는 그에게 내 명함을 건넸다. 그는 말이 없었고 약간 혼란스러워 보였다. 나머지 사람들은 완전한 침묵 속에서 응시하고 있었다. 다음 몇 주 동안 나는 '탈출' 씨에게 그의 흡연에 관해 묻지 않았다.

이후의 세션에서 나는 뇌졸중 예방 웰니스 그룹의 커리큘럼 중 하나인 흡연의 위험과 간접흡연의 영향에 대해 논했다. 나는 '탈출' 씨를 쳐다보지도 않았고 그를 불편하게 할 만한 행동도 하지 않았다. 4주 후 '탈출' 씨는 "저, 전할 말이 있습니다."라는 말을 남기고 웰니스 그룹에 들어왔다. 나는 보통 모두와 인사를 나누고 출석 체크를 하는 것으로 그룹 모임을 시작했지만, '탈출' 씨가 뭔가를 공유하고 싶어 하는 것 같아서 그가 세션을 시작하도록 했다. 그는 말했다. "저, 담배를 줄이기 시작했습니다. 한 달 안에 완전히 금연할 계획입니다." 우아!

방에 있던 모두가 박수를 치기 시작했다. 나는 표정과 몸짓 언어를 안정적이고 견고하게 유지했다. 이에 반해 그룹의 멤버들은 모두 환호성을 지르며 자리에서 벌떡 일어났다. 그들은 모두 그와 그의 아내에게 좋은 변화가 있기를 원했다. 나는 차분하고 조용하게 그에게 물었다. "기분이 어떤가요?" 그는 "너무 좋습니다!"라고 대답했다. 나는 누군가가 행동을 바꾸려는 마음을 가지기 전인 숙고 전 단계에 있을 때는 공감 empathy이 가장 최선의 치료 도구 중 하나라는 것을 배웠다.

COACH APPROACH

C=호기심(Curiosity)

O=개방성(Openness)

A=감사(Appreciation)

C=연민(Compassion)

H=정직성(Honesty)

긍정 탐구의 나선형 모델 Appreciative Inquiry Spiral Model

앞서 언급했듯이, 감사할수록 감사한 일이 더 많아진다. 당신의 내면 깊숙이 긍정적인 핵심 positive core이 있다. 누구에게나 강점과 재능이 있다. 누구나 과거에 어느 정도 성공을 경험했다. 이 긍정적인 핵심으로부터 일하게 되면, 더 높은 수준의 성취, 즐거움, 웰빙을 향해 나아갈 수 있다. 항상 당신의 긍정적인 핵심을 기억하라. 여러분 모두는 이 세상에 표현되고 공유되기를 갈망하는 내면의 지혜와 진정한 아름다움을 가지고 있다. 이 사실을 감사하고, 받아들이고, 인정하는 시간이 되기를 바란다.

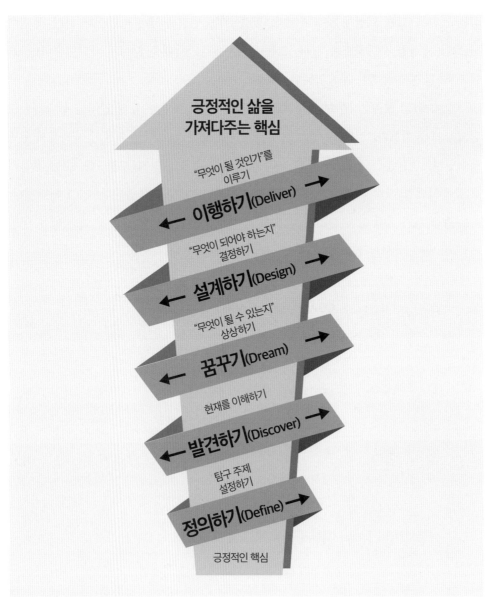

그림 9-1. 긍정 탐구의 5-D 순환(출처: 《Lifestyle Medicine Handbook》; 2nd edition; Frates, et al.; Monterey, CA: Healthy Learning; 2021)

긍정 탐구appreciative inquiry, AI 과정을 통해 당신의 긍정적인 핵심을 정의하고, 당신이 추구하는 것이 무엇인지 발견하고, 당신의 현실이 될 수 있는 가능성을 꿈꾸기 위해 노력한다. 그 시점에서 그것의 범위를 좁히면서 스마트SMART 목표 설정 과정을 통해 성취할 수 있는 프로그램을 설계한다. 궁극적으로는 이러한 목표들로 나타나는 자신과의 약속을 이행하기 위해 노력해야 할 것이다. 그림 9-1에 제시된 것처럼, 이 긍정 탐구의 5-D 순환을 지속적으로 반복하라.

자신감 구축

자신감 수준을 높이기 위해 수행할 수 있는 다음과 같은 몇 가지 단계가 있다.

- 과거의 성공을 기억하라.
- 자신의 강점을 상기하라.
- 장애물에 대한 전략을 브레인스토밍하라.
- 긍정적인 면을 인식하라.

이와 관련하여, 긍정심리학의 전문가인 미국 심리학자 찰스 스나이더Charles Snyder 박사는 희망이 인지적cognitive 요소와 효과적effective 요소로 구성되어 있다는 희망 이론Hope Theory을 개발했다.[8] 이 이론에 따르면, 영감을 주는 목표를 설정하고 이를 향한 변화를 위한 경로를 식별함으로써 자신감을 키우게 된다. 스나이더는 사람들이 희망과 연관 짓는 최소한의 세 가지 단계를 확인했다.

- 집중된 생각이 필요하다.
- 목표를 달성하려면 사전에 전략을 개발해야 한다.
- 목표에 도달하는 데 필요한 노력을 기울이려면 동기가 필요하다.

스마트^{SMART} 목표 설정

스마트^{SMART} 목표를 설정하면 성공 가능성을 높일 수 있다[스마트 목표의 상세 개요는 4장 참조]. 그림 9-2의 행동 변화의 사다리를 사용한 목표 설정에서 사다리의 측면은 개인의 우선순위, 원칙, 비전 및 가치, 즉 스마트^{SMART} 목표의 기반이 되는 틀을 나타낸다. 사다리의 가로대는 개인의 단기적, 장기적인 스마트^{SMART} 목표로서, 개인의 궁극적인 비전이나 꿈을 향해 이끌어 준다. 내적 동기와 외적 동기는 개인이 성공을 향해 나아갈 수 있도록 추진하는 원동력이다.

효과적이고 고무적인 목표는 다음의 두 가지 특성을 포함한다.

- 내재적으로 의미 있는 목표
- 당신의 가치와 열정에 적합한 목표

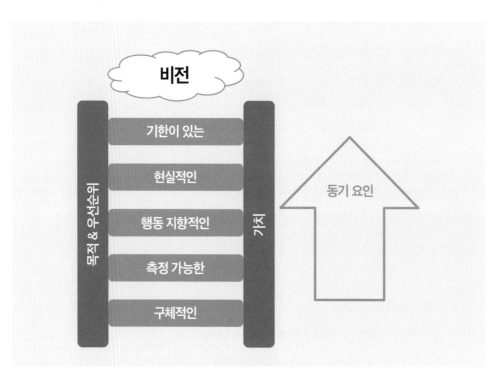

그림 9-2. 행동 변화의 사다리

잠시 시간을 내어 당신의 우선순위, 핵심 원칙, 핵심 가치 및 비전을 성찰하라. 그런 다음 이 비전을 달성하는 데 도움이 될 목표를 숙고하라. 또한 이 목표를 달성하기 위한 동기를 고려하라. 그런 다음 스마트^{SMART} 목표 형식을 사용하여 목표를 구체화하라.

구체적<small>SPECIFIC</small>

구체적인 목표는 명확하며, 종종 '누가, 무엇을, 언제, 어디서, 왜, 어떻게'라는 문제를 다룬다. 이와 관련하여, 새로운 목표로 집중하고 싶은 삶의 영역을 고려하고 구체적으로 작업하기 위해 다음 질문에 답해 보라.

🌑 **성찰 시간:**

누가 당신의 목표와 관련되어 있나요?

🌑 **성찰 시간:**

목표를 달성하기 위해 첫 번째, 두 번째, 세 번째로 해야 할 일은 무엇인가요?

◖◗ **성찰 시간:**

목표를 향한 단계는 언제 완료될까요?

◖◗ **성찰 시간:**

어디에서 목표를 완료할 것인가요?

◖◗ **성찰 시간:**

그 목표를 완료하고 싶은 이유는 무엇인가요?

◉ **성찰 시간:**

그 목표를 어떻게 완수할 것인지요?

_____

_____

_____

_____

_____

_____

"이유^(why)가 있다면, 방법^(how)을 찾을 수 있을 것이다."

- 베스 프레이츠 박사

의사이자 저자

측정 가능한 MEASURABLE

예를 들면, 30분 동안 운동하거나, 3명의 친구에게 연락하거나, 매일 6회분의 채소를 섭취하는 것과 같이, 양적 측면을 사용하여 목표를 향한 진행 상황을 평가하는 다양한 방법이 있다.

◉ **성찰 시간:**

진행 상황을 어떻게 평가하고 추적할 것인가요?

_____

_____

_____

_____

◉ 성찰 시간:

최종 목표에 도달했는지 또는 목표를 향한 경로의 다양한 단계에 도달했는지 어떻게 알 수 있을까요?

_____

_____

_____

_____

_____

_____

◉ 성찰 시간:

사용할 스마트폰 애플리케이션, 저널, 화이트보드, 차트, 컴퓨터 프로그램 또는 기타 시스템이 있나요? 목표에 대한 진행률 차트는 어떻게 보일까요?

_____

_____

_____

_____

_____

행동 지향적 ACTION-ORIENTED

성공하고 싶다면 목표는 행동 지향적이어야 한다. 사람들은 대부분 건강하기를 원하지만, 능동적이기보다는 수동적인 목표를 갖는다. 이것은 성공을 더 어렵게 만든다. 목표에는 목표의 일부인 실행 가능한 여러 항목이 있을 수 있다. 그것들은 '할 일

목록^{to-do list}'에 추가할 수 있는 행동이어야 하고, 당신이 그것을 완료했을 때 목록에서 지울 수 있다.

🔵 성찰 시간:

목표를 달성하기 위해 취해야 할 행동이나 조치는 무엇인가요? 최종적인 누적 행동이 아니라 필요한 여러 행동들을 나열해 보세요.

현실적REALISTIC

도전적인 목표를 갖는 것도 중요하지만 달성 가능성도 중요하다. 너무 어려운 목표는 좌절감을 줄 수 있고, 너무 쉬운 목표는 지루함을 유발할 수 있다. 당신의 목표가 원하는 만큼 달성할 수 없는 목표라는 것을 깨닫게 된다면, 이는 목표를 달성하기 위해 새로운 기술을 배울 필요가 있음을 나타내는 것일 수 있다.

🔵 성찰 시간:

당신의 목표를 성찰해 보세요. 너무 도전적인가요? 너무 쉬운가요? 설명해 보세요.

◉ 성찰 시간:

당신의 목표가 달성할 수 있으면서도 적당히 도전적인 균형을 이루도록 변경하고 싶나요? 그렇다면 업데이트한 당신의 목표를 아래에 적어 보세요.

_____

_____

_____

_____

_____

_____

◉ 성찰 시간:

당신의 목표를 성공적으로 달성할 가능성을 높여 줄 수 있는 기술 중에 아직 가지고 있지 않거나 향상하고 싶은 기술이 있나요? 있다면 어떤 기술인가요?

_____

_____

_____

_____

_____

_____

◉ 성찰 시간:

그러한 기술을 어떻게 얻을 수 있을까요? 여기에는 온라인 조사, 의료 제공자와의 상담 또는 수업 수강이 포함될 수 있습니다.

_____

_____

_____

_____

_____

기한이 있는TIME-SENSITIVE

스마트SMART 목표를 설정하려면 목표에 기한을 정하는 것이 포함된다. 목표는 바로 다음 시간에 완료하고 싶은 것부터 평생에 걸쳐 끝내고 싶은 것에 이르기까지 기한을 가질 수 있다. 단기적 목표에는 일일, 주간 및 월간 목표가 포함될 수 있고, 장기적 목표에는 1년 또는 수십 년간의 목표가 포함될 수 있다.

◐ 성찰 시간:

각 목표에 대한 일정을 고려해 보세요. 일정표를 변경하거나 단기 또는 장기적 목표를 추가하여 진행 상황을 지원할 수 있습니다. 목표의 일정표를 변경하거나 또 다른 단기 또는 장기적 목표를 추가하고 싶나요?

_____

_____

_____

_____

_____

_____

스마트SMART 목표 요약

스마트SMART 목표 체계의 다양한 구성 요소를 살펴보았으니, 이제 당신에게는 명확하게 말할 수 있는 스마트^{SMART} 목표가 생겼다.

● **성찰 시간:**

아래에 당신의 스마트^{SMART} 목표를 적어 보세요.

_____

_____

_____

_____

_____

_____

목표 달성 능력에 대한 자신감

목표를 향한 작업을 시작하기 전에, 목표 달성에 대한 자신감을 숙고하기 위해 잠시 멈추라.

● **성찰 시간:**

당신은 목표를 달성할 수 있다고 얼마나 확신하나요? (1-자신 없음, 5-약간 확신, 10-매우 확신)

_____

_____

_____

_____

_____

7점 미만이라면 목표를 수정하여 성공에 대한 자신감을 높여라.

◉ 성찰 시간:

당신의 수정된 목표를 적어 보세요.

_____

_____

_____

_____

_____

_____

◉ 성찰 시간:

당신의 수정된 목표를 달성할 수 있다는 자신감의 수준은 어느 정도인가요?

_____

_____

_____

_____

_____

_____

성공은 성공을 낳고, 목표를 향해 계속 나아가도록 동기를 부여한다는 것을 항상 기억하라.

목표에 대한 책임

책임감은 목표를 달성할 성공 가능성을 높인다. 어떤 사람들은 목표를 달성하는 데 도움을 줄 거라고 믿는 사람들에게 자신의 목표를 공유한다. 또 누군가는 스스로 책임감을 유지하기 위해 스마트 기기, 스마트폰 애플리케이션, 저널 등을 활용한다.

◉ 성찰 시간:

이제 목표가 분명해졌다면, 당신의 목표를 공유할 수 있고, 책임감을 통해 당신에게 동기를 부여하고 도움을 줄 수 있는 지지자가 있나요? 그 사람은 누구인가요?

_____

_____

_____

_____

_____

_____

◉ 성찰 시간:

책임에 대한 도움이 필요하다는 것을 그 지지자들에게 언제, 어떻게 알릴 것인가요?

_____

_____

_____

_____

_____

목표 달성 축하하기

목표를 향해 노력하는 데는 많은 노력과 헌신이 필요할 것이다. 당신은 당신의 성공과 목표 달성을 향한 모든 진전을 축하할 자격이 있다. 마지막까지 기다리지 않아도 된다. 성공을 축하하는 것은 격려가 되며, 계속해서 성공하는 데 도움이 된다.

◉ **성찰 시간:**

당신의 발전과 성공을 축하할 수 있는 몇 가지 방법을 나열해 보세요. 창의력을 발휘하세요!

_____

_____

_____

_____

_____

_____

◉ **성찰 시간:**

최종 목표에 도달한 후 당신의 발전을 어떻게 축하하고 싶나요?

_____

_____

_____

_____

_____

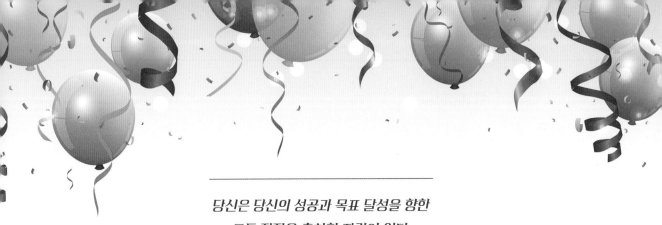

당신은 당신의 성공과 목표 달성을 향한
모든 진전을 축하할 자격이 있다.

동기

동기는 외적일 수도 있고 내적일 수도 있다. 외적 동기는 당신의 외부에서 오는 것이며, 주로 보상이나 처벌 또는 다른 사람의 의견이 포함된다. 내적 동기는 당신의 내부 추진력, 우선순위 및 목적과 일치한다. 때때로 당신의 동기에는 외적 요소와 내적 요소가 모두 있다. 목표는 내적으로 동기가 부여되고 삶의 목적, 우선순위 및 비전과 연결될 때 성공할 가능성이 더 커진다.

◉ 성찰 시간:

당신의 목표에 대한 동기는 무엇인가요? 그것은 내적 동기인가요, 외적 동기인가요? 아니면 두 요소를 다 포함하고 있나요?

웰니스로 가는 길

성찰 시간:

당신의 목표가 좀 더 내적으로 동기부여되고 당신에게 의미 있게 만들기 위해 할 수 있는 일이 있나요?

_____

_____

_____

_____

_____

_____

목표 지원적 습관

건강한 습관을 만들면 목표를 달성할 가능성이 커진다. 습관은 처음에 그 행동을 했을 때에 비해 많은 노력을 들이지 않고 하는 행동 패턴이다. 당신은 종종 의식하지 않고 습관적 행동을 한다. 원하는 행동을 반복하면 그 행동을 계속하기가 더 쉬워진다. 그 행동을 하도록 허락하는 뇌의 신경 연결망을 형성하고 강화하는 것이다.

당신이 숲속을 하이킹하고 있고, 어디로 가고 싶은지 알고 있지만, 아무도 당신이 가고 있는 길로 가 본 적이 없다고 상상해 보라. 처음 숲속을 걸어갈 때는 목적지까지 이동하려면 상당한 노력이 필요하다. 가지를 치워야 하고, 많은 장애물을 넘어야 하고, 최종 목적지에 도달하는 방법을 찾아야 할 수도 있다. 이제, 같은 목적지로 여행하고 있던 수백 명의 사람이 걸어갔던 흔적을 따라가고 있다고 상상해 보자. 가지가 제거되었고 경로가 장애물을 우회하므로 이동하기가 훨씬 쉽다. 다음으로 누군가가 길을 따라 디딤돌을 놓아 길을 닦아 놓았다고 상상해 보라. 훨씬 적은 정신적, 육체적 노력으로도 명확한 길을 따르면서 목적지까지 걸어갈 수 있다.

두뇌는 반복을 통해 비슷한 회로를 만든다. 건강한 습관 형성의 과학을 사용하여 목표를 달성할 수 있다. 초기 행동이 어려워 보이더라도 '웰니스로 가는 길'을 닦고 있음을 스스로에게 상기시킬 수 있다.

● 성찰 시간:

당신의 목표 달성을 지원하기 위해 긍정적인 혼잣말과 건강한 습관 형성을 어떻게 활용할 수 있나요?

교수이자 《변경 방법: 현재 위치에서 원하는 위치로 가는 과학How to Change: The Science of Getting from Where You Are to Where You Want to Be》9(국내에서는 '슈퍼 해빗'이라는 제목으로 출간됨 - 역자 주)의 저자인 케이티 밀크먼Katy Milkman은 일상적인 습관 위에 새로이 시작하고 싶은 습관을 쌓는 '등에 업기piggybacking'를 권장한다. 즉 새로운 습관을 만들기 위해 노력할 때, 기존 습관과 짝을 지어 기억하기 쉽게 할 수 있다. 예를 들어, 매일 아침 복용해야 하는 새로운 약을 처방받고 복용하는 것을 잊어버릴까 걱정된다면, 이미 습관화된 활동과 함께 짝을 지어 복용하는 것을 시도할 수 있다. 매일 아침 양치질한 후 곧바로 약을 복용하기 시작할 수 있다. 결국에는 자동으로 이 두 가지 행동을 함께 하는 습관이 형성될 것이다.

또한 밀크먼은 즉시 만족감을 주는 '원하는want' 활동과 전반적인 건강에 좋은 '해야 할should' 행동을 짝짓는 '유혹 묶기temptation-bundling'에 대해 설명한다. 이러한 짝짓기는 목표를 성공적으로 달성할 가능성을 높여 준다.

당신의 성공 가능성을 높이기 위해 현재의 습관과 원하는 새로운 습관을 짝짓거나 '유혹 묶기' 전략으로 묶는 방법이 있나요? 설명해 보세요.

_____

_____

_____

_____

_____

_____

생활습관 너머의 목표

건강한 생활습관을 중심으로 하는 목표를 갖는 것도 훌륭하지만, 당신의 삶에서 '목표 설정'을 활용할 수 있는 다른 방법에 대해 생각해 보라.

🌑 **성찰 시간:**

가족 또는 일을 위한 목표가 있나요?

_____

_____

_____

_____

_____

_____

◉ **성찰 시간:**

당신의 목적이 비영리 단체나 신앙 공동체의 목표와 일치하나요? 그렇다면 그들의 목표를 탐색하고 지원하는 데 더 많이 참여하고 싶나요?

_____

_____

_____

_____

_____

_____

◉ **성찰 시간:**

새로운 취미나 스포츠 또는 새로운 악기를 배우기 위한 목표를 세우고 싶나요? 아니면 현재의 취미 활동이나 스포츠 또는 악기 연주 실력을 개선하기 위한 목표를 세우고 싶나요?

_____

_____

_____

_____

_____

◉ **성찰 시간:**

여행과 관련된 목표를 세우고 싶나요? 설명해 보세요.

_____

_____

목표가 없으면 방향을 잃고 방황할 가능성이 크다. 반면에 목표가 있으면 원하는 경로를 따라 이동할 가능성이 커진다. 여전히 장애물에 부딪히겠지만 결국에는 성공할 확률이 더 높다.

이전의 목표를 향한 시도로부터 얻은 통찰

　　이전에 달성하지 못한 목표가 있었다고 하더라도, 그것이 나쁜 목표였거나 다시 시도해서는 안 된다는 의미는 아니다. '실패한' 시도는 최고의 통찰과 성장으로 이어질 수 있다.

● 성찰 시간:
　　과거에 성공했던 목표를 향한 시도 세 가지와 성공할 수 있는 능력을 향상시킨 요인은 무엇이었는지 적어 보세요.

✓ _____

✓ _____

✓ _____

● 성찰 시간:
　　과거에 실패했던 목표를 향한 시도 세 가지와 실패에 기여한 요인은 무엇이었는지 적어 보세요.

✓ _____

✓ _____

✓

◉ 성찰 시간:

과거에 실패했던 목표를 향한 시도 중에서 다시 해 보고 싶은 것이 있나요? 실패한 목표 중에 수정하거나 업데이트하고 싶은 것이 있나요?

◉ 성찰 시간:

목표의 성공 가능성을 높이기 위해 추가로 배우고 싶은 기술이나 도입할 수 있는 시스템이 있나요?

더불어 당신이 통제할 수 없는 것들이 있다는 것을 기억하라. 때로는 목표를 다시 달성하려고 시도하는 것이 적절하지만, 어떤 목표는 뒤로 미뤄 두는 것이 더 나을 수도 있다. 어떤 사람들에게는 공동의 목표를 위해 노력하는 커뮤니티에 가입하거나

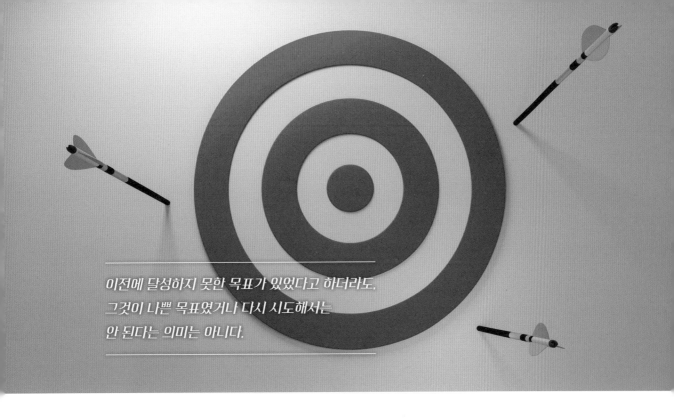

이전에 달성하지 못한 목표가 있었다고 하더라도, 그것이 나쁜 목표였거나 다시 시도해서는 안 된다는 의미는 아니다.

웰니스 코치의 도움을 받는 것이 유익할 수 있다.

목표 지원적 환경

당신의 환경이 어떻게 당신의 목표 중 하나를 지원하거나 방해하는지 생각해 보라. 예를 들어 당신의 목표가 더 건강한 음식을 먹는 것인데, 주방 환경에 조리 기구나 건강한 재료가 없다면 성공하기 힘들다. 반대로 건강한 식사를 준비하고 요리할 수 있는 용품이 있는 주방과 건강한 요리 재료로 채워진 식료품 저장실은 성공 가능성을 높여 줄 것이다.

◉ 성찰 시간:

당신의 환경이 당신의 목표를 성공적으로 달성할 가능성을 어떻게 증가(또는 감소)시킬 수 있을까요?

_____

_____

_____

_____

_____

_____

_____

◉ **성찰 시간:**

당신의 목표를 더 잘 지원하기 위해 당신의 환경을 어떻게 바꿀 수 있을까요?

_____

_____

_____

_____

_____

_____

목표 지원적 일정

특정 목표를 성공적으로 달성하려면 일정을 수정해야 할 수도 있다. 일반적인 평일 일정을 숙고한 다음, 일반적인 주말 일정을 숙고하라.

◉ **성찰 시간:**

당신의 일정이 당신의 목표 달성 능력을 어떻게 지원하거나 방해하나요?

_____

_____

_____

_____

_____

_____

_____

◐ 성찰 시간:

목표 달성을 더 잘 지원하기 위해 당신의 일정을 수정하고 싶나요? 그렇다면 어떻게 할 것인가요?

_____

_____

_____

_____

_____

_____

목표를 향해 노력할 때, 목표 시도를 통해 '웰니스로 가는 길'을 닦고 있음을 기억하라. 완벽함보다 진보에 집중하라. 성공을 축하하고, 실패한 시도에서 배운 귀중한 교훈을 찾아라. 이러한 여정을 즐기고, 그 과정에서 일어날 배움과 성장을 즐기라. 스마트SMART 목표와 스마트SMART 목표가 아닌 예는 다음과 같다.

◐ 스마트SMART 목표의 예:

- 한 달 동안 나는 일주일에 다섯 번은 점심시간에 30분씩 걸을 것이다.
- 다음 한 주 동안 나는 매일 매끼에 1번씩, 간식으로 2번 총 5회분의 과일과 채소를 먹을 것이다.

- 나는 수요일 오후 퇴근 후에 근처 스튜디오에 가서 요가 수업 일정을 알아볼 것이다.

◖◗ 스마트SMART 목표가 아닌 예:

- 나는 10kg을 감량할 것이다.

- 나는 운동을 더 많이 할 것이다.

- 나는 한 달 안에 마라톤을 뛸 준비를 할 것이다.

- 나는 과일과 채소를 더 많이 먹을 것이다.

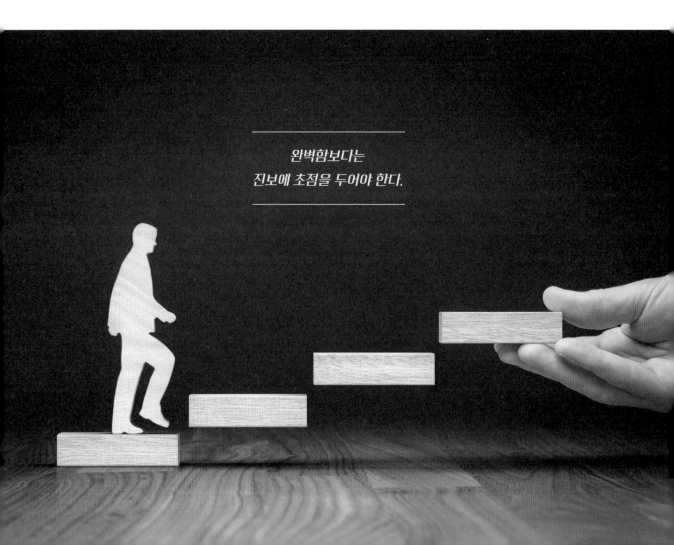

완벽함보다는
진보에 초점을 두어야 한다.

참고 문헌

▪ 인용 문헌

1. Simpson JA, Weiner ES, Profftt M, editors. *Oxford English Dictionary Additions Series*. London, England: Oxford University Press; 1997.

2. Scharf-Hunt D, Hait P. *Studying Smart: Time Management for College Students*. New York: HarperPerennial; 1990.

3. Locke EA, Latham GP. *A Theory of Goal Setting & Task Performance*. Hoboken, NJ: Prentice-Hall, Inc; 1990.

4. Miller WR, Rollnide S. *Motivational Interviewing: Helping People Change*. New York: Guilford Press; 2012.

5. Knowles MS (1978). Andragogy: Adult learning theory in perspective. *Community College Review*. 5(3):9-20.

6. Covey SR, Center CL. *The Seven Habits of Highly Effective People: Restoring the Character Ethic*. New York: Simon and Schuster; 1993.

7. Grimley D, Prochaska JO, Velicer WF, et al. The Transtheoretical Model of Change. In TM Brinhaupt and RP Lipka (eds) *Changing the Self: Philosophies, Techniques, and Experiences* (pp. 201-227). Albany, NY: State of New York Press; 1994.

8. Milkman K. How to Change: *The Science of Getting From Where You Are to Where You Want to Be*. New York: Portfolio Books; 2021.

9. Snyder CR, Lopez SJ, Shorey HS, Rand KL, Feldman DB. Hope theory, measurements, and applications to school psychology. *School Psychology Quarterly*. 2003;18(2):122.

▪ 도서 자료

- Arloski M. *Wellness Coaching for Lasting Lifestyle Change*. Duluth, MN: Whole Person Associates; 2009.

- Ben-Shahar T. *Happier: Learn the Secrets to Daily Joy and Lasting Fulfillment*. New York: McGraw-Hill Education; 2007.

- Burnett B, Evans D. *Designing Your Life: How to Build a Well-Lived, Joyful Life*. New York: Knopf; 2016.

- Covey S. *The 7 Habits of Highly Effective People: Powerful Lessons in Personal Change, revised ed.* New York: Free Press; 2004.

- Drucker PF. *Managing Oneself*. Boston, MA: Harvard Business Press; 2007.

- Drucker PF. The Effective Executive: The Defnitive Guide to Getting the Right Things Done. New York: Harper Business; 2006.

- Duhigg C. *The Power of Habit: Why We Do What We Do in Life and Business*. New York: Random House Trade Paperbacks; 2014.

- Grimley D, Prochaska JO, Velicer WF, et al. The Transtheoretical Model of Change. In TM Brinhaupt and RP Lipka (eds) *Changing the Self: Philosophies, Techniques, and Experiences* (pp. 201-227). Albany, NY: State of New York Press; 1994.

- Matthews J. *The Professional's Guide to Health and Wellness Coaching*. San Diego, CA: ACE; 2019.

- Milkman K. *How to Change: The Science of Getting From Where You Are to Where You Want to Be*. New York: Portfolio Books; 2021.

- Miller WR, Rollnide S. *Motivational Interviewing: Helping People Change*. New York: Guilford Press; 2012.

- Moore M. *Coaching Psychology Manual*, 2nd ed. Philadelphia, PA; 2016.

- Rippe J (ed). *Lifestyle Medicine*, 3rd ed. Boca Raton, FL: CRC Press; 2019.

- Sharf-Hunt D, Hait P. *Studying Smart: How to Do Your Work and Do It Well, How to Survive the Pressure⋯and Still Have Time for Fun*. New York: Harper Paperbacks; 1990.

- Whitworth L, Kimsey-House K, Kimsey-House H, Sandahl P. *Co-active Coaching— New Skills for Coaching People Towards Success*. London, England: Breasley Publishing; 2007.

■ 기타 자료

- Calendar, to do lists, sticky notes, dry-erase boards

- Accountability—check your progress, utilize the buddy system, use tracking systems (written logs, apps, devices, internet sites, social media), collaborate with a caregiver, spouse, or friend.

- Measurement—"What gets measured, gets managed" (Peter Drucker)—journaling, logs, pedometer, heart rate monitor, scale, blood tests, number of fruits and veggies, number of push-ups, hours spent sleeping

10

스트레스
회복탄력성 Stress resilience

"스트레스에 대항하는 가장 큰 무기는 한 생각 위의 다른 생각을 선택하는 능력이다."

- 윌리엄 제임 William James

미국 심리학자이자 철학자

웰니스로 가는 길 닦기: 스트레스 및 회복탄력성에 관한 질문들

다음의 5가지 문항에 대하여 당신에게 해당하는 빈도의 숫자를 선택하라.

(빈도: 1=전혀 아닌, 2=드물게, 3=가끔, 4=자주, 5=일상적으로)

• 스트레스를 느낄 때 나 자신을 평정케 하는 방법을 알고 있다.

- 위기에 처했을 때 사용할 수 있는 2~3개의 이완 기법을 가지고 있다. _____

- 나는 반응하기 전에 상황으로부터 한 걸음 물러설 수 있다. _____

- 나는 화를 내기보다 평온함을 느끼는 데 더 많은 시간을 보낸다. _____

- 나는 힘든 일이 있을 때 회상할 수 있는 행복했던 시간이나 장소가 있다. _____

스트레스 관리 소계: _____

살면서 배우기: 페이빙PAVING 프로그램 참가자 일리애나 클레포니스Ileana Kleponis

나는 프레이츠 박사의 수업에서 기억나는 것이 너무도 많지만, 심호흡을 통한 스트레스 감소보다 또렷한 것은 없다. 이것은 내가 거듭해서 사용하는 아주 간단한 기법이다. 긴장을 풀고, 불안감을 제거하고, 스트레스를 완화하고, 질주하는 나의 심박수를 늦추기 위해 그저 호흡하는 것이다.

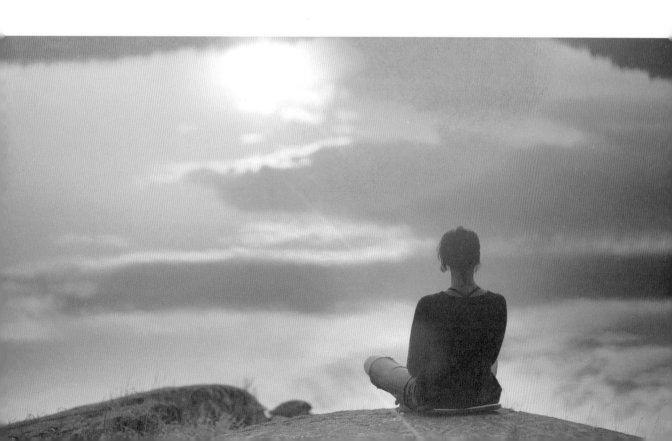

보스턴으로 운전해서 가는 것은, 특히 약속이 있어서 가는 경우라면 아주 스트레스를 받는 경험이 될 수 있다. 어느 날 아침, 도로 표지판을 보니 교통 상황이 좋지 않았다. 목적지에 늦게 도착하게 되리라는 것을 알게 된 나는 불안해지기 시작했으나, 스트레스를 주는 생각에 휩싸이는 대신 수업에서 배운 것을 사용하기로 했다. 나는 호흡을 했다. 4를 세는 동안 숨을 들이쉬고, 7을 세는 동안 숨을 유지하고, 8을 세는 동안 숨을 내쉬었다. 4-7-8 호흡법을 거듭 되풀이하자, 큰 도움이 되었다! 나는 불안한 생각을 멈추며 호흡에 집중할 수 있는 만큼 이완할 수 있었다. 어떤 생각도 머릿속에 들어오지 않았다. 목적지에 도착했을 때 나는 평정심을 취할 수 있었다.

이 기법은 다양한 상황에서 몇 번이고 나를 도와주었다. 나는 진료실에 들어가기 전에도 몇 분 동안 심호흡을 한다. 4-7-8 호흡법을 몇 차례 반복하는 것은 내가 평정심을 유지하도록 도와준다. 혈압을 측정할 때도 심박수를 늦추기 위해 호흡법을 사용한다. 대면 만남이든 줌Zoom을 통한 만남이든 누군가를 처음 만날 때 기다리는 동안 심호흡을 하면 도움이 된다. 지금 나는 프레이츠 박사의 워크숍에서 배웠던 마음챙김 기술을 구축할 수 있는 요가 수업에 참여하고 있다. 수업을 마칠 때면 모든 스트레스가 사라진다. 내가 할 일은 심호흡에 대해 생각하는 것뿐이다.

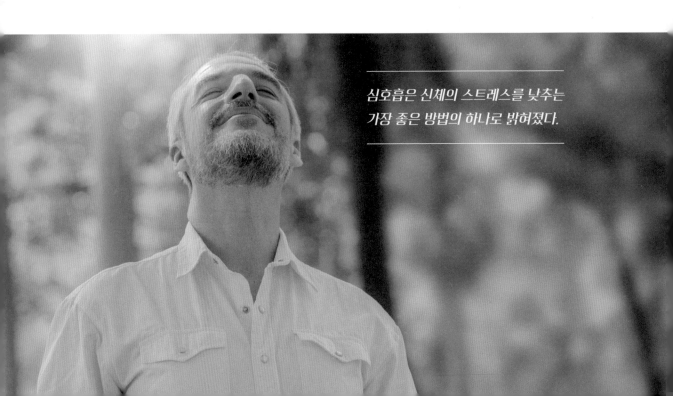

심호흡은 신체의 스트레스를 낮추는 가장 좋은 방법의 하나로 밝혀졌다.

스트레스 회복탄력성 타임라인

◉ 성찰 시간:

당신의 생애 단계(유년기, 청소년기, 청년기, 중년기, 노년기)마다 무엇이 주된 스트레스 요인이었는지 적거나 그려 보세요.

◉ 성찰 시간:

당신이 스트레스를 받는 동안 당신에게 힘을 주고, 당신을 지지하고, 긴장을 풀도록 도와준 것은 무엇이었는지 적거나 그려 보세요.

● **성찰 시간:**

당신의 타임라인을 되돌아보세요. 그것으로부터 어떤 통찰을 얻었나요? 세월이 흐르면서 당신의 스트레스 요인이나 대응 기제가 많이 바뀌었나요?

_____

_____

_____

_____

_____

미국 스트레스 연구소American Institute of Stress는 스트레스를 "신체적, 정신적 또는 정서적 압박이나 긴장"으로 정의한다.[1] 사람에게 동기와 에너지를 주어서 무언가를 수행하게 하는 스트레스는 긍정적일 수 있다(eustress, 유스트레스). 그러나 부정적인 스트레스(distress, 디스트레스)는 당신의 건강을 나빠지게 할 수 있다. 특히 스트레스가 만성적이고, 건강한 방식으로 스트레스에 대처할 자원을 가지고 있지 않을 때 더욱 그러하다.

'스트레스'라는 용어를 처음 만들었으며 '스트레스의 아버지'로 여겨지는 한스 셀리에Hans Selye 박사는 다음과 같이 말했다.[2] "그렇다. 알다시피, 내가 이 개념을 정립했을 때 나는 그 차이를 생각하지 않고 그것을 스트레스라고 불렀다. 그러나 그 후 종종 혼란이 있었다. 대중들은 스트레스stress와 디스트레스distress를 동의어로 사용하지만, 둘은 다르다. 통증, 슬픔, 불안 및 고통의 스트레스는 나쁜 스트레스, 즉 디스트레스이다. 그러나 창조로 인한 스트레스나 무언가를 회복력 있는 방식으로 처리함으로써 성취할 수 있게 하는 스트레스는 사람들이 없애고 싶어 하지 않는다. 따라서 좋은 스트레스(소위 '유스트레스') 또는 나쁜 스트레스('디스트레스')가 있다. 그러나 모든 요구에 대한 반응은 다 스트레스이다. 스트레스는 항상 존재하기에, 핵심은 그것이 당신 자신이나 타인에게 유용한지를 확인하는 것이다."

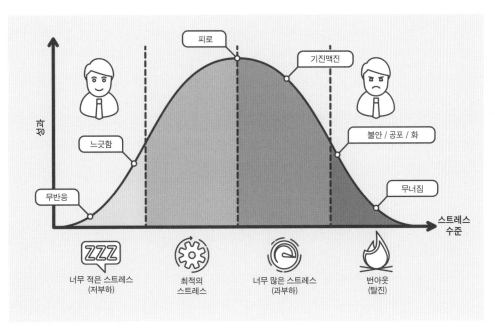

그림 10-1. 스트레스 곡선

● 성찰 시간:

당신의 삶에서 긍정적인 스트레스 요인은 무엇인가요?

_____

_____

_____

_____

_____

_____

● 성찰 시간:

당신은 5킬로미터 달리기 같은 목표나 노력 또는 활동을 공개적으로 약속해 본 적이 있나요? 좋은 스트레스(유스트레스)는 이런 것들과 관련되어 있습니다.

_____

_____

_____

_____

_____

_____

◉ 성찰 시간:

어떤 마감 기한이 당신을 궤도에서 벗어나지 않도록 도와주나요? 기한이 있는 것은 도전을 좀 더 잘 관리할 수 있게 하면서 건강한 방식으로 스트레스에 대처하도록 도와줄 수 있습니다.

_____

_____

_____

_____

_____

_____

◉ 성찰 시간:

당신의 여정에 대한 책임감을 유지하도록 도와줄 수 있는 사람들이 있나요? 책임감은 스트레스가 많은 상황을 더 잘 관리할 수 있도록 도와줍니다.

_____

_____

_____

_____

◉ **성찰 시간:**

스트레스가 당신이 행동을 취하도록 동기를 부여했거나 에너지를 주었던 경우의 예를 들어 보세요.

_____

_____

_____

_____

_____

_____

◉ **성찰 시간:**

스마트SMART 목표를 세우고 전념해 본 적이 있나요? 목표를 가지는 게 당신의 스트레스(긍정적 또는 부정적 스트레스)에 어떤 영향을 끼치나요?

_____

_____

_____

_____

_____

_____

우리의 몸은 단기적인 스트레스 요인들을 잘 다룰 수 있도록 훌륭하게 만들어졌다. 하지만 건강 염려증, 경제적 불안정성, 돌봄의 부담 등등 오늘날 우리가 주로 노출되는 스트레스 요인들의 상당수는 장기적 또는 만성적이다.

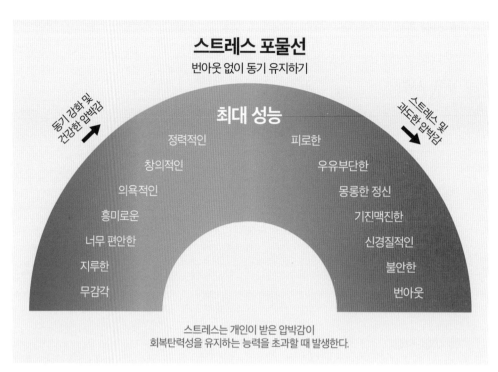

그림 10-2. 스트레스 포물선

◉ 성찰 시간:

당신의 만성적 스트레스의 원인은 무엇인가요?

_____

_____

_____

_____

_____

_____

_____

◉ 성찰 시간:

당신에게 가장 스트레스를 주는 장소나 상황, 책임 또는 사람에 대해 알고 있나요?

_____

_____

_____

_____

_____

_____

부정적인 스트레스의 또 다른 유형은 심리적 스트레스로, 환경적 요구가 부담되거나 자신의 적응 능력을 초과한다고 인지할 때 발생한다.[3]

● 성찰 시간:

당신의 주된 스트레스 요인은 건강한 방식으로 스트레스를 처리할 수 있는 당신의 현재 능력을 초과하나요?

_____

_____

_____

_____

_____

● 성찰 시간:

현재 스트레스를 해소하기 위해 무엇을 하고 있나요?

_____

_____

_____

_____

_____

◉ 성찰 시간:

현재 스트레스를 해소하기 위해 하는 활동 중에 당신의 건강에 좋다고 생각하는 활동은 무엇인가요?

_____

_____

_____

_____

_____

_____

◉ 성찰 시간:

현재 스트레스를 해소하기 위해 하는 활동 중 건강에 좋지 않다고 생각하는 활동은 무엇인가요?

_____

_____

_____

_____

_____

_____

◉ 성찰 시간:

스트레스 요인에 대해 어떻게 생각하느냐에 따라서 기분이 어떻게 달라지는지 알고 있나요?

_____

_____

_____

_____

_____

🔘 성찰 시간:

무언가에 굉장한 스트레스를 받는다고 생각했는데, 잠시 휴식을 취하거나 새로운 관점으로 바라보려고 하자, 단순히 사고방식을 바꾸는 것만으로도 스트레스가 줄어든 적이 있나요? 설명해 보세요.

_____

_____

_____

_____

_____

_____

_____

스트레스는 다음과 같은 여러 가지 증상을 일으킬 수 있다. [4]

- 감정적 영향: 신경질, 두려움, 초조함, 절망, 분노, 불안, 염려, 걱정, 공포, 통제 불능의 느낌, 마비된 느낌
- 행동적 영향: 수면 부족, 운동 부족, 나쁜 식습관, 음주, 흡연, 위험 물질 사용, 의학적 치료 거부, 혈당이나 수분 섭취량을 모니터링하지 않음, 처방된 약을 복용하지 않음, 사회적 고립, 관계 단절 같은 자기 파괴적 행동, 의사소통의 어려움, 미루기
- 인지적 영향: 두통, 불면증, 기억력 저하, 집중력 상실, 집중력 저하, 쉽게 산만해짐
- 생리적 영향: 심박수 증가, 호흡수 증가, 성 기능 장애, 위장 문제, 잦은 질병, 체중 증가 또는 감소, 코르티솔 증가

압박감이나 만성적 스트레스를 경험할 때 어떤 증상이 나타나나요?

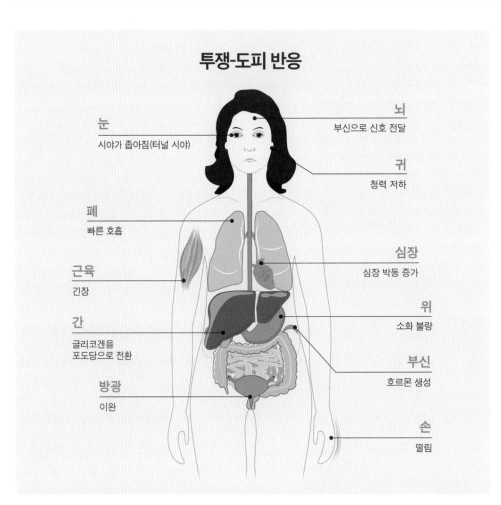

그림 10-3. 투쟁-도피 반응(fight-or-flight response)의 증상

◑ 성찰 시간:

높은 수준의 스트레스를 경험할 때 어떤 신체적, 감정적, 인지적 변화를 감지하나요?

_____

_____

_____

_____

_____

_____

◑ 성찰 시간:

높은 수준의 스트레스를 경험할 때는 건강식 섭취, 운동, 적절한 수면 취하기 같이 당신의 건강을 지지하는 행동을 실천하기가 더 어려운가요? 설명해 보세요.

_____

_____

_____

_____

_____

_____

◑ 성찰 시간:

양질의 밤 수면 취하기, 건강식 먹기, 운동하기, 심호흡하기, 친구와 연락하기, 또는 다른 어떤 활동들이 당신이 스트레스를 관리하는 데 도움을 주고 있음을 알아챘나요? 설명해 보세요.

_____

_____

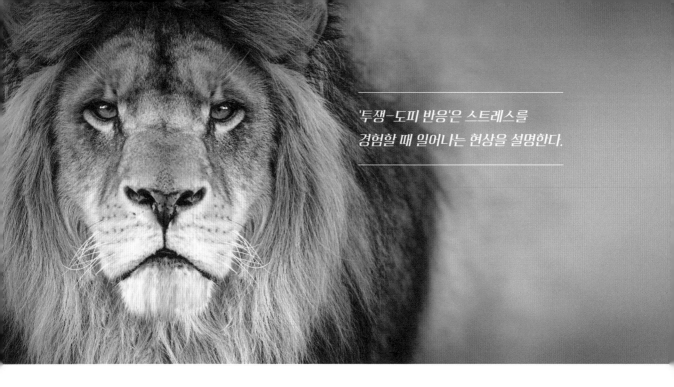

'투쟁-도피 반응'은 스트레스를
경험할 때 일어나는 현상을 설명한다.

'투쟁-도피 반응'은 스트레스를 경험할 때 일어나는 현상을 설명한다. 진화론적으로 투쟁-도피 반응에는 이유가 있다. 당신의 선조들이 사자와 같은 맹수를 만났다면, 그들은 싸우거나(투쟁) 도망쳤을(도피) 것이다. 한참을 달리고 난 뒤 사자가 사라지면 그들은 다시 항상성과 균형 상태로 돌아왔을 것이다. 또는 사자와 싸워서 이기게 되면 항상성을 되찾았을 것이다. 그러나 싸움에서 졌다면, 그들은 치명적인 상처를 입고 고통을 겪었을 것이다. 더불어, 스트레스에 대한 동결 반응^{freeze response}도 있다. 이 경우에는 스트레스가 너무 심해서 몸이 얼어붙고 두려움에 마비된다.

당신은 동료, 친구, 사랑하는 사람 또는 상점 앞에 줄 서 있는 낯선 사람과 다툴 때가 있을 것이며, 이는 당신의 교감신경계를 자극할 수 있다. 이때 문제를 해결하는 행동을 취하지 않으면 스트레스는 지속될 것이다. 당신이 '투쟁'하고 항상성 상태로 돌아가도록 도와주는 건강한 정신활동의 예를 들어 보면, 신뢰할 수 있는 사람과 문제를 논의하기, 더 높은 곳에 도달하는 방법을 브레인스토밍하기, 앞으로 나아가기 위한 전략을 협상하고 타협하기, 상황을 재구성하여 희망을 찾기, 긍정적인 혼잣말, 인지적 행동요법, 도전 과제를 해결하기 위한 단계가 포함된 할 일 목록to-do list 만들기, 스트레스 요인으로부터 해방시켜 주는 스마트SMART 목표 세우기, 자기연민으로 자신을 대하기(당신이 좋아하는 친구에게 말하는 식으로 자신에게도 말하기), 부정적인 것을 긍정적으로 만드는 데 도움이 되는 전략 세우기, 좋아하는 친구와 문제를 상의하기 등이 있다. 이러한 정신적인 '투쟁'에는 대부분 당신의 뇌가 관여된다.

물론, 당신은 사자와 신체적으로 싸우지 않을 것이지만, 신체적인 '투쟁' 같은 건강한 활동의 예를 들어 보면, 태극권, 가라테, 주짓수, 줌바, 달리기, 킥복싱, 술래잡기, 춤, 요가 등의 신체활동뿐만 아니라 퍼즐 맞추기, 뜨개질하기, 보드게임 하기, 정원 가꾸기 등의 취미 활동도 포함된다. 이런 활동은 몸과 뇌를 활발하게 한다.

싸우는 대신 도망칠 수도 있다. 명상, 심호흡, 만트라, 기도, 마음챙김에 근거한 스트레스 완화mindfulness-based stress reduction, MBSR, 또는 몽상을 하는 정신적인 '도피'를 통해 스트레스를 다스릴 수도 있다. 이러한 활동은 뇌가 스트레스 요인에서 벗어날 수 있게 해 준다. 재미있는 비디오나 스탠드업 코미디를 보거나, 넷플릭스를 시청하거나, 친구나 동료 또는 사랑하는 사람과 다양한 주제로 대화를 나눌 수도 있다. 정신적 '도피'의 또 다른 유형에는 글쓰기, 일기 쓰기, 시 쓰기, 감사한 모든 것에 대해 생각하기, 팟캐스트 듣기, 힘을 주거나 마음을 안정시켜 주는 블로그 읽기 등이 있다. 이러한 정신적 활동과 도피 방법은 당신과 스트레스 요인 사이에 시간과 거리를 둠으로써 스트레스를 줄여 줄 수 있다. 이러한 일시적 중단은 새로운 관점을 얻게 하며, 교감신경계 반응에서 벗어나 부교감신경계를 활성화하거나 휴식과 소화 모드로 들어가도록 도와준다.

신체적인 '도피' 또는 몸과 뇌를 스트레스 요인이나 스트레스가 많은 상황에서 벗어나게 해 주는 활동의 예로는 하이킹, 조깅, 산림욕, 수영, 스포츠, 걷기 등이 있다. 또한 정원 가꾸기, 음악 연주, 작곡하기, 도자기 칠하기, 목공예품 만들기, 식품 배급소에서 자원봉사 하기, 기타 사회봉사 활동하기, 감사 편지 쓰기, 친구와 차를 마시거나 산책하기, 따뜻한 목욕 즐기기, 마사지 받기, 허브차 마시기, 마음챙김 식사법으로 건포도 먹기, 나무 쪼개기 등을 할 수 있다.

◉ **성찰 시간:**

현재 건강한 방법으로 스트레스를 관리하기 위해 위에서 말한 활동 중 어떤 활동을 하고 있나요?

_____

_____

_____

_____

_____

_____

◉ **성찰 시간:**

앞서 언급한 활동 중에 지금은 하고 있지 않지만 앞으로 시도해 보고 싶은 활동은 무엇인가요?

_____

_____

_____

_____

_____

_____

◉ **성찰 시간:**

앞서 언급한 활동들에는 포함되지 않은 스트레스를 줄여 주는 활동이 있나요?

_____

_____

_____

자립을 위한 또 다른 도구는 자기연민self-compassion이다. 자기연민은 부족함을 느꼈거나 실패 또는 일반적인 고통에 직면했을 때 자기 자신에게 연민을 느끼는 것이다. 크리스틴 네프Kristin Neff 박사의 저서《자기연민: 자기 자신에게 베푸는 친절함의 증명된 힘Self-compassion: The proven power of being kind to yourself》5에 따르면, 자기연민을 위한 세 가지 요소는 다음과 같다.

- 자기친절(self-kindness) 대 자기판단(self-judgement): 우리가 실수하거나 무언가 잘못되었을 때 우리 자신을 꾸짖거나 판단하는 것을 삼간다. 우리는 모두 불완전하다. 우리 자신을 연민과 친절함으로 대해야 한다. 당신 자신에게 친절하게 대하라. 자신을 판단하지 마라. 이 페이빙(PAVING) 프로그램에는 수치심, 비난, 죄책감이 있을 자리가 없다.
- 보편적 인간성(common humanity) 대 고립 상태(isolation): 인간의 고통과 한계는 누구나 경험하는 보편적 인간성의 일부이다. 당신만이 고통을 받는 유일한 사람이라고 느끼는 것은 스트레스를 준다. 아마도 당신이 그런 감정을 느끼는 동안 이 세상의 누군가도 당신과 비슷한 감정을 겪고 있을 것이다.
- 마음챙김(mindfulness) 대 과잉식별(over-identification): 부정적인 생각을 과도하게 의식하지 않고 현재 순간에 집중하고 마음챙김을 하고자 노력하라. 부정적인 생각은 삶의 일부이다. 그것에 집착하지 말고 단순히 관찰하도록 연습하라. 이것이 자기연민을 경험하는 핵심이다.

● 성찰 시간:

당신의 삶에서 위에서 설명한 자기연민을 위한 3가지 요소를 어떻게 사용할 수 있는지 설명해 보세요.

스트레스 요인을 다루고 문제를 해결하기 위한 또 다른 전략은 디자인 사고
(design thinking; 문제를 해결하기 위해 실용적이고 창의적으로 설계해 나가는 디자이너의 사고방식 -
역자 주)를 하는 것이다. 빌 버넷Bill Burnett과 데이브 에번스Dave Evans의 베스트셀러 책《당
신의 삶을 설계하기: 잘 살고 즐거운 삶을 구축하는 방법Designing Your Life: How to Build a Well-Lived,
Joyful Life》6(국내에서는 '디자인 유어 라이프'라는 제목으로 출간됨 - 역자 주)에서는 호기심을 갖고,
무언가를 시도하고, 문제를 재구성하며, 그것이 일종의 과정임을 알고, 주위에 도움을
청하라고 독자들을 격려한다. 그런 노력에 따라 프로토타입(Prototype; 무언가를 만드는 과
정에서 미리 간략한 형태로 만들어 보는 견본 또는 시제품 - 역자 주)을 만들고 그것을 테스트하면
서 혁신적인 해결책을 찾을 수 있다.

● 성찰 시간:
당신의 삶에서 스트레스 요인을 다루기 위한 '디자인 사고'를 행할 수 있는 영역
이 있나요?

◉ 성찰 시간:

이전 질문에서 기술한 스트레스 요인을 다룰 수 있는 3가지 방법을 설명해 보세요. 스트레스 요인을 다루는 당신의 전형적인 방법들을 넘어서서 생각해 보세요. 당신은 무엇을 할 수 있을까요? 무엇이 스트레스를 유발하는지 호기심을 갖고 진지하게 생각해 보세요.

_____

_____

_____

_____

_____

◉ 성찰 시간:

스트레스 요인을 극복하려고 노력할 때 도움을 청하고 싶은 사람이 있나요? 그들에게 어떻게 손을 내밀 수 있을까요?

_____

_____

_____

_____

_____

회복탄력성

회복탄력성resilience은 "영구적인 변형이나 손상 없이 충격을 방어하는 능력" 그리고 "불행이나 변화로부터 회복하거나 적응하는 경향"으로 정의된다.[7] 회복탄력적인 사람들은 그들의 삶을 조절하고 있다고 느낀다. 그들은 새로운 모험이나 도전 과제를 다루는 데 자신이 있으며, 성공하든 실패하든 더 높은 곳에 도달하리라는 것을 알고 있다. 성공하지 못해도 그들은 그 경험으로부터 배우고 성장할 것이다. 그들은 태도에 관한 5장에서 설명했던 성장형 사고방식을 사용한다. 당신이 처한 상황을 조절할 수는 없을지라도, 그러한 상황에 어떻게 반응할지는 조절할 수 있다. 결과적으로 당신은 특정한 시나리오에 대한 당신의 태도와 당신의 삶의 방향에 영향을 줄 수 있다. 즉, 당신은 스트레스에 대처하는 능력을 타고났다[그림 10-4, 10-5].

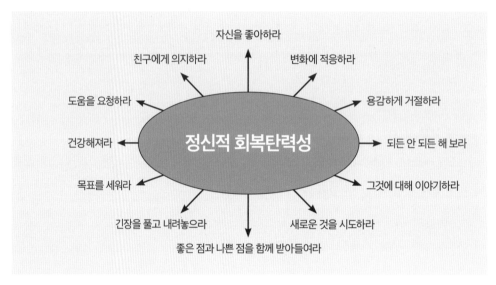

그림 10-4. 정신적 회복탄력성을 개발시키는 옵션

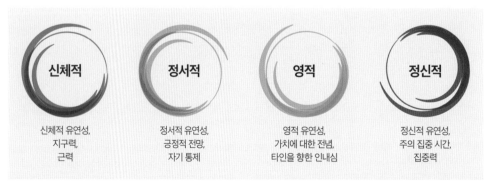

그림 10-5. 회복탄력성 범주

◉ 성찰 시간:

당신에게 회복탄력성은 어떤 의미인가요?

_____

_____

_____

_____

_____

_____

◉ 성찰 시간:

스트레스를 경험하고 회복탄력적으로 반응했던 때를 떠올려 보세요. 어떤 상황이었나요?

_____

_____

_____

_____

_____

_____

하버드 심리학자 로버트 브룩스Robert Brooks 박사에 따르면,[8] 당신의 삶에서 마주치게 될 모든 스트레스 요인을 변화시킬 수는 없지만, 회복탄력성을 기르면서 스트레스에 반응하는 방법을 바꿀 수는 있다. 그런 측면에서 당신을 도와줄 수 있는 단계들은 다음과 같다.

- 의미와 목적을 가져라.

- 성장형 사고방식을 가져라.

- 마음챙김을 실천하라.

- 용서를 실천하라.

- 낙관성을 배양하라.

- 지지적이고 의미 있는 관계를 확보하라.

- 타인을 돕고, 나누고, 섬겨라.

- 열린 마음으로 소통하라.

- 감사를 표현하라.

- 신체활동을 하라.

- 이완 반응을 연습하라.

- 즐길 수 있는 활동에 참여하라; 재미, 유머, 웃음을 경험하라.

- 숙면을 취하라.

- 건강한 식습관을 고수하라.

- 인식을 재구성하고 도전하라.

- 기대치를 관리하라.

- 카리스마가 있는 어른과 교류하라.

- 행동을 취하고 목표를 가져라.

- 열린 마음을 가지고 유연해져라.

- 교훈을 배우고 문제를 해결하라.

- 자신을 믿고 자신감을 가져라.

- 가치 중심적 삶을 살아라.

- 관대하라.

- 자연에서 시간을 보내라.

- 밝은 전망(희망)을 찾아라.

- 융통성 있게 대처하라.

- 타인의 의견과 생각을 존중하라. 설사 동의하지 않더라도 경청하라.

- 싸움을 지혜롭게 선택하라. - 이것은 싸울 가치가 있는가? 이것은 나에게 얼마나 중요

한가?

- 무력감을 느낄 때는 도움을 청하는 손을 내밀어라.

- 친절하고 자비로우며 도움을 주는 사람들을 주변에 둬라.

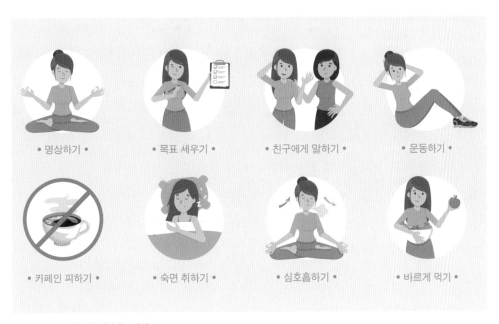

그림 10-6. 스트레스에 대처하는 방법

🔵 **성찰 시간:**

앞서 언급한 스트레스 회복탄력성을 기르는 단계들 중에 해 보고 싶은 것이 있
나요?

_____

_____

_____

_____

_____

_____

성장형 사고방식

사고방식이란 한 명 이상의 사람들 또는 사람들의 집단이 따르고 있는 가정이나 방법 또는 개념의 집합으로 정의된다. 스트레스 회복탄력성과 관련하여 다뤄야 할 사고방식의 한 가지 특별한 측면은 실수나 실패를 바라보는 방식이다. 실수는 모든 사람이 인생의 모든 단계에서 하게 되는 삶의 일부분이다. 페이빙PAVING 프로그램은 실수와 실패를 배우고 성장하는 기회로 바라보도록 격려한다. 인생의 모든 것은 계획한 대로 이루어지지 않는다. 핵심은 상황에 적응하고 그것으로부터 배우는 것이다. 완벽은 종종 진보(진전)의 적이 된다는 것을 기억하라. 실수나 불완전함, 또는 당혹스러운 불상사의 위협에 대한 두려움으로 무력해진다면 새로운 것을 시도하거나 진전을 이룰 수 없다. 페이빙PAVING 프로그램에 필수적인 것은 다양한 옵션을 탐구하고 시도하는 능력이다. 이 실험은 성공과 실패를 모두 수반한다. 목표를 향하여 전진하기 위해서는 새로운 것을 시도하고 위험을 감수하는 연습이 필요하다.

● 성찰 시간:

좌절이나 실패를 경험할 때, 그것을 어떻게 성장하는 기회로 삼을 수 있을까요?

_____

_____

_____

_____

_____

● 성찰 시간:

성장형 사고방식을 기르기 위하여 무엇을 할 수 있다고 생각하나요?

_____

웰니스로 가는 길

_____

_____

_____

_____

_____

_____

돌봄의 관계

스트레스의 부정적인 영향에 대한 또 다른 완충 장치는 돌보아 주는 동료, 친구, 또는 파트너의 지지를 받는 것이다. 연구에 따르면, 양질의 감정 표현을 허용하고 배움과 개선을 지향하는 돌봄의 관계caring relationship는 스트레스 회복탄력성을 지지한다.[9] 이 주제에 대해서는 사회적 지지에 관한 15장에서 좀 더 자세히 다룰 것이다.

◐ **성찰 시간:**

당신의 삶에서 돌봄의 관계를 육성하기 위해 무엇을 할 수 있나요?

_____

_____

_____

_____

_____

◐ **성찰 시간:**

당신의 스트레스 회복탄력성을 지지해 주는 사람에게 그 사실을 어떻게 알릴 수 있을까요?

● 성찰 시간:

고통받고 있는 친구를 지지하기 위하여 어떤 행동을 취할 수 있을까요?

감사

감사의 마음을 갖는 것은 사람들이 스트레스로부터 자신을 보호할 수 있는 좀 더 직접적인 방법의 하나로 밝혀졌다. 미국의 심리학자 로버트 에몬스Robert Emmons 박사에 따르면,[10] 감사는 행복 증가, 긍정적인 정서, 튼튼한 관계, 깨달음, 건강 증진, 역경에 대한 대처 그리고 목표를 향해 더 큰 진전을 이루는 것과 관련이 있다. 감사하는 습관은 또한 에너지와 열정의 수준을 증가시킨다. 다행히도 감사 일기 쓰기, 겸손하기, 모

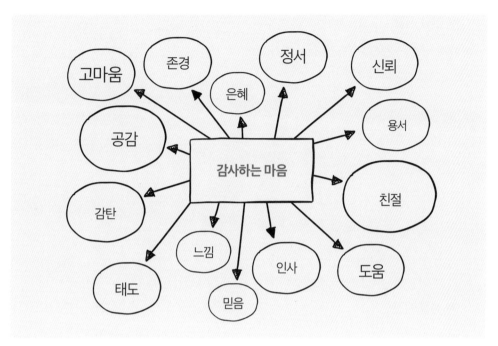

그림 10-7. 감사를 표현하는 방법의 예

든 상황에서 긍정적인 면을 바라보기, 다른 사람에게 영감을 받기, 다른 사람의 긍정적인 면을 찾기, 그날에 감사해야 할 일을 확인하는 것으로 하루를 시작하기 등등 다양한 방식으로 감사함을 기를 수 있다. 감사와 태도에 관한 더 많은 정보는 5장에서 다루고 있다. 화를 내는 동시에 감사하는 것은 불가능하다는 것을 기억하라. 감사하기를 선택한다면, 더 깊은 이해와 연결로 가는 문을 여는 것이다.

● **성찰 시간:**

당신은 고난에 집중하는 편인가요, 축복에 집중하는 편인가요?

_____

_____

_____

_____

_____

● 성찰 시간:

현재 당신은 무엇에 가장 감사한가요?

_____

_____

_____

_____

_____

_____

● 성찰 시간:

어떻게 하면 매일 감사하는 마음에 더 집중할 수 있을까요? (감사 일기, 스티커 메모, 감사 기도, 감사 편지 쓰기, 상황을 재구성하기, 더 낙관적인 방식으로 자신에게 말하기 등)

_____

_____

_____

_____

_____

_____

명상, 자기연민, 마음챙김, 이완과 같은 마음의 평화를 찾는 방법을 포함하여 스트레스를 관리하는 여러 가지 건강한 방법이 있다. 마음의 평화를 실천하면 기분과 수면의 질을 개선할 수 있을 뿐만 아니라 스트레스와 불안하고 우울한 감정을 감소시킬 수 있다. 또한 기억력, 학습력, 집중력 향상과도 관련이 있다.

어떤 활동이나 습관이 당신을 가장 평화롭게 만드나요?

_____

_____

_____

_____

_____

_____

명상은 적극적으로 현재의 순간에 집중하면서, 판단하지 않고 조금 떨어져서 생각과 감정을 관찰하는 일종의 정신적 운동이다. 다음과 같이 함으로써 만트라 명상을 수행할 수 있다.

- 알람을 맞추고 편안한 자세를 취하기
- 마음속으로 또는 큰 소리로 만트라를 말하기
- 숨을 들이쉬고 "나는"이라고 말하기
- 숨을 내쉬면서 "이완되었다"라고 말하기
- 집중력이 흐트러지면 판단하지 말고 다시 집중하기

당신이 할 수 있는 또 다른 정신적 운동은 '4-7-8 호흡'이다. 사람들은 항상 호흡하고 있지만, 자신의 호흡을 거의 의식하지 않는다. 4-7-8 호흡은 당신의 부교감신경계를 활성화하고 이완을 증가시킨다. 4-7-8 호흡을 수행하는 마음챙김 명상 운동은 다음의 과정을 포함한다.

- 알람 맞추기 - 정해진 시간은 없음
- 편안한 자세를 취하고 눈 감기

- 호흡의 감각에 주목하고 느끼기
- 4를 셀 동안 숨을 들이쉬기
- 7을 셀 동안 숨을 유지하기
- 8을 셀 동안 숨을 내쉬기
- 집중력이 흐트러지면 판단하지 말고 다시 호흡에 집중하기

● 성찰 시간:

명상을 하거나 4-7-8 호흡 운동을 하면서 깨달은 것이 있나요?

_____

_____

_____

_____

_____

● 성찰 시간:

앞으로 스트레스에 대한 회복탄력성을 증가시키기 위하여 이러한 정신적 운동이 필요하다고 생각하나요?

_____

_____

_____

_____

_____

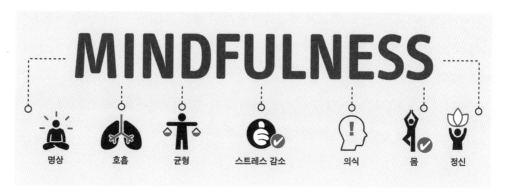

그림 10-8. 마음챙김의 주요 요소

스트레스가 많은 시기에 마음을 진정시키는 또 다른 기법은 마음챙김이다. 마음챙김에 근거한 스트레스 완화mindfulness based stress reduction, MBSR 프로그램[11]의 창시자인 존 카밧진Jon Kabat-Zinn 박사에 따르면, "마음챙김은 특정한 방식으로 주의를 기울이는 것을 의미한다; 의도적으로, 현재 순간에, 그리고 판단 없이." 마음챙김은 그 순간의 생각과 감정, 경험을 의식하면서 현재 일어나고 있는 일을 인식하는 것을 포함한다. 또한 판단하지 않는 것을 수반한다. 당신의 오감을 사용하는 것은 현재 순간에 몰입하기 좋은 방법이다. 당신은 어떤 냄새를 맡고, 무엇을 보고, 듣고, 느끼고, 맛보는가?

● 성찰 시간:

하루 동안 마음챙김 시간을 늘릴 방법에는 무엇이 있을까요? 흔한 예로는 손을 씻으면서, 식사하면서, 걸으면서, 또는 자연과 함께하면서 마음챙김을 실행할 수 있습니다.

_____

_____

_____

_____

_____

_____

허버트 벤슨Herbert Benson 박사가 개념화한 용어인 이완 반응relaxation response은 사람들이 스트레스의 해로운 영향을 상쇄하는 데 도움이 되는 또 다른 기술이다[그림 10-9]. '이완 반응' 동안 몸은 화학물질을 방출하며 뇌 신호는 근육과 장기를 둔화시킨다. 뇌로 가는 혈류는 증가하고 신체는 더 깊은 이완 상태로 들어간다. 결과적으로 당신의 스트레스 수준과 휴식기 심박수resting heart rate를 낮추고 행복감을 증가시킨다.

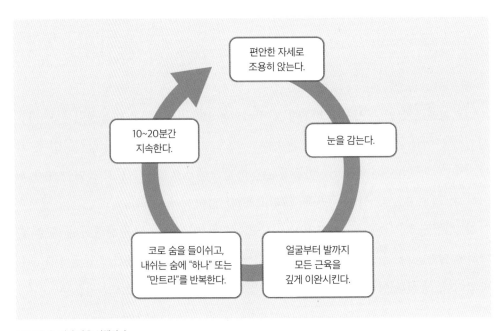

그림 10-9. 이완 반응 실행하기

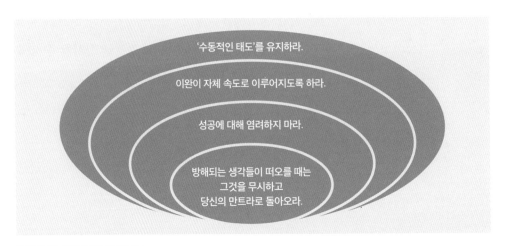

그림 10-10. 이완 반응의 중요한 요소

웰니스로 가는 길

스트레스 회복탄력성을 높이고 싶다면 이완 반응을 끌어내는 것이 도움이 될 수 있다. 또 다른 이완 방법에는 유도된 심상법guided imagery, 점진적 근육 이완법, 또는 미로를 걸으며 명상하거나 내딛는 걸음마다 완전히 집중하며 걷는 등의 반복적인 신체활동이 있다.

◉ 성찰 시간:

이완 반응을 연습하는 동안과 실시한 후에 무엇을 경험했나요?

_____

_____

_____

_____

_____

◉ 성찰 시간:

일상에서 이완을 증가시키기 위해 무엇을 할 수 있나요?

_____

_____

_____

_____

_____

모스MOSS 기법

다음 몇 주 동안 당신의 삶에 포함하고 싶은 스트레스 회복탄력성 실천법, 기술 또는 도구를 선택하라. 그런 다음 아래의 질문에 답하라.

◐ 질문 - 동기 Motivation:

이 스트레스 회복탄력성 실천법을 배우거나 시도하려는 동기가 유발된 이유는 무엇인가요?

_____

_____

_____

_____

_____

◐ 질문 - 장애물 Obstacles:

어떤 장애물을 마주칠 것 같나요?

_____

_____

_____

_____

_____

◐ 질문 - 전략 Strategies:

장애물을 극복하기 위하여 어떤 전략을 사용할 것인가요?

_____

_____

━━
━━
━━

◉ **질문 - 강점**Strengths:

목표를 향해 노력하면서 어떤 강점을 사용할 수 있나요? 이전에 어려움을 극복하기 위해 사용했던 강점과 당신의 지원 체계(의료팀, 가족, 친구 등)를 생각해 보세요.

━━
━━
━━
━━
━━
━━

스마트SMART 목표

스트레스 회복탄력성에 대해 배운 것을 실행에 옮기기 위하여 당신을 위한 스마트SMART 목표를 세워 보라 [스마트 목표의 구성 요소는 4장 78쪽 참조].

◉ **스마트**SMART **목표 시간:**

스트레스 회복탄력성을 위한 당신의 (구체적이고, 측정할 수 있으며, 행동 지향적이고, 현실적이며, 기한이 있는) 스마트SMART 목표는 무엇인가요?

━━
━━
━━

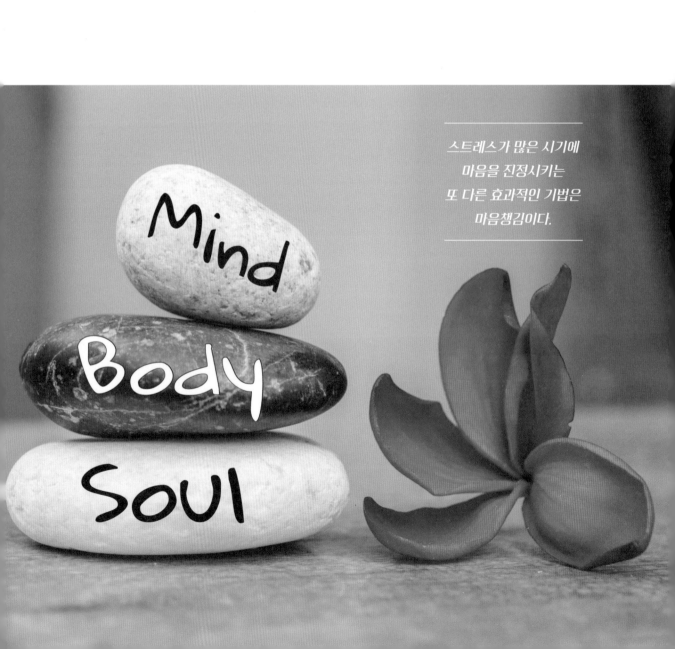

스트레스가 많은 시기에
마음을 진정시키는
또 다른 효과적인 기법은
마음챙김이다.

참고 문헌

▪ 인용 문헌

1. The American Institute of Stress. https://www.stress.org. Published June 17, 2021. Accessed July 15, 2021.

2. An interview with the "father of stress" about TM: Transcendental Meditation Blog. Transcendental Meditation Blog. http://www.tm.org/blog/people/interview-withfather-of-stress/. Accessed July 15, 2021.

3. Cohen S, Janicki-Deverts D, Miller GE. Psychological stress and disease. *Jama*. 2007 Oct 10;298(14):1685-7.

4. Wikgren S, Scott C, Rinaldi A. *Health and Wellness for Life*. Champaign, IL: Human Kinetics; 2010.

5. Neff K. *Self-Compassion: The Proven Power of Being Kind to Yourself*. New York: William Morrow Paperbacks; 2015.

6. Burnett B, Evans D. *Designing Your Life: How to Build a Well-Lived, Joyful Life*. New York: Knopf; 2016.

7. Merriam-Webster. www.mw.com.

8. Uscher J. 10 Tips to Help You Become More Resilient. WebMD. Dr. Robert Brooks, Harvard Psychologist. https://www.webmd.com/mental-health/features/ overcome-obstacles-resilience. Accessed July 15, 2021.

9. Stephens JP, Heaphy ED, Carmeli A, et al. (2013). Relationship quality and virtuousness: emotional carrying capacity as a source of individual and team resilience. *The Journal of Applied Behavioral Science*, 49(1), 13-41.

10. Robert Emmons. Profile. Greater Good Magazine. https://greater good.berkeley. edu/profile/robert_emmons. Accessed July 15, 2021.

11. Kabat-Zinn J. *Wherever You Go, There You Are: Mindfulness Meditation in Everyday Life*. Hachette Books; 2009.

■ 도서 자료

- Allen D. *Getting Things Done: The Art of Stress-Free Productivity*. Westminster, London, England. Penguin Books; 2002.

- Amen D. *The Brain Warrior's Way*. New York: Penguin Random House; 2016.

- Beiloch S. *Choke*. New York: Atria Paperbacks; 2010.

- Benson H. *The Wellness Book*. New York: Simon and Schuster; 1993.

- Eckmann TF. *101 Brain Boosters*. Monterey, CA: Healthy Learning; 2013.

- Eckmann TF, Eckmann KL. *101 Mindfulness and Meditation Practices*. Monterey, CA: Healthy Learning; 2018.

- Fabritias F. *The Leading Brain*. New York: TarcherPerigee; 2017.

- Harris D. *10% Happier: How I Tamed the Voice in My Head, Reduced Stress Without Losing My Edge, and Found Self-Help That Actually Works—A True Story*. New York: Day Streets Books; 2014.

- Kabat-Zinn J, Hanh TN. *Full Catastrophe Living: Using the Wisdom of Your Body and Mind to Face Stress, Pain, and Illness*. New York: Bantam; 2013.

- Kabat-Zinn J. *The Healing Power of Mindfulness: A New Way of Being*. New York: Hachette Books; 2018.

- Lauger EJ. *Mindfulness*, 2nd ed. Boston, MA: Da Capo Lifelong Books; 2014.

- McGonigal K. *The Upside of Stress: Why Stress Is Good for You and How to Get Good at It*. New York: Avery; 2016.

- Neff K. *Self-Compassion: The Proven Power of Being Kind to Yourself*. New York: William Morrow Paperbacks; 2015.

- Perlmutter LT. *The Heart and Science of Yoga: The American Medication Association's Empowering Self-Love Program to a Happy, Healthy, Joyful Life*. New York: AMI Publishers; 2017.

- Quach D. *Calm Clarity*. New York: TarcherPerigee; 2018.

- Rama S. *The Art of Joyful Living*. Honesdale, PA: Himalayan Institute Press; 1989.

- Rose S. *Whole Beauty: Meditation and Mindfulness—Rituals and Exercises for Everyday Self-Care*. New York: Artisan; 2019.

- Sapolsky RM. *Why Zebras Don't Get Ulcers*, 3rd ed. New York: Holt Paperbacks; 2004.

- Sood A. *Mayo Clinic Guide to Stress-Free Living*. Boston, MA: Da Capo Lifelong books; 2013.

- Storoni M. *Stress-Proof: The Scientific Solution to Protect Your Brain and Body—And Be More Resilient Every Day*. New York: TarcherPerigee; 2017.

- Wikgren S, Scott C, Rinaldi A. *Health and Wellness for Life*. Champaign, IL: Human Kinetics; 2010.

- Yoke M. *101 Nice-to-Know Facts About Happiness*. Monterey, CA: Healthy Learning; 2015.

■ 기타 자료

- Benson-Henry Institute at Massachusetts General Hospital—www.bensonhenryinstitute.org

- Mind Body Medicine—cmbm.org

- Mindfulness Based Stress Reduction Program (MBSR)—positivepsychology.com

CHAPTER 11

휴식 Time-out

"일에도 미덕 virtue 이 있고 휴식에도 미덕이 있다.

둘 다 활용하고, 둘 다 간과하지 마라."

– 앨런 코헨 Alan Cohen

미국 작가

웰니스로 가는 길 닦기: 휴식에 관한 질문들

다음의 5가지 문항에 대하여 당신에게 해당하는 빈도의 숫자
를 선택하라.

(빈도: 1=전혀 아닌, 2=드물게, 3=가끔, 4=자주, 5=일상적으로)

- 1시간 이상 앉아 있을 경우에는 1시간마다 5분씩 일어서서 휴식
  을 취한다. _____
- 속상하고 짜증이 날 때는 진정하기 위해서 몇 차례 심호흡을 한

다. _____

- 매년 휴가를 간다. _____
- 집에 있을 때는 저녁 식사 시간에 최소한 한 시간 동안은 컴퓨터를 끄고 작업 프로젝트를 미뤄 둔다. _____
- 몇 시간 동안 같은 프로젝트를 수행한 후, 그것에 대한 관점을 얻기 위해 그 프로젝트에서 한 걸음 물러난다. _____

휴식 소계: _____

살면서 배우기: 미셸 톨레프슨 박사

눈을 뜬 순간부터 잠자리에 들기까지 내 시간표의 모든 순간이 예약된 것 같았고,

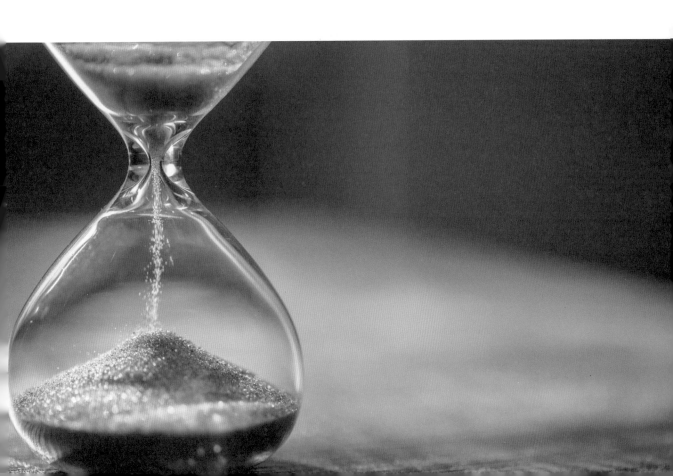

어린 세 자녀와 갓 태어난 강아지를 돌보고, 대학교수로서 학생들의 이메일에 답장하느라 지칠 때가 많았다. 휴식은 내가 누릴 수 없는 사치처럼 느껴졌다.

그러던 중 정기적인 유방 X선 검진 결과 내 가슴에서 종양이 발견되었다는 전화를 받고 난 뒤 내 인생이 송두리째 바뀌었다. 그다음 7개월간은 내가 상상할 수 있었던 것보다 훨씬 많은 수술과 화학요법, 의사 진료를 받느라 바빴기에 잘 계획되었던 일정이 한순간에 무너졌다.

처음에는 유방암 진단 전에 계획했던 일정을 가능한 한 지속하려고 애썼다. 그러나 몇 주 동안 항암 치료를 받으면서 나는 다른 사람들에게 의지해야 한다는 것을 깨달았다. 친구들이 음식을 배달해 주고, 가족들이 아이들을 돌보는 동안 나는 휴식을 취하고 건강에 집중해야 했다.

나에게 휴식의 중요성을 알려 주기 위해서 군이 암 진단을 받게 하지 않았더라도 좋았겠다는 아쉬움이 있지만, 휴식이 나를 재충전하고, 가족과 더 많은 시간을 보낼 수 있게 하고, 좋은 관점을 갖게 해 준 것에 감사한다. 잠시 멈추어 조용한 시간을 가지면서 내 삶과 그 안에 속한 사람들에게 더 깊이 감사하게 되었다. 나는 기력을 되찾았고 다시 휴식 없이도 하루를 보낼 수 있게 되었지만, 내 삶에 평화를 가져다주는 이 소중한 휴식을 계속 우선시하고 있다.

'휴식'이라는 단어는 때때로 부정적인 의미를 가질 수 있다. 어떤 사람들은 아이들이 문제 행동을 할 때 잠시 멈추고 반성할 시간을 갖게 하는 휴식(타임아웃)을 처벌로 여기기도 한다. 하지만 휴식을 보다 긍정적인 시각으로 보면 스트레스, 괴로움 또는 문제 행동을 일으키는 상황으로부터 잠시 떨어져 있는 시간을 갖는 것일 수 있다. 이 기간은 스트레스 요인과 거리를 두고 성찰하도록 할 뿐만 아니라, 마음을 재설정하는 데 도움이 될 수 있는 조용한 시간을 제공한다.

성인이 되어서도 스트레스를 받는 상황이나 환경이 지속된다면 원치 않는 감정이나 행동을 일으킬 수 있다. 어린이와 마찬가지로 성인도 휴식을 통해 혜택을 받을 수 있다.

'휴식'이라는 말을 들으면 어떤 단어들이 떠오르나요?

_____

_____

_____

_____

_____

_____

사람들이 휴식과 연결 짓는 단어 중에는 고독, 조용함, 평화, 일시 중지, 휴가, 혼자, 고요함, 개인적, 재설정 등이 있다. '휴식time-out'이라는 용어의 좀 더 공식적인 정의는 다음과 같다.[1]

- 스포츠 경기 중 경기가 잠시 중단되고 선수들이 휴식을 취하거나 코치와 상의하는 짧은 시간
- 잠시 쉬거나 다른 일을 하기 위해 무언가를 중단하는 짧은 시간
- 나쁜 행동에 대한 벌로 아이가 조용히 앉아 있어야 하는 짧은 시간

많은 현대인이 너무 바빠서 화장실도 거의 못 갈 정도로 일한다. 그들은 그들의 시간과 에너지를 많이 요구하는 급변하는 사회에 참여하고 있다. 대개 그들은 '자유 시간'을 계획하지 않으며, 취소된 약속이 있더라도 이메일 받은 편지함과 할 일 목록에는 처리할 업무로 가득 차 있다. 바쁘게 살고, 자신이 얼마나 바쁜지 이야기하는 것은 현대 사회에서 힘의 표시이다. 매우 바쁘다는 것은 마치 사회적 지위의 상징과도 같다. 모두 뭐 하느라 그리 바쁠까? 만약 패러다임이 바뀌어서, 혼돈 속에서도 얼마나 침착함을 유지했는지 이야기하는 것이 존경받는 태도라면 어떨까? 내면의 평화에 관해 이야기하고, 더 높은 곳에 도달하는 것이 표준이라면 어떨까? 하루 중 스트레스를

받는 측면을 강조하는 대신, 당신이 도출해 낸 해결책과 발견한 아름다움을 강조한다면 당신의 대화는 어떻게 달라질까?

🔘 **성찰 시간:**

당신은 휴식을 취하기가 쉽나요, 어렵나요?

_____

_____

_____

_____

_____

_____

🔘 **성찰 시간:**

휴식을 취하기가 어렵다고 느낀다면, 어떤 신념이나 상황이 그것을 어렵게 만드나요?

_____

_____

_____

_____

_____

_____

_____

🔘 **성찰 시간:**

휴식을 잘 취하고 있다면, 어떤 상황이나 신념이 그것을 가능케 하나요?

_____

_____

_____

_____

_____

_____

_____

힘을 불어넣는 휴식

어떤 사람들은 휴식을 취하는 것에 대해 죄책감을 느끼거나, 다른 사람들이 자신이 게으르고, 이기적이며, 시간을 낭비하고 있다고 생각할까 봐 걱정한다. 그러나 휴식을 힘을 불어넣는 시간으로 간주함으로써 휴식을 취하는 것에 대한 생각을 바꿀 수 있다.

프레이츠 박사가 하버드대학의 '페이빙PAVING 워크숍'에서 참가자들과 휴식을 주제로 토론했을 때, 당시에는 예비 의대생이었고 지금은 의사가 된 미셸 구오Michelle Guo는 손을 들고 휴식에 대한 자신의 의견을 공유했다. 그녀는 "휴식은 실제로 힘을 불어넣어 주는 순간이라고 생각합니다. 우리가 휴식에 대해 말하는 방식을 바꾸면 그에 대해 느끼는 방식도 바뀔 것입니다."라고 말했다. 당신이 사용하기로 선택한 단어와 아이디어, 사람 및 프로젝트에 붙이는 라벨label은 강력하다. 휴식을 취한다는 것은 자극과 반응 사이에 공간을 두는 것이다. 이는 당신에게 힘을 준다. 따라서 휴식은 힘을 불어넣는 시간이다.

🔘 **성찰 시간:**
당신 자신에게 힘을 불어넣기 위해 휴식을 어떻게 활용할 수 있나요?

_____

_____

휴식을 취하면 책무를 다시 수행할 때 재부팅^{reboot}, 동력 재공급^{repower}, 새로고침 ^{refresh}, 재충전^{recharge}을 할 수 있다. 예를 들어, 비행기에 탑승하면 승무원이 안전벨트와 산소마스크 사용법을 시연하면서, "누군가의 산소마스크 착용을 돕기 전에, 자신의 산 소마스크부터 착용하십시오."라고 명확하게 지침을 전달한다. 이것은 인생에 대한 아 주 좋은 비유이다. 자신이 안전하고 건강해야 다른 사람을 도울 수 있다. 자기돌봄^{self-care}이란 바쁜 시간에서 벗어나 자신을 돌보는 휴식을 취하는 것을 의미한다. 그것은 당신 자신을 우선시하도록 한다.

> "내가 나에게 잘해 주지 않으면서,
> 어떻게 다른 사람이 나에게 잘해 주기를 기대할 수 있겠는가?"
>
> – 마야 안젤루^{Maya Angelou}
>
> 미국 시인

🌑 **성찰 시간:**

당신의 하루 중 휴식을 우선시하기 위해 어떻게 노력할 수 있나요?

● **성찰 시간:**

자신에게 묻기 위해 "휴식을 취하는 것이 내가 다시 업무로 돌아갔을 때 시간을 최대한 활용할 수 있도록 나에게 어떻게 힘을 줄까?"라고 질문을 재구성해 보세요. 이렇게 표현 방식(문구)을 바꾸면 휴식에 대한 당신의 생각이 달라지나요?

_____

_____

_____

_____

_____

_____

휴식은 꼭 일주일간의 휴가를 포함할 필요가 없다. 1분간 스트레칭을 하거나 몇 차례 심호흡하는 것도 휴식의 순간이 될 수 있다. 휴식에는 다음의 것들도 포함될 수 있다.

- 1~5분 정도의 휴식 활동의 예 – 걷기, 스트레칭, 물 한잔 마시기, 음악 듣기, 고양이나 개 쓰다듬기, 플랭크(plank) 하기, 사랑하는 사람에게 "사랑해"라는 메시지 보내기, 몇 차례 심호흡하기.
- 5~10분 정도의 휴식 활동의 예 – 짧은 명상, 이완 반응, 마음챙김에 근거한 스트레스 완화, 요가 동작, 태극권, 책 몇 페이지 읽기, 춤, 훌라후프, 친구에게 전화하기, 밖에 나가기, 감사 편지 쓰기, 일기 쓰기, 감사한 점 세 가지 찾기, 짧은 팟캐스트 듣기, 컬러링북에 색칠하기, 노래 부르기, 친구나 사랑하는 사람과 포옹하기.

● **성찰 시간:**

1~10분 정도로 휴식을 취할 수 있는 다른 방법들을 적어 보세요.

_____

_____

_____

_____

_____

- 20~30분 정도의 휴식 활동의 예 - 낮잠 자기, 명상, 더 오래 걷기, 친구와 이야기하기, 음악 듣기, 음악에 맞춰 춤추기, 파트너와 춤추기, 조용히 앉아 있기, 노을을 바라보기, 생각 비우기, 성찰하기, 목표를 설정하기, 팟캐스트 듣기, 소셜 미디어에 기분을 좋게 하는 게시물 작성하기, 감사 편지 쓰기, 강아지와 산책하기, 수영하기, 요가, 마음챙김에 근거한 스트레스 완화, 명상하기, 책 읽기, 사랑하는 사람과 포옹하고 키스하기, 건강에 좋은 간식 먹기, 스트레칭을 하기.

⬤ 성찰 시간:

20~30분 정도의 휴식을 취하기 위한 당신의 아이디어는 무엇인가요?

_____

_____

_____

_____

_____

_____

갱신으로서의 휴식

휴식 시간을 사용하여 단순히 쉬거나 공상에 잠길 수 있다. 또는 당신의 동기, 영감, 목적 또는 내면의 목소리와 관련된 질문들을 평가, 분석하거나 단순히 고려하면서 성찰하고 자기인식self-awareness을 얻는 시간으로 사용할 수 있다. 베스트셀러 작가인 스티븐 코비^{Stephen Covey}가 말한 것처럼,[2] "당신은 당신 자신에게 다시 활력을 불어넣어 평화와 즐거움 속에서 새로운 하루를 시작할 수 있다. 아니면 의욕이 사라져서 아침에 무감각하게 일어날 수도 있다. 매일이 갱신을 위한 새로운 기회, 즉 한계에 부딪히는 대신 자신을 재충전할 새로운 기회를 제공한다는 사실을 꼭 기억하라."

◉ **성찰 시간:**

어떤 부분에서 균형과 평정을 느끼나요?

_____

_____

_____

_____

_____

_____

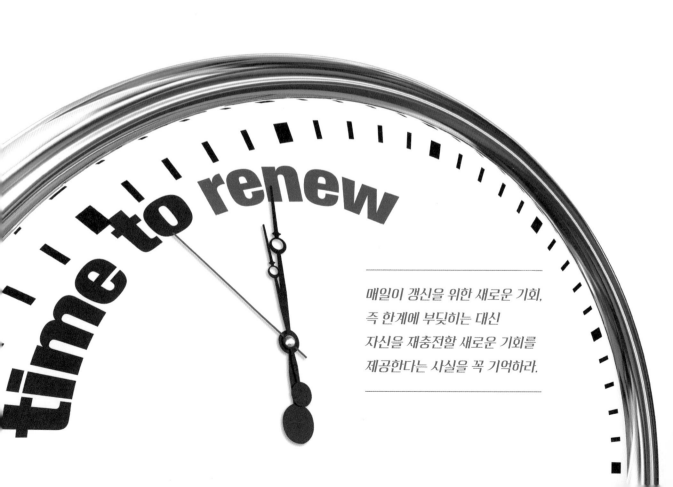

> 매일이 갱신을 위한 새로운 기회,
> 즉 한계에 부딪히는 대신
> 자신을 재충전할 새로운 기회를
> 제공한다는 사실을 꼭 기억하라.

_____

_____

_____

_____

_____

_____

● 성찰 시간:

혼란스러움을 느끼는 부분에서 균형을 회복하려면 무엇이 필요할까요?

_____

_____

_____

_____

_____

_____

앞서 언급했듯이 육체적인 휴식은 행복감을 얻고 유지하는 데 중요한 역할을 한다. 또한 기계technology로부터 멀어지는 휴식은 삶의 현재 순간에 머물면서 지금 함께하는 사람과 프로젝트를 즐기는 데 필수적이다. 그러나 너무도 많은 사람이 친구와 가족의 말을 들으려고 하는 동시에 휴대전화로 이메일에 응답하거나, 소셜 미디어를 보면서 온라인 회의에 참여하거나, 저녁 식탁에 앉아서도 문자 메시지에 답을 하는 등 동시에 여러 가지 일을 한다. 침대에 누워서 재미있는 비디오를 보거나, 심야에 텔레비전을 보거나, 태블릿 PC로 둠스크롤링(doomscrolling; 암울하고 부정적인 뉴스만을 강박적으로 확인하는 행위를 뜻함 - 역자 주)을 하면 숙면을 취하지 못하고 파트너와 진정한 관계를 맺는 데 방해가 된다. 누군가가 당신을 만나러 당신의 집에 왔는데도 당신이 휴대전화를 멀리할 수 없다면, 그것은 당신의 친구에게 무엇을 말하는가? 그것이 당신에게는 무슨 의미인가?

● **성찰 시간:**

누군가가 당신과 대화하는 동안 휴대전화를 주시하거나 컴퓨터나 태블릿 PC의 화면을 보고 있으면 어떤 기분이 드나요?

_____

_____

_____

_____

_____

_____

● **성찰 시간:**

동료와 회의하거나, 친구와 어울리거나, 가족과 식사할 때 메시지를 확인하기 위해 휴대전화를 들지 않도록 하려면 어떻게 해야 할까요?

_____

_____

_____

_____

_____

_____

직장에서 짧은 휴식을 취하면 생산성이 더 높아진다는 연구 결과가 있다. 이것은 더 많은 시간을 일할수록 생산성이 높아진다고 생각하는 많은 사람에게는 직관에 반대되는 결과로 보일 것이다. 그러나 밝혀진 바와 같이 더 똑똑하게 일하는 것이 반드시 더 열심히 또는 더 오래 일하는 것을 의미하지는 않는다. 실제로 더 똑똑하게 작업하면 정확도도 높일 수 있다. 한 예로, 뉴 센추리 글로벌New Century Global과 코넬대학교에서는 10주 동안 직원들을 대상으로 연구를 진행했다.[3] 한 그룹의 직원들은 컴퓨터상으로 좋은 자세를 취하고 잠시 휴식을 취하라는 알림을 받았지만, 다른 그룹은 이러한 메시지를 받지 못했다. 알림을 받은 직원들은 알림을 받지 않은 직원들보다 업무 정확도가 13% 더 높았다. 학술지 〈인지Cognition〉에 실린 또 다른 연구에서도[4] 잠깐의 정신적 휴식이 사람들이 업무에 집중하고 더 주의를 기울이도록 한다는 사실이 밝혀졌다.

생산성을 위한 포모도로 기법

포모도로 기법pomodoro technique은 활동적인 작업 시간을 25분 간격으로 쪼개서, 25분간 일에 집중한 후에 5분간 휴식을 취하도록 하여 생산성을 높이는 기법이다.[5] 주요 업무를 집중적인 작업의 '포모도로' 에피소드들로 나누어 작업한다. 25분 일하고 5분 쉬는 사이클을 세 번 반복한다. 그 후 25분간 긴 휴식을 취한다. 이것이 발명된 이유는 업무를 완료하기 위해 무한한 시간을 부여하고 그 시간을 작업으로만 채우면 생산성 수준이 오히려 떨어지기 때문이다. 포모도로pomodoro는 이탈리아어로 토마토를 뜻하며, 이 기술의 발명가가 토마토 모양의 타이머를 사용했던 데서 유래한 이름이다. 이 요소는 작업 일정을 구성할 때 고려해야 할 사항이다.

휴식을 하루 일과의 필수적인 요소로 만들기 위한 제안은 다음과 같다.

- 집중력이 떨어지는 것 같으면 걷거나 조용히 앉아서 심호흡하라.
- 매시간 알람이 울리도록 설정할 수 있다.
- 5~10분 정도면 재정비하고 활력을 되찾을 수 있다.

- 자신에게 잘 맞는 휴식을 취하라 - 이를 찾기 위해 실험을 해 보라.

휴가와 같은 긴 휴식도 웰빙에 중요하다. 다음의 13가지 이유는 휴가를 보내야 하는 동기를 강화하는 데 도움이 된다.[6] 휴가를 사용하면,

- 생산성이 높아진다.
- 성과가 80% 향상된다.
- 직장의 사기가 높아진다.
- 직원을 유지하는 데 도움이 된다.
- 건강상의 이점을 제공한다.
- 스트레스가 줄어든다.
- 함께 여행하는 사람들과의 관계가 강화된다.
- 정신건강을 개선하고 우울증과 번아웃을 감소시킨다.
- 다양한 문화, 전통, 지역에 눈을 뜨게 한다.
- 창의성이 높아진다.
- 휴가를 떠나기 최대 8주 전부터, 일하고, 목표를 달성하고, 생산성을 높일 수 있는 동기를 증가시킨다.
- 기대하는 일(예: 휴가)이 있기에, 힘든 시기를 이겨 낼 수 있도록 도와준다.
- 평생 지속될 추억을 만들어 준다.

더 긴 시간이 더 높은 생산성을 의미하지는 않는다. 이것은 비교적 오래전부터 알려져 왔다. 미국의 자동차 제조업자 헨리 포드Henry Ford는 공장의 주당 근무일을 6일에서 5일로, 주당 근무 시간을 48시간에서 40시간으로 줄였다. 그 과정에서 포드는 "하루 8시간 노동이 번영의 길을 열었듯이, 주 5일 노동이 더 큰 번영으로 나아가는 길을 열어 줄 것"이라고 말했다.[7]

인간의 에너지는 제한된 자원이다. 사람들은 선천적으로 에너지를 소비한 뒤 다시 회복하도록 만들어졌다. 사람들은 이것을 90분 주기로 수행한다(90분의 각성 후 피로

상태가 따라온다). 에너지는 이 책의 12장에서 자세히 다루고 있다.

훌륭한 아이디어는 종종 사람들이 휴식을 취할 때, 예를 들어 걷거나 샤워하거나 뛰거나 잠을 자고 난 후에 나온다는 점을 인식하는 것이 중요하다. 알베르트 아인슈타인Albert Einstein은 상대성 이론에 대해 토론하면서, "자전거를 타면서 그 생각을 했습니다."라고 얘기했다.

다음과 같이 어떤 활동으로부터 짧은 휴식이 필요하다고 느낄 때가 있다.

- 컴퓨터 작업으로부터 - 1시간 동안 컴퓨터에 앞에 앉아 있은 후
- TV 시청으로부터 - 1시간 동안 TV를 시청한 후
- 독서로부터 - 1시간 동안 책을 읽은 후
- 앉아 있는 것으로부터("오래 앉아 있는 것은 제2의 흡연이다."라는 말을 기억하라. 따라서 최소한 1시간에 한 번씩 일어서 움직이거나, 탄력 있는 공 위에 앉거나, 러닝머신 책상을 사용하라.)
- 말하기로부터 - 다른 사람의 말을 경청하는 시간을 갖기
- 나쁜 소식을 듣거나 불쾌감을 주는 이메일을 읽은 후
- 배가 아플 정도로 웃은 후
- 불안하고 스트레스를 받은 후
- 싸움으로부터 - 누군가와 말다툼을 한 후

대화가 격해지면 다음과 같이 말할 수 있다.

- "이것에 대해선 다음에 얘기하시죠."
- "잠시 쉬었다가 몇 분 후에 다시 이 주제로 돌아오는 것이 어떨까요?"
- "저는 지금 속이 상하고 언짢습니다. 이 얘기는 나중에 하는 게 더 좋을 것 같습니다."
- "좀 실례해도 되겠습니까?"

어떤 상황이나 어려운 대화에서 벗어나는 확실한 방법 중 하나는 다른 사람에게 화장실에 다녀와야겠다고 말하는 것이다. 이 말은 사람들이 당신과 논쟁하지 않게 할

웰니스로 가는 길

언급이다. 화장실에 있는 동안 당신은 혼자 있으면서 심호흡을 할 수 있고, 성찰할 수 있으며, 가장 중요한 것은 그 어려운 상황에서 벗어날 수 있다. 이렇게 함으로써 상대방에게도 휴식을 줄 수 있다. 휴식은 사람들이 진정하고 문제를 좀 더 명확하게 다루기 위해 필요한 것이다.

자기돌봄

자기돌봄self-care은 사람들이 건강을 확립하고 유지하며, 질병을 예방하고 치료하기 위해 스스로 행하는 것이다. 그것은 다음을 포괄하는 광범위한 개념이다.[8]

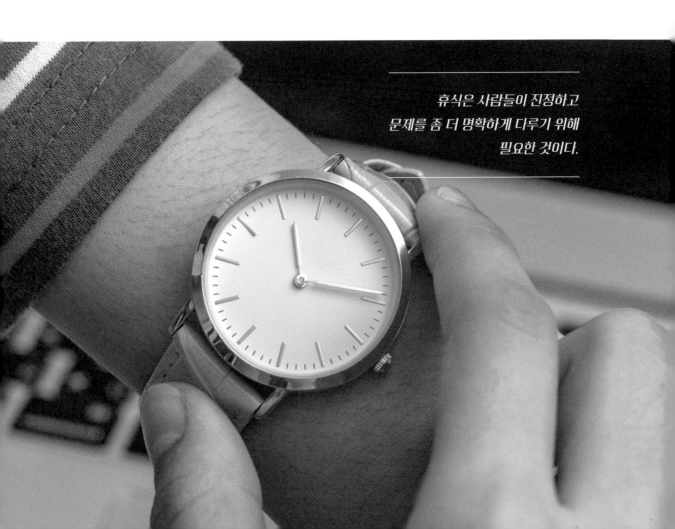

휴식은 사람들이 진정하고
문제를 좀 더 명확하게 다루기 위해
필요한 것이다.

- 위생(일반 및 개인)

- 영양(먹는 음식의 종류와 질)

- 생활방식(스포츠 활동, 여가 등)

- 환경적 요인(주거 조건, 사회적 관습 등)

- 사회경제적 요인(소득 수준, 문화적 신념 등)

- 자기 치료(self-medication)

세계보건기구는 자기돌봄을 "의료 서비스 제공자의 지원 여부와 관계없이 건강을 증진하고, 질병을 예방하고, 건강을 유지하고, 질병 및 장애에 대처할 수 있는 개인, 가족 및 지역사회의 능력"이라고 정의한다.[9]

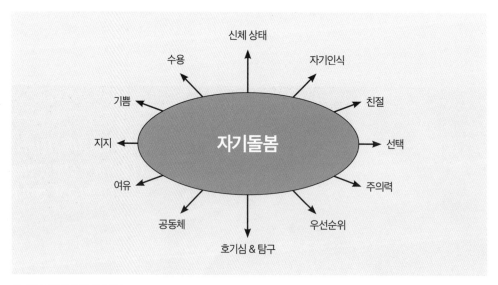

그림 11-1. 자기돌봄의 핵심 요소

⬤ 성찰 시간:

번아웃(탈진)의 징후가 느껴진다면, 정신건강 전문가나 기타 의료 서비스 제공자에게 전문적인 도움을 받는 것이 좋습니다.

_____

_____

_____

_____

_____

_____

모스^{MOSS} 기법

앞으로 몇 주 동안 휴식을 당신의 삶에 어떻게 통합하고 싶은지 생각해 보고, 이 욕구를 실현하기 위해 모스^{MOSS} 기법을 사용하라. 휴식이 당신의 삶에서 어떤 역할을 하는지 평가하고 다음 질문에 답하라.

◉ 질문 - 동기^{Motivation}:

특정 유형의 휴식을 취하려는 동기는 무엇인가요?

_____

_____

_____

_____

_____

_____

◉ 질문 - 장애물^{Obstacle}:

어떤 장애물에 부딪힐 것 같나요?

_____

_____

●● **질문 - 전략**Strategy:

이러한 장애물을 극복하기 위해 어떤 전략을 사용할 수 있나요?

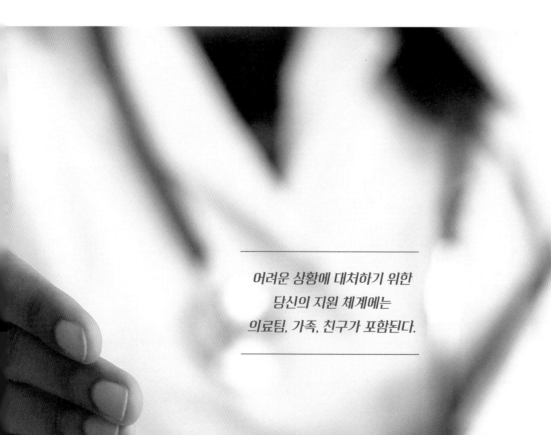

어려운 상황에 대처하기 위한
당신의 지원 체계에는
의료팀, 가족, 친구가 포함된다.

● 질문 - 강점 Strength**:**

목표를 향해 노력하면서 어떤 강점을 사용할 수 있나요? 이전의 어려움을 극복하기 위해 사용했던 강점과 당신의 지원 체계(의료팀, 가족, 친구 등)를 생각해 보세요.

_____

_____

_____

_____

_____

_____

스마트SMART 목표

휴식에 대해 배운 것을 실행에 옮기기 위하여 당신을 위한 스마트SMART 목표를 세워 보라 (스마트 목표의 구성 요소는 4장 78쪽 참조).

● 스마트SMART **목표 시간:**

휴식을 위한 당신의 스마트SMART 목표는 무엇인가요?

_____

_____

_____

_____

_____

_____

참고 문헌

■ 인용 문헌

1. Merriam-Webster. www.mw.com.

2. Covey SR. *The 7 Habits of Highly Effective People: Powerful Lessons in Personal Change*. New York: Simon and Schuster; 2004.

3. Lang SS. When workers heed computer's reminder to take a break, their productivity jumps, Cornell study finds. *Cornell Chronicle*. https://news.cornell. edu/stories/1999/09/onscreen-break-reminder-boosts-productivity. Published September 23, 1999. Accessed July 15, 2021.

4. Ariga A, Lleras A (2011). Brief and rare mental "breaks" keep you focused. Deactivation and reservation of task goals preempt vigilance decrements. *Cognition*. 118(3), 439-43.

5. Nöteberg S. *Pomodoro Technique Illustrated: The Easy Way to Do More in Less Time*. Raleigh, NC: Pragmatic Bookshelf; 2009.

6. Hoeller SC (2015, July 3). 8 reasons why Americans should take their vacation days. Business Insider. https://www.businessinsider.com/why-americans-should- take-their-vacation-days-2015-6. Accessed July 15, 2021.

7. HENRY FORD: Why I Favor Five Days' Work With Six Days' Pay. Wikisource. https:// en.wikisource.org/ wiki/HENRY_FORD:_Why_I_Favor_Five_Days%27_Work_With_ Six_Days%27_Pay. Published December 4, 2012. Accessed July 15, 2021.

8. Webber D, Guo Z, Mann S (2015). Self-care in health: we can define it, but should we also measure it? *Selfcare Journal*, 4(5), 98-114.

9. World Health Organization. Self-care interventions for health. https://www.who.int/ news-room/fact-sheets/detail/self-care-health-interventions#:~:text=What%20 is%20self%2Dcare%3F,support%20of%20a%20health%20worker.

■ 도서 자료

• Hahn TN. *How to Relax*. Berkeley, CA: Parallax Press; 2015.

- Neston J. *Breath: The New Science of a Lost Art*. New York: Riverhead Books; 2020.

- Nolan A, Schumann K, Callahan S. *Mothers Need Time-Outs Too: It's Good to Be a Little Selfsh—It Actually Makes You a Better Mother*. New York: McGraw-Hill Education; 2008.

- Nöteberg S. *Pomodoro Technique Illustrated: The Easy Way to Do More in Less Time*. Raleigh, NC: Pragmatic Bookshelf; 2009.

- Payne D. *Time-Out: Adult Coloring Book*. Scotts Valley, CA: CreateSpace Independent Publishing Platform; 2015.

- Schwartz SY, Goldstein D. *Unplug: A Simple Guide to Meditation for Busy Skeptics and Model Soul Seekers*. New York: Harmony; 2017.

- Soojung A, Pang K. *Rest: Why You Get More Done When You Work Less*. New York: Basic Books; 2016.

■ 기타 자료

- Take vacation time(휴가를 보내라).

- Limit your time responding to emails(이메일에 답하는 시간을 제한하라).

- Take a day away from technology(기계로부터 멀어지는 하루를 보내라).

- Take mini-breaks once each hour(1시간에 한 번씩 짧은 휴식을 취하라).

- Walk around the room or up and down the stairs(방을 돌아다니거나 계단을 오르내려라).

- Ride a bike(자전거를 타라).

- Track your time-outs(당신의 휴식을 추적하라).

- Track your creativity/productivity(당신의 창의성/생산성을 추적하라).

CHAPTER 12

에너지Energy

"우리의 뒤에 있는 것과 우리의 앞에 있는 것은
우리의 안에 있는 것에 비하면 아주 작은 문제이다."

- 랄프 왈도 에머슨Ralph Waldo Emerson

미국 수필가

웰니스로 가는 길 닦기: 에너지에 관한 질문들

다음의 5가지 문항에 대하여 당신에게 해당하는 빈도의 숫자를 선택하라.

(빈도: 1=전혀 아닌, 2=드물게, 3=가끔, 4=자주, 5=일상적으로)

• 나의 활기를 북돋아 주는 친구가 있다. _____
• 나에게 즐거움과 에너지를 주는 활동이 적어도 한 가지는 있다.

_____

- 나의 에너지를 소모시키는 상황과 사람을 피할 수 있다. _____
- 나는 하루에 커피를 두 잔 이하로 마신다. _____
- 나는 빠른 에너지 회복을 위해 단것이나 쿠키에 의존하지 않는다. _____

에너지 소계: _____

살면서 배우기: 에이미 커맨더 박사

팬데믹 시기를 겪으며 많은 사람들이 갑작스레 재택근무로 전환했다. 나는 의사로서 대부분의 나날을 병원에서 일하지만, 일주일에 하루 혹은 이틀은 원격으로 근무하고 원격 의료를 수행한다. 또한 바쁜 가상 진료 시간 전후에는 월섬^{Waltham}에 있는 매

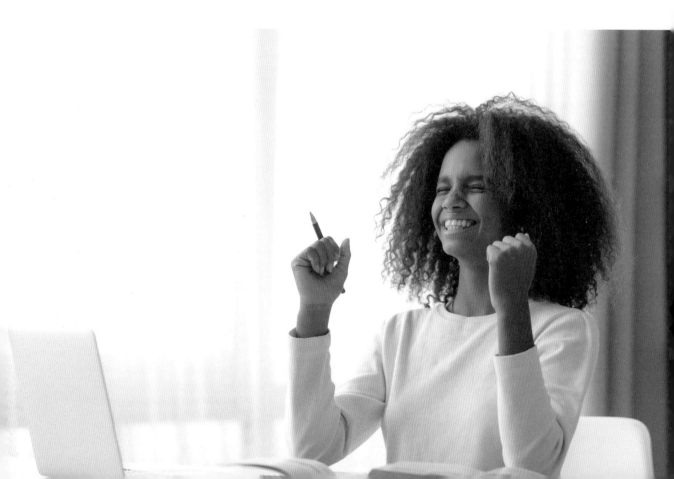

사추세츠 종합병원 암센터, 미국생활습관의학회의 업무 또는 비영리 단체인 엘리 펀드Ellie Fund의 이사회 회의와 관련된 수많은 가상 회의도 한다.

원격 근무일에는 오후가 되면 내가 평소보다 더 기진맥진해진다는 것을 알아차렸다. 왜 나는 오후가 되자 더 피곤함을 느꼈을까? 나는 편한 옷을 입고 집에 있었으며, 출퇴근길에 시달릴 필요도 없었다! 그 후 나는 가상의 의사소통 플랫폼을 과도하게 사용하는 것과 연관된 피로, 걱정, 번아웃을 설명하는 "줌 피로Zoom fatigue"라는 개념에 대해 알게 되었다.[1]

나는 '줌 피로'가 우리에게 널리 퍼져 있는 새로운 현상이라는 것을 읽었다. 우리의 뇌는 영상 플랫폼을 통해 발생하는 사회적 상호작용과 연결되어 있지 않다! 우리의 일상적인 사회적 상호작용은 우리를 깨어 있고 몰두하게 하는 우리 뇌의 '보상 회로'와 연관되어 있다. 줌 회의는 일반적인 사회적 상호작용과는 거리가 있다. 예컨대, 내재적인 오디오 지연이 있고, 실제의 눈 맞춤이 없으며, 우리의 뇌가 처리하는 데 필요한 다른 비언어적 신호가 있기 때문이다. 이러한 요소들로 인해 인지적 노력은 증가하고, 사회적 상호작용에서 얻는 '보상'은 줄어든다.

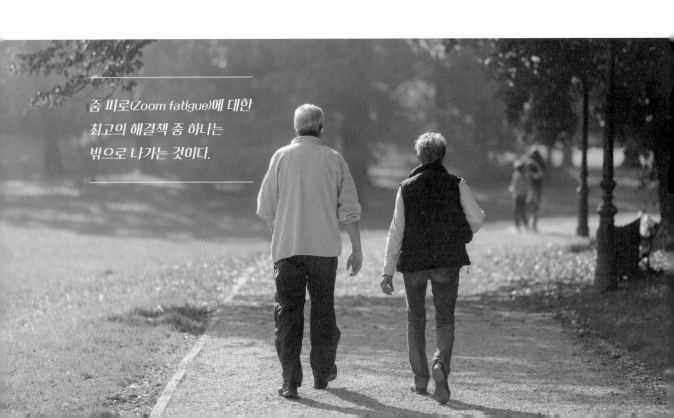

줌 피로(Zoom fatigue)에 대한
최고의 해결책 중 하나는
밖으로 나가는 것이다.

'줌 피로'에 대한 최고의 해결책은 아주 쉬운 일이라는 것을 알게 되었다. 바로, 밖에 나가는 것이다! 여러 과학적 연구들은 자연에서 시간을 보내는 것이 우리의 건강과 웰빙에 매우 중요한 것임을 증명해 주었다. 실제로 일본에는 '신린요쿠shinrinyoku'라는 용어가 있는데, 이는 '산림욕'을 의미하며 숲에서 시간을 보내는 것의 중요성을 나타낸다. 연구에 따르면 이러한 습관을 규칙적으로 실천하면 혈압, 심박수, 스트레스 호르몬을 낮추고 불안, 우울, 피로를 감소시킬 수 있다. 나는 비록 낮에 숲속으로 들어갈 수는 없어도 동네를 산책하는 것만으로도 상쾌함을 느낀다. 또한 화상 회의 도중에 잠시 휴식을 취하거나, 간단한 스트레칭이나 한 잔의 얼음물을 마시러 부엌으로 걸어가는 것이 나의 에너지를 유지하는 데 도움이 된다는 것을 깨달았다.

● 성찰 시간:

'에너지' 하면 어떤 단어들이 떠오르나요? 할 수 있는 한 많은 단어를 적어 보세요.

〈메리엄-웹스터 사전Merriam-Webster Dictionary〉에 따르면, 에너지는 다음을 포함하여 여러 가지 정의를 가지고 있다.[2]

- 동적인 질: 서술적 에너지
- 행동 또는 활동 능력: 지적 에너지
- 일반적으로 긍정적인 영적 힘: 모든 사람 사이로 흐르는 에너지
- 강력한 힘의 발휘: 노력: 시간과 에너지 투자

- 한 체계 안에서 물리적인 변화가 만들어지면서 그 체계의 구성 요소 간에 옮겨 다니는 자연의 근본적인 개체이며, 일반적으로 작업을 수행할 수 있는 능력으로 여겨진다.
- 사용 가능한 원동력(예: 열, 전기)

◉ 성찰 시간:

에너지에 대한 다양한 정의 중 어떤 것이 당신에게 가장 울림을 주나요? 그 이유는 무엇인가요?

에너지는 웰니스 수준에 상당한 영향을 줌에도 불구하고, 사람들은 대부분 웰니스에 대해서 생각할 때 에너지를 고려하지 않는다. 그 대신 사람들은 대개 시간과 시간 관리에 집중한다. 기억해야 할 것은 당신이 무언가를 할 시간은 있으나 에너지를 가지고 있진 않을 수도 있다는 것이다. 그래서 에너지 수준을 중요시하는 것은 균형과 웰빙을 위해 대단히 중요하다. 당신에게 에너지를 주는 것과 고갈시키는 것이 무엇인지 인지한다면 두 가지 사이의 균형을 즐길 수 있을 것이다.

◉ 성찰 시간:

당신에게 에너지를 주는 사람, 장소, 일을 나열해 보세요.

◉ 성찰 시간:

당신의 에너지를 고갈시키는 사람, 장소, 일을 나열해 보세요.

누군가가 자신의 에너지를 고갈시킬 수 있다는 개념은 어떤 사람들에게는 고려하기 어려울 수 있다. 그러나 모든 사람은 자신의 삶에 동정심과 이해심이 많으며 사랑으로 가득 차서 모든 상호작용에서 자애심을 베풀 수 있는 사람들이 있다는 사실을 인정할 수 있다. 이러한 자애심은 긍정적이고 강력한 에너지로 변환된다. 이러한 에너지를 주는 사람을 '백합lily'이라고 부를 수 있으며, 이런 사람들과 함께할 수 있을 때 축복을 받는다.

목표는 백합이 되고, 백합으로 자신을 둘러싸는 것이다. 먼저, 당신의 삶에서 백합들을 인지하고 알아차릴 필요가 있다. 이것은 그러한 백합들에게 연락하고, 그들이 계속해서 당신에게 제공해 주는 에너지에 감사할 수 있는 좋은 시간이 될 것이다. 그들은 자신이 백합이라는 것을 전혀 모를 수도 있다.

◉ 성찰 시간:

당신에게 에너지를 주는 사람과 장소 그리고 일과 함께 보내는 시간을 어떻게 최대화할 수 있을까요?

백합의 반대는 논하기가 더 어렵다. 그것은 거머리다. 그런 사람들은 당신을 지치게 한다. 가끔은 그들을 생각하는 것만으로도 피곤할 때가 있다. 이러한 사람들과 언제 만나게 될지 아는 것은 만나기도 전부터 당신에게 부정적인 영향을 미치는 경향이 있다. 당신의 힘을 빼앗는 거머리에 대해 이해하는 것은 당신 자신의 자기인식을 위해 중요하다.

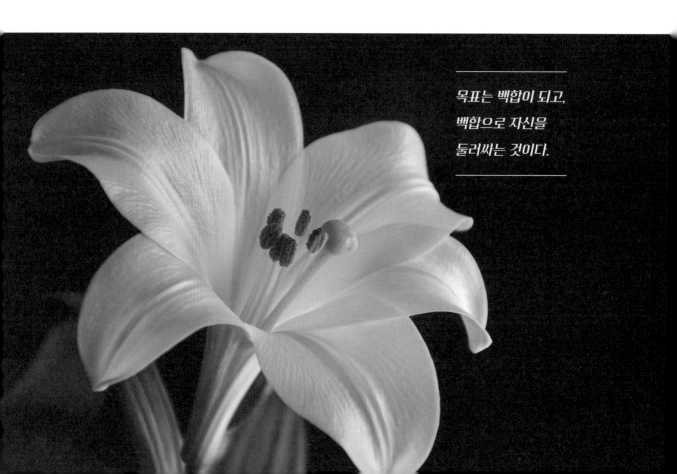

목표는 백합이 되고,
백합으로 자신을
둘러싸는 것이다.

자신에게 솔직하고 정직해지는 것과 당신의 삶에서 거머리를 식별하는 것이 첫 번째 단계이다. 자신을 위한 경계를 설정하고, 거머리와 있는 시간을 제한하며, 어떤 상황에서는 당신의 삶에서 거머리를 아예 제거하는 것은 당신의 일상에 엄청난 에너지와 기쁨을 더할 것이다. 이것은 쉽지 않고 시간이 걸린다. 경계를 설정하는 것은 에너지 관리를 위한 중요한 단계이다.

🌑 성찰 시간:

당신의 에너지를 고갈시키는 사람과 장소 그리고 일과 함께 보내는 시간을 어떻게 최소화할 수 있을까요?

_____

_____

_____

_____

_____

_____

많은 사람이 '뿌린 대로 거둔다'라는 카르마(karma, 업보)의 개념에 익숙하다. 여기에 관련된 정확한 과학(철학)은 무엇인가? 누가 아는가? 그러나 친절하고, 공손하며, 팀-플레이어(team-player; 단체에서 협동 작업을 잘 수행하는 사람 - 역자 주)이고, 사려 깊은 태도를 취하면, 차분하고 긍정적인 에너지를 스스로 경험할 수 있을 뿐만 아니라 다른 사람에게도 이를 발산할 수 있다. 긍정적이고 낙천적인 관점을 가진 사람들은 밝은 희망을 찾고, 어떤 환경에서라도 더 높은 경지에 이르기 위해 노력하며, 주위의 다른 사람들을 고무시키려 애쓰고, 자신의 말과 행동이 타인에게 힘을 줄 수도, 방해할 수도 있는 각인을 남길 수 있다는 것을 인지하는 사람들에게 끌리는 경향이 있다.

당신은 항상 긍정적일 수 없고, 주변에 긍정적인 사람들만 둘 수는 없다. 어려운 상황이 발생할 것이고, 죽음이 있을 수 있으며, 비통할 수도 있다. 이것은 삶의 일부이다. 직업, 관계, 돈, 사람, 프로젝트, 건강을 잃는 것과 같은 인간의 자연스러운 흥망성쇠로 인해 에너지가 빠져나갈 때가 있을 것이다. 그러나 낙관적이고 긍정적인 태도는 당신이 부정적인 경험을 치유하고, 다른 사람과 관계를 맺고, 새로운 기회의 문을 열고, 다시 한번 번창할 수 있는 기회를 제공한다. 때때로 삶은 롤러코스터와 같다.

> "인생은 자전거를 타는 것과 같다. 균형을 유지하려면 계속 움직여야 한다."
>
> - 알베르트 아인슈타인Albert Einstein
>
> 이론 물리학자

당신의 에너지 수준, 특히 높은 수준의 에너지를 유지하고 에너지 수준을 높이기 위해 노력하는 것은 당신이 위기를 가로질러 다시 올라갈 수 있도록 하는 데 중요하다. 그것은 진정 균형의 문제이다.

> "시간이 아니라 에너지가 고성능의 기본 통화currency이다."
>
> - 짐 로어Jim Loehr
>
> 교육학 박사, 수행 심리학자

에너지 관리

짐 로어와 토니 슈워츠Tony Schwartz의 저서 《완전한 참여의 힘The Power of Full Engagement》에 따르면,[3] 당신의 참여 수준을 높이기 위한 에너지 관리는 새로운 패러다임을 고수하는 것과 관련된다[그림 12-1].

짐 로어와 토니 슈워츠에 따르면 신체적, 정서적, 정신적, 영적 등 네 가지 유형의 에너지가 있다[그림 12-2].[3]

오래된 패러다임	새로운 패러다임
시간 관리	에너지 관리
스트레스 피하기	스트레스 찾기
인생은 마라톤이다.	인생은 전력 질주의 연속이다.
휴식은 시간 낭비이다.	휴식은 생산적인 시간이다.
보상이 수행에 힘을 가한다.	목적이 수행에 힘을 가한다.
자기 훈련 규칙(self-discipline rules)	의식적 규칙(rituals rule)
긍정적인 사고의 힘	완전한 참여의 힘

그림 12-1. 완전한 참여의 힘(출처: 짐 로어 & 토니 슈워츠, 2005)

신체적 에너지	정서적 에너지
자기 통제	빈번한 긍정적인 감정
빈번한 활동적 여가	양질의 관계
→ 부교감신경계 활성화 및 스트레스와 위협으로부터의 더 나은 회복	→ 행동의 유연성, 창의성, 기회를 보는 능력
정신적 에너지	**영적 에너지**
현실적인 낙천주의와 긍정적인 혼잣말	살아야 하는 이유 갖기
깊은 참여의 경험	공유되고 가치 있는 목적
	가치 인식
→ 집중하고, 만들고, 배우고, 회복하는 능력	→ 더 큰 기쁨, 피할 수 없는 장애물에 대한 내성

그림 12-2. 에너지의 네 가지 유형(출처: 짐 로어 & 토니 슈워츠, 2005)

신체적 에너지

신체적 에너지의 원천은 운동, 영양, 수면 그리고 휴식이다. 운동을 하면 세포 속의 미토콘드리아 수가 증가한다. 미토콘드리아는 몸 안에 있는 '발전소'이다. 많은 사람들이 운동하기에는 너무 피곤하다고 느끼지만, 산책이나 신체활동을 하면 마지막에는 활기를 느낄 수 있을 것이다. 신체활동은 근력과 지구력을 키우는 데 도움을 주고, 인체 내의 미토콘드리아 수를 증가시키며, 에너지 수준을 높여 준다.

입으로 섭취하는 것은 당신에게 연료를 공급한다. 하버드 한 끼 건강식, 지중해식 식단, 자연식물식과 유사한 식습관을 따르면 체내 장기, 근육, 신경, 뇌세포 심지어 장내 미생물에 식물 영양소, 항산화 물질, 섬유질, 비타민, 미네랄, 프리바이오틱스를 공급할 수 있다. 뇌는 포도당을 이용하여 작동하며, 신체적 활동에도 포도당이 필요하다. 그러나 설탕과 단당류 섭취는 삼가는 게 좋다. 통곡물, 채소, 기타 자연식품 같은 다당류를 섭취하는 것이 더 좋은데, 그것은 천천히 소화되고 포도당을 일정하게 분비시켜 최적의 기능을 할 수 있게 하기 때문이다. 규칙적인 식사와 간식은 하루 종일 당신의 에너지 수준을 유지하는 데 도움을 준다.

수면은 독소를 없애고, 손상된 세포를 회복시키고, 기억을 통합하며, 휴식하여 활기를 되찾도록 돕는다. 잠을 충분히 자지 못하면 낮 동안 활력을 느끼기가 힘들다. 수면은 에너지에 필수적이다. 오후 3시 이전에 20~30분 낮잠을 자는 것은 야간 수면을 방해하지 않으면서 활력을 북돋는 데 도움이 된다. 이러한 짧은 휴식은 신체와 두뇌가 활기를 되찾도록 해 준다. 휴식에 대해 다룬 11장에서 언급한 대로 심호흡하기, 음악 감상, 산책, 기타 휴식 활동들은 에너지의 원천이 될 수 있다. 수면에 대해서는 14장에서 자세히 다룬다.

● 성찰 시간:

당신의 운동, 식사, 수면 습관이 당신의 신체적 에너지 수준에 어떻게 기여한다고 생각하나요?

정신적 에너지

당신의 태도가 에너지 수준을 높일 수 있다. 긍정성, 낙천성, 감사, 긍정적인 혼잣말을 사용하는 것은 당신의 에너지 수준을 북돋는 전략이다. 태도에 관한 5장에서 논의한 바와 같이, 당신이 자동적인 부정적 생각automatic negative thoughts, ANTs을 하는 경향이 있다면, 이는 에너지를 빠르게 고갈시킬 수 있다. 당신에게 자동적인 부정적 생각을 제공하는 '그렘린'을 해고하고, 진정한 칭찬으로 당신의 마음을 풍요롭게 하고, 당신의 강점을 인정하고, 당신의 노력을 강조하며, 당신이 인내하도록 격려하고, 자기연민을 제공하고, 정신적 에너지를 높여 주는 '왕자'나 '공주'를 고용하라. 이것은 효과가 짧은 카페인과 화학물질로 가득 찬 에너지 음료보다 낫다. 당신이 좋은 친구를 대하는 방식으로 자기 자신을 대하는 것은 더 강력하고 오래 지속되는 에너지의 원천을 제공한다.

몰입

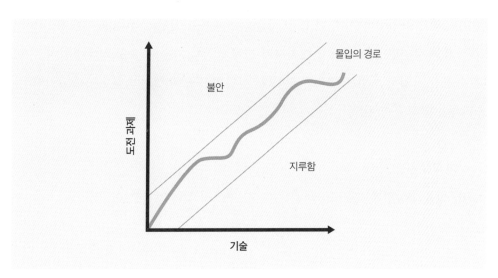

그림 12-3. 몰입의 개념(출처:《Lifestyle Medicine Handbook》; 2nd edition; Frates, et al.; Monterey, CA: Healthy Learning; 2021)

당신은 몰입할 때 활력이 넘친다. 몰입은 헝가리계 미국인 심리학자 미하이 칙센트미하이Mihaly Csikszentmihalyi가 그의 저서《몰입Flow》에서 설명한 개념이다. [4] 기본적으로 당신이 몰입하고 있을 때 당신은 그 순간과 당면한 작업에 완전히 몰두하며, 당신의 모든 관심은 당신 앞에 있는 사람이나 프로젝트에 집중된다.

사람들은 몰입 상태에 있을 때 시간 감각을 잊어버린다. 예를 들어, 작가들은 새로운 글을 쓸 때, 음악가는 바흐의 브란덴부르크 협주곡을 연주할 때, 농구 선수는 자유투를 시도할 때, 교사는 강의할 때, 누군가는 좋은 책을 읽을 때나 아름다운 산책로를 걸을 때 몰입 상태에 빠질 수 있다. 당신이 몰입감을 느끼는 활동이 무엇인지 알게 되면 삶의 즐거움과 에너지 수준을 높일 수 있다.

당신의 기술이 눈앞의 어려움에 직면했을 때, 당신은 몰입할 수 있다. 만약 당신의 기술 수준이 도전 과제에 미치지 못한다면 불안을 느낄 것이고, 당신의 기술 수준이 도전 과제보다 훨씬 높다면 지루함을 느낄 것이다.

지루함과 불안은 에너지를 고갈시킬 수 있기에 당신의 기술 수준이 도전 과제에 미치지 못하는 위치에 있다는 것을 알게 된다면, 당신은 도전 과제를 쪼갤 필요가 있다. 이것은 도전 과제를 작은 단위로 나눠야 한다는 의미이다. 또 다른 방법은 진행하는 프로젝트에 다른 사람을 포함시켜 프로젝트를 쉽게 완료할 수 있도록 도움을 받는 것이다. 작업을 완료하는 데 더 많은 시간을 할애하는 것도 종종 효과적인 몰입 방법이다. 또는 당면한 도전 과제에 대처하기 전에 당신의 기술 수준을 높여야 할 수도 있다. 목표는 몰입하는 법을 배우는 것이다. 몰입의 경로에 있는 것은 당신의 에너지를 유지하는 데 도움이 된다.

● 성찰 시간:

당신을 몰입하게 하는 몇 가지 활동들을 찾아서 적어 보세요.

정서적 에너지

태도에 관한 5장을 다시 참조하면, 긍정의 힘 그리고 모든 부정적인 의견을 중화하는 세 가지 긍정적인 의견에 집중하라는 바버라 프레드릭슨Barbara Fredrickson의 권고가 기억날 것이다. 긍정적인 공간에 머무르는 것은 당신이 창의적인 사고와 지속적인 동기부여를 계속할 수 있게 한다.

사회적 지지에 관한 15장에서는 사회적 관계의 힘을 살펴본다. 앞서 논의한 바와 같이, 백합과 거머리는 당신의 에너지를 북돋거나 고갈시킬 수 있다. 당신의 친구, 가족, 동료들이 당신의 감정 상태에 어떤 영향을 미치는지를 유념하는 것은 당신의 정서적 건강에 중요하다. 사람들을 만났을 때와 그들과 헤어질 때의 느낌을 살펴보라. 당신은 활력을 얻었는가, 잃었는가?

사람들은 몰입 상태에 있을 때 시간 감각을 잊어버린다.

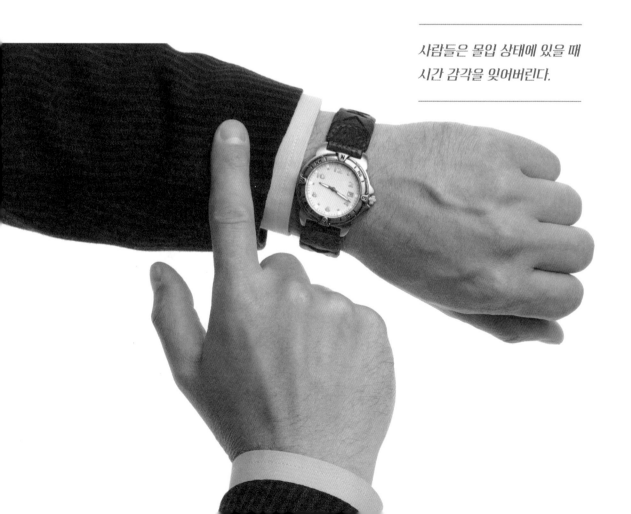

강한 긍정적 감정:

- 축하
- 흥분
- 익살스러움
- 자연스러운 행복감
- 열정
- 자부심
- 경이로움
- 열성

강한 부정적 감정:

- 모욕
- 동요
- 화
- 무례한
- 격분
- 두려움
- 좌절
- 슬픔
- 죄책감
- 무시

- 질투
- 억울함
- 수치심

부드러운 긍정적 감정:

- 감탄
- 애정
- 재미
- 감사
- 경외
- 자신감
- 관계
- 만족
- 고양
- 고마움
- 행복
- 희망
- 영감
- 기쁨
- 사랑
- 낙관주의

- 평화
- 금지
- 안도
- 충족
- 자기효능감
- 고요함
- 평온함
- 경탄

부드러운 부정적 감정:

- 판단을 받는 느낌
- 실망
- 단절
- 공허함
- 무력감
- 부적절함
- 우울
- 오해
- 슬픔
- 사랑받지 못한
- 보이지 않는

성장형 사고방식을 가진 사람은 작은 불행을 배우고 성장할 기회로 여긴다. 성장형 사고방식은 심지어 당신이 실패를 경험했을 때도 에너지를 유지할 수 있도록 한다. 더 높은 곳에 도달하려는 목표를 가지고 있으면 지금 부정적인 결과를 겪고 있더라도 최후의 긍정적인 결과에 계속 집중할 수 있다. 만약 부정적인 결과에 집중하고, 실패를 반복하고, 자기회의self-doubt의 수렁에 빠지면, 당신은 모든 에너지를 빠르게 잃게 될 것이다. 성장형 사고방식은 이것을 극복하는 데 도움을 주며, 당신이 앞으로 그리고 위로 나아가도록 한다.

모든 사람은 하루 동안 다양한 감정을 경험하며, 일부는 긍정적이고 일부는 부정적이다. 어떤 감정은 아주 강력하며 심지어 가끔은 압도적이다. 또 다른 감정은 조용하고 미묘하다. 왼쪽의 목록은 다양한 감정의 예를 보여 준다.

영적 에너지

당신을 날마다 그리고 매 순간 앞으로 나아가게 하는 내부 에너지는 영적 에너지이다. 그것은 보통 강한 목적의식에서 비롯되며, 다음 13장에서 심도 있게 다룰 영역이다. 당신은 일, 공동체 프로젝트, 우정 그리고 당신의 정신을 살찌우고 목적의식에 부합하는 깊은 관계에 참여할 때 에너지를 느낀다. 당신에게 가깝고 애정이 가는 사람, 장소, 일을 알아 두고, 그것들과 함께 시간을 보내는 것은 당신의 에너지 수준을 높이는 데 도움이 된다. 예를 들어 작지만 의미 있는 방법으로 세상을 더 나은 곳으로 만들기 위해 당신이 왜 이 순간, 이 세상에 있는지, 그리고 날마다 무엇을 할 수 있는지를 생각할 수 있다. 당신이 가치관과 일치하는 삶을 살고 있고, 그러한 가치들을 우선시한다고 느낄 때, 당신은 유념하며 사는 것이며 영적 에너지를 완전히 표현할 수 있다.

이 장에서는 영적 에너지를 고려할 때 도움이 될 만한 이미지를 제시한다. 그런 점에서 가장 먼저 다루어야 할 것은 앞으로 10년 또는 20년 후의 자신의 미래에 대한 비전이다. 자신의 고유한 재능과 재주를 사용하고, 자유롭고 활기차게 생활하는 자기 자신을 보는 것은 매슬로^{Maslow}의 '욕구 단계설'에서 확인된 것처럼 초월^{transcendence}을 즐길 수 있도록 하는 행동과 신념을 목표로 삼는 데 도움이 된다. 초월은 진정으로 당신의 목적에 따라 살고, 세상을 더 나은 곳으로 만들기 위해 노력하고, 당신이 거대한 우주의 작은 부분이라는 것을 깨달을 때 발생한다.

그림 12-4에 표현된 사다리는 당신의 비전을 향해 발걸음을 내딛는 데 도움이 될 수 있다. 사다리의 측면은 목적과 우선순위를, 다른 측면은 비전과 가치를 특징으로 한다. 시간을 내서 당신의 목적을 찾고 우선순위를 나열하는 것이 첫 번째 단계이다.

다음 단계는 5년, 10년, 20년 후 당신의 가치와 비전을 작성하는 것이다. 사다리의 가로대는 스마트SMART 목표이다 [목표에 관한 더 자세한 내용은 9장을 참조하라].

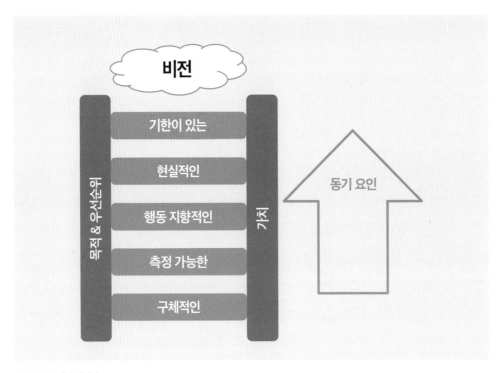

그림 12-4. 영적 에너지

영적 에너지를 논할 때는 종교나 다른 형태의 영성이 작용한다. 지금이야말로 자신보다 더 위대한 것과의 관계에 대해 생각할 때이다. 많은 사람이 더 높은 힘을 믿고, 그것으로부터 큰 힘을 얻는다.

자연 속에 있거나 산림욕을 하면 사물의 관점을 파악하는 데 도움이 되며, 자신이 더 큰 생태계의 일부라는 것을 깨닫게 된다. 당신이 가정을 꾸리거나, 가르치거나, 가게에서 일하거나, 버스를 운전하거나, 빵을 만들거나, 비서나 변호사 또는 사서로 일하거나, 반려동물 소유자이거나 식물 애호가이거나 조부모, 부모 혹은 자녀이든 상관없이, 당신은 세계적인 공동체뿐만 아니라 당신의 작은 영역의 필수 요소이다. 당신의 신념이 무엇이든 세계와 세계 속 당신의 영역과의 관계를 탐험하는 것은 좋은 시간이다. 어려운 사람을 돕기 위한 활동과 자원봉사는 영적인 에너지를 경험할 수 있는 강

웰니스로 가는 길

력한 방법이다.

● 성찰 시간:

무엇이 당신에게 영적 에너지를 주나요?

_____

_____

_____

_____

_____

_____

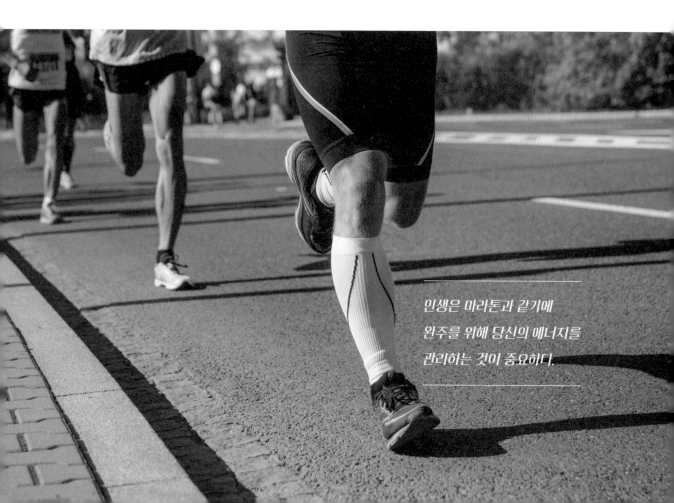

인생은 마라톤과 같기에
완주를 위해 당신의 에너지를
관리하는 것이 중요하다.

많은 사람이 시간 관리에 상당한 에너지를 소비하고 있지만, 당신은 이제 에너지 관리에 시간을 투자하는 것의 중요성을 알게 되었다. 에너지를 관리하기 위해서 당신이 언제 에너지의 정점에 있는지 깨달을 필요가 있고, 그 정점은 사람마다 다를 수 있다. 많은 사람이 오후 2시에서 3시 사이에 에너지가 감소하는 소강상태에 있으나 당신은 그럴 수도 있고 아닐 수도 있다. 그것을 알아볼 수 있는 유일한 방법은 에너지 일지를 작성하는 것이다. 하루를 보내면서 가장 활력이 넘치는 때와 활력이 없는 때를 기록하라. 예를 들어, 이른 아침에 에너지가 충만한 아침형 인간이 있고, 밤늦게 나가고 싶어 하는 사람도 있다. 당신의 에너지 성쇠^{peaks and valleys}를 아는 것은 당신의 건강과 행복에 도움이 된다. 이것은 페이빙^{PAVING} 프로그램을 진행하는 동안 할 수 있는 훌륭한 탐색이다.

모든 사람에게는 자신에게 활력을 주기도 하고 고갈시키기도 하는 사람과 일이 있다. 에너지 관리를 위해서는 이 점을 명확히 하는 것이 중요하다. 또 다른 중요한 개념은 에너지 페이스를 조절하는 것과 에너지 훈련이다. 때로는 당신이 전력 질주를 해야 하는 때가 있다. 반면, 인생은 마라톤과 같기에 완주를 위해 당신의 에너지를 관리하는 것이 중요하다. 다음은 에너지를 증가시키거나 고갈시키는 여러 가지 활동의 예시이다.

잠재적 에너지 증가 활동:

- 예술
- 빙고
- 독서 모임
- 볼링
- 청소
- 야구 카드 수집
- 색칠하기
- 요리
- 가로세로 낱말 퀴즈, 단어 찾기 게임, 스도쿠
- 춤추기
- 심호흡
- 퍼즐 맞추기
- 그림 그리기
- 운동
- 박물관 방문
- 신문, 잡지 읽기
- 줄넘기
- 뜨개질
- 배우기
- 명상
- 음악
- 자연으로 외출하기
- 영양식 먹기
- 조직화
- 물감 칠하기
- 사진 찍기
- 보드게임 하기
- 카드놀이
- 반려동물과 놀기
- 시 쓰기
- 긍정적인 사회적 상

호작용

- 퀼트
- 독서
- 휴식과 양질의 수면
- 수집하기
- 재봉질

- 샤워
- 노래 부르기
- 뜀뛰기
- 혼자만의 시간 갖기
- 영성
- 여행

- 다양성
- 자원봉사
- 강아지 산책시키기
- 식물에 물을 주거나 정원 가꾸기
- 요가

잠재적 에너지 소모 활동:

- 알코올 중독
- 밤샘 공부
- 논쟁
- 암
- 육아
- 어수선한 공간
- 타인과 자신을 비교 하기
- 복잡한 관계
- 대립
- 연락 끊기
- 어려운 사람
- 장애
- 의견 충돌
- 산만함
- 둠스크롤링
- 약물 중독
- 과도한 소셜 미디어
- 질병으로 고통받는

가족

- 타인과 어울리거나 보조를 맞춰야 할 필 요성을 느낌
- 도박
- 소문이나 험담
- 심부전
- 저장 강박
- 인간 '거머리'
- 질병
- 불면증
- 경계의 부족
- 몰입 부족
- 목적 결여
- 정신건강 문제
- 대출금 지불
- 다중 작업
- 자기 등한시
- 통제 불능의 체중 증가
- 꽉 찬 일정

- 연체된 청구서와 빚
- 치매가 있는 부모
- 미루는 버릇
- 장시간 통근
- 장시간 앉아 있는 것
- 억울함
- 십 대 운전자
- 너무 많은 이메일
- 너무 많은 회의
- 너무 많은 줌(Zoom) 회의
- 과도한 텔레비전 시청
- 불건전한 경쟁
- 건강에 해로운 식습관
- 비디오 게임 중독
- 일 중독
- 직장 내 사건

◉ 성찰 시간:
당신에게 에너지를 주는 사람, 장소, 일을 나열해 보세요.

\
\
\
\
\
\

◉ 성찰 시간:
당신의 에너지를 고갈시키는 사람, 장소, 일을 나열해 보세요.

\
\
\
\
\
\

◉ 성찰 시간:
당신은 하루 중 언제 가장 활력이 없다고 느끼나요?

\
\
\
\
\

당신은 하루 중 언제 가장 활력을 느끼나요?

에너지를 위한 빠른 실행 도구:

- 에너지 일지 작성하기 - 당신에게 에너지를 주는 것을 확인하기:
    - ✓ 당신의 강점을 파악하고 활용하라.
    - ✓ 내적인 동기를 발견하라.
    - ✓ 당신의 인생에서 카리스마가 있는 사람을 소중히 여겨라.
    - ✓ 당신의 행복한 장소를 찾아라.
- 당신에게 에너지를 주는 사람과 빼앗는 사람을 살펴보기:
    - ✓ 긍정적인 관계와 에너지를 주는 사람(당신 삶의 백합)을 육성하라.
    - ✓ 당신의 삶에서 에너지를 빼앗아 가는 것(당신 삶의 거머리)을 제거하라.
- 자연적인 에너지원 찾기:
    - ✓ 에너지를 보충해 줄 수 있는 자연과 함께하는 조용한 성찰 시간을 당신의 하루 일과에 포함시켜라.
    - ✓ 당신이 좋아하고, 당신을 만족시키는 일을 하라.
    - ✓ 충분한 휴식 시간을 가져라.
- 자연적이지 않은 에너지원 피하기:
    - ✓ 화학적 에너지원(카페인, 차, 에너지 음료, 술 등)을 피하라.
- 당신의 수면, 영양, 운동, 사회적 연결 패턴을 평가하기.

번아웃

신체적, 감정적으로 고갈되고, 지치고 압도당했다고 느낀 적이 있는가? 그렇다면 당신은 번아웃^{burnout}을 겪고 있을 수도 있다. 대부분의 연구가 직장, 의료 전문가, 간병인의 번아웃에 중점을 두지만, 번아웃은 다양한 환경과 상황에서 발생할 수 있다.

번아웃은 소진, 단절, 무력감과 관련 있다. 1974년에 이 용어를 처음 만든 허버트 프로이덴베르거^{Herbert Freudenberger}는 번아웃을 "동기나 보상의 소멸, 특히 원인이나 관계에 대한 헌신이 원하는 결과를 낳지 못하는 경우"라고 정의했다.[5] 이처럼 직업석 번아웃은 가치, 기대, 자원 사이에 불일치가 있을 때 자주 발생한다. 에너지는 통제 불가, 역기능적 직장 역학^{dysfunctional workplace dynamics}, 불확실한 직무 기대치, 일과 삶의 불균형, 공정성 결여, 불충분한 보상, 업무 과부하로 인해 고갈될 수 있다.

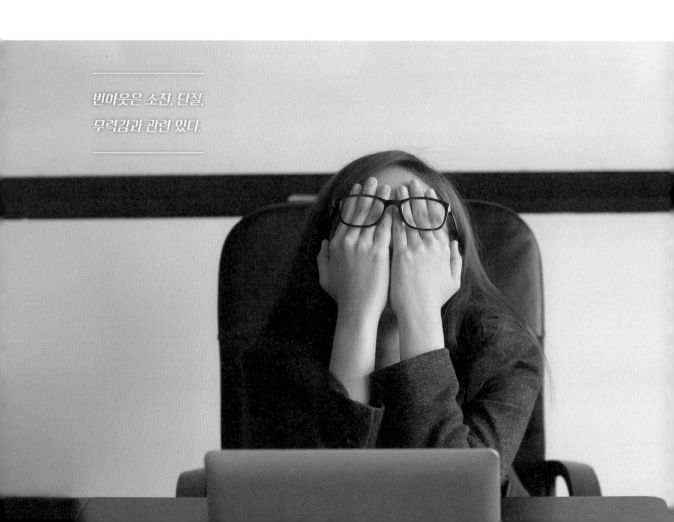

번아웃은 소진, 단절, 무력감과 관련 있다.

당신의 삶의 영역(직업, 일, 관계, 책임감 등)에서 에너지 감소를 느끼고, 이전에는 쉬웠던 영역에서 동기를 찾기 위해 고군분투하고, 조바심과 우울감을 느끼고, 쉽게 좌절하거나 불만족을 느끼는 영역이 있나요?

_____

_____

_____

_____

_____

_____

● 성찰 시간:

위의 질문에 대한 당신의 답을 성찰해 본 후, 당신이 직업, 관계, 일, 또는 삶의 다른 영역에서 번아웃을 경험했다고 생각하나요?

_____

_____

_____

_____

_____

번아웃 가능성이 있는 영역을 식별한 후에는 이를 해결하기 위한 조치를 취할 수 있다. 때때로 번아웃은 당신이 책임이나 일 또는 관계로부터 쉽게 벗어날 수 있는 영역에서 발생할 수 있다. 그러나 어떤 경우에는 번아웃의 영역에서 떠나버리는 것을 선택할 수 없을 수도 있다. 이러한 상황에 직면했을 때 도움이 될 수 있는 몇 가지 전략은 다음과 같다.

- 자기돌봄을 하라(몸을 올바르게 대하라).

- 다른 사람들과 사회적으로 관계를 맺어라(강력한 사회적 관계를 구축하라).

- 외연을 확장하라(일 이외의 삶을 가져라).

- 휴식을 일상의 일부로 만들라(매일 최소 15분 휴식을 취하라).

- 상사와 의사소통하라(상사와 지속적인 대화를 나눠라).

- 당신의 직무 책임에 대해 명확히 하라(당신의 직무가 무엇을 수반하고 다른 사람들이 당신에게 기대하는 바가 무엇인지 파악하라).

- "아니오"라고 말하는 법을 배워라(직장에서 할 수 있는 것과 없는 것에 대한 합리적인 한계를 설정하고 준수하라).

- 지루함을 당신 직업의 명백한 특성으로 받아들이지 말라(직무 변경을 요청하라).

- 위임하는 법을 배워라(시간은 무엇과도 바꿀 수 없는 자산임을 명심하라).

- 당신이 모든 것을 바꿀 수 없다는 것을 깨달아라(당신이 할 수 있는 것을 바꾸고, 당신이 할 수 없는 것을 받아들여라).

- 자기 성찰적인 사람이 되라(불만족의 원인을 확인한 다음 해결하려고 노력하라).

- 성급하게 행동하지 말라(냉정해져라 - 서두르면 낭비가 된다).

- 목적을 가지고 일하라(당신이 하는 일이 다른 사람의 삶을 더 좋게 만들기 때문에 당신이 차이를 만드는 사람이라는 사실을 이해하고 수용하라).[6]

⬤ **성찰 시간:**

위에서 언급한 번아웃을 해결하기 위한 전략들을 번아웃을 겪고 있는 영역에 어떻게 적용할 수 있을까요?

_____

_____

_____

_____

_____

건강 최적화

최적화^{optimization}는 '어떤 것(예: 디자인, 시스템 또는 결정)을 가능한 한 완벽하게, 기능적 또는 효과적으로 만드는 행위나 프로세스 또는 방법론'으로 정의된다. 건강 최적화는 개인의 웰빙, 기능 및 삶의 질을 극대화하는 것을 추구한다. 최적화 기능^{optimal functioning}의 개념은 순전히 신체적 또는 정신적 상태가 아니라 인간의 잠재력을 나타낸다.[6]

🔘 **성찰 시간:**

최선을 다했다고 느꼈던 때를 생각해 보세요. 어떤 상황이었고, 기분이 어땠나요?

_____

_____

_____

_____

_____

_____

_____

충분한 휴식을 취하지 않거나, 식사를 거르거나, 질 나쁜 음식을 먹거나, 신체활동을 하지 않거나, 친구와 연락하지 않거나, 저녁과 주말에 일하는 것은 번아웃을 유발할 수 있다. 기진맥진, 냉소, 부정, 다혈질, 주의 산만, 무관심, 우울 또는 불안, 수면문제, 짜증은 번아웃의 흔한 증상이다.

🔘 **성찰 시간:**

번아웃이나 장기간의 에너지 부족을 경험했던 때를 생각해 보세요. 당신의 에너지 배터리가 부족하다는 것을 알려 준 '경고 신호'에는 어떤 것이 있었나요?

_____

_____

● 성찰 시간:

만약 앞으로 이러한 경고 신호를 발견한다면, 당신은 재충전을 위해 무엇을 할 수 있나요? 당신을 도와줄 수 있는 사람이 있나요?

에너지 관리와 시간 관리는 모두 중요하다. 종종 시간을 잘 관리하면 에너지도 잘 관리하게 된다. 그러나 두 요소는 동일하지 않다. 어떤 것들은 시간이 별로 걸리지 않아도 많은 정신적, 정서적 에너지를 요구한다. 또 어떤 것들은 시간이 오래 걸리지만 약간의 에너지 투자를 요구한다. 하루 중 여분의 시간은 많은 사람에게 황금과 같다. 이 여분의 시간이 있을 때, 당신은 그것을 활용할 최고의 방법을 생각할 필요가 있다. 또한 여분의 시간과 당신의 에너지 수준을 일치시킬 방법을 고려해야 한다.

시간 풍요

하버드 경영대학원의 경영학 교수인 애슐리 윌런스^{Ashely Whillans}는 일하는 미국인의 80%가 '시간 부족', 즉 모든 책임을 다할 만큼 시간이 충분하지 않음을 느낀다고 말했다.[7] 그녀는 연구를 통해 이러한 '시간 빈곤^{time poverty}'의 감정이 더 높은 비율의 우울증, 불안, 스트레스뿐만 아니라 더 낮은 수준의 행복과 관련이 있음을 보여 주었다. 반면에 '시간 풍요^{time affluence}'는 개인이 매일 충분한 시간이 있다고 느끼는 개념을 의미한다.

윌런스 박사의 연구는 '시간 풍요'를 우선시하는 사람들이 더 행복하고 열정적인 활동을 추구하는 경향이 있음을 보여 주었다. 그녀는 사람들이 '시간 풍요'를 얻는 데 도움이 되는 다음과 같은 구체적인 제안을 제시한다.

- 미래의 여가 시간 계획하기
- 활동적인 취미를 위한 일정 잡기
- 음식을 먹고 즐기는 데 더 많은 시간을 보내기
- 새로운 사람과의 만남
- 타인을 돕기

또한 그녀는 출퇴근 시간을 줄여서 시간을 벌고, 가능하면 하기 싫은 집안일이나 업무를 외부에 맡기라고 조언한다.

'시간 풍요'를 얻는 또 다른 전략은 작가 브리지드 슐테^{Bridgid Schulte}가 만든 용어인 '시간 조각^{time confetti}'을 관리하는 것이다.[8] '시간 조각'은 하루 중 발생하는 자유 시간의 덩어리를 말한다. 소셜 미디어를 스크롤링하는 것보다 산책하거나 건강에 좋은 간식을 먹는 등 '시간 조각'을 사용하는 것에 좀 더 의도적인 사람들은 현재와 더 연결되어 있다고 느끼며 더 많은 '시간 풍요'를 얻을 수 있다. 낮 동안 '시간의 덫^{time trap}'을 피하고 더 많은 '시간 풍요'를 얻을 수 있는 사람은 더 행복하고 의미 있는 순간을 만들 수 있다.

인공적 에너지원

카페인 음료, 커피, 차, 탄산음료, 에너지 음료와 같은 인공적 에너지원은 빠르고 쉬운 해결책처럼 보일 수 있지만, 종종 장기적으로 더 많은 문제를 일으킨다. 카페인은 4~6시간의 반감기half-life를 가진다. 만약 오후 3시에 카페인이 든 음료를 마셨다면, 오후 9시에 당신의 체내에 절반이 남아 있어서 수면을 방해할 수 있다. 수면은 건강한 몸과 마음을 위해 필수적이며, 이에 대해서는 14장에서 논의할 것이다. 간단한 해결책이 항상 최선의 해결책은 아님을 기억하라. 오히려 핵심은 하루 종일 천연 에너지원을 사용하기 위해 열심히 일하는 것에 있다.

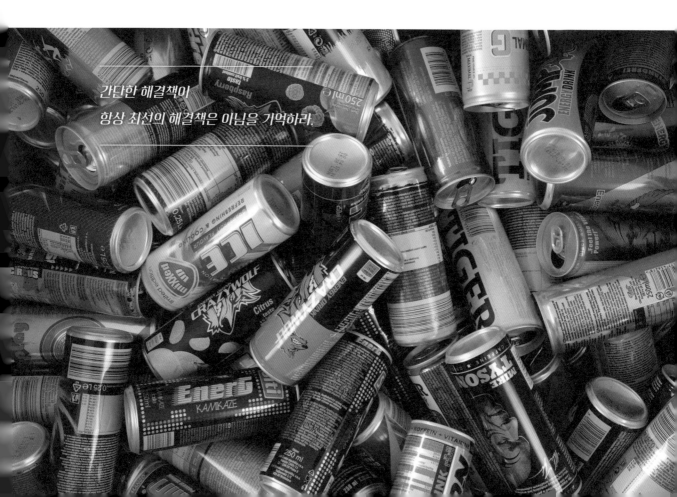

간단한 해결책이
항상 최선의 해결책은 아님을 기억하라.

자기돌봄

　자기돌봄을 위한 시간은 어떻게 찾는가? 답은 간단하다. 시간은 '찾는' 것이 아니라 '만드는' 것이다.

　시간은 더 얻을 수도, 돌려받을 수도 없는 것이다. 모든 사람에게 매일 똑같이 24시간이 주어진다. 당신의 일정을 고려했을 때, 건강을 유지하기 위해 필수적인 생활습관 행동에 참여하는 데는 너무 많은 시간이 걸린다고 주장할 수도 있다. 당신의 인생에서 비슷한 양의 시간을 연장하는 대가로 왜 그렇게 많은 시간을 운동하는 데 소비하는가? 당신은 여분의 시간을 모두 운동하는 데 쓰고 있다! 이런 관점의 문제는 그것이 당신의 삶의 질을 고려하지 않는다는 것이다. 생활습관의학은 단지 수명을 연장하는 것이 아니라 더 나은 삶을 만든다. 다만, 당신이 이미 바쁜 일정이 있다면 시간을 내는 것이 어려울 수 있다.

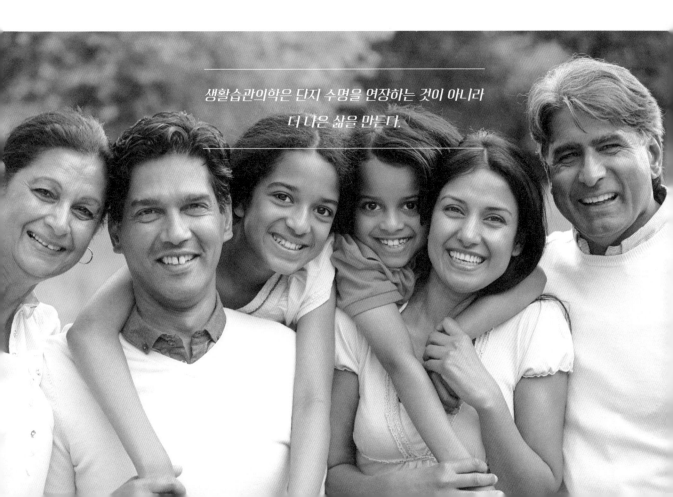

생활습관의학은 단지 수명을 연장하는 것이 아니라
더 나은 삶을 만든다.

사실 당신이 시간을 어떻게 쓸지 선택하지 않는다면 다른 누군가가 당신을 대신해서 선택할 것이다. 건강을 관리하는 것은 개인만이 내릴 수 있는 개인적인 결정이다. 자기돌봄을 위한 시간을 만들어야만 한다.

우선순위 지정과 기회비용 평가의 개념을 사용하면, 당신이 시간을 소비하는 데 가장 중요한 것을 결정할 수 있다. 자기돌봄이 쉽지는 않지만, 그 결과는 위대하다!

모스 MOSS 기법

당신의 삶에서 당신이 가지고 있는 에너지를 평가하고 다음 질문에 답하라.

● 질문 - 동기 Motivation:

이번 주에 에너지를 증가시키도록 동기부여된 이유는 무엇인가요?

_____

_____

_____

_____

● 질문 - 장애물 Obstacles:

어떤 장애물을 마주칠 것 같나요? 무엇이 당신을 끌어내리는지 생각해 보세요.

_____

_____

_____

_____

_____

◐ **질문 - 전략**Strategies:

이러한 장애물을 극복하기 위해 어떤 전략을 사용할 수 있나요?

_____

_____

_____

_____

_____

◐ **질문 - 강점**Strengths:

목표를 향해 노력하면서 어떤 강점을 사용할 수 있나요? 이전의 어려움을 극복하기 위해 사용했던 강점과 당신의 지원 체계(의료팀, 가족, 친구 등)를 생각해 보세요.

_____

_____

_____

_____

_____

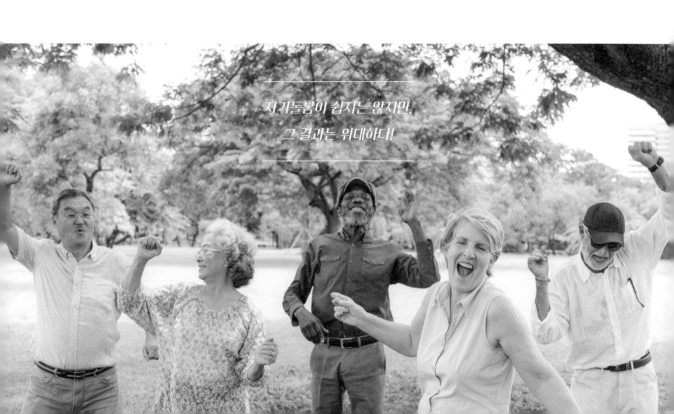

자기돌봄이 쉽지는 않지만,
그 결과는 위대하다!

스마트SMART 목표

에너지에 대해 배운 것을 실행에 옮기기 위하여 당신을 위한 스마트SMART 목표를 세워 보라[스마트 목표의 구성 요소는 4장 78쪽 참조].

⬤ **스마트**SMART **목표 시간:**

이번 주 에너지와 관련된 당신의 스마트SMART 목표는 무엇인가요?

_____

_____

_____

_____

_____

_____

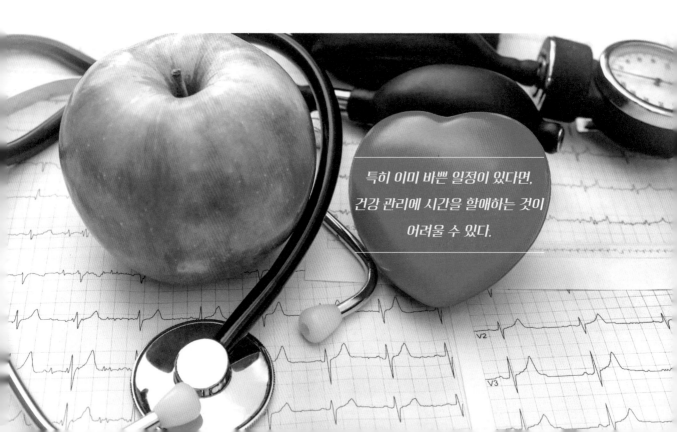

특히 이미 바쁜 일정이 있다면, 건강 관리에 시간을 할애하는 것이 어려울 수 있다.

참고 문헌

■ 인용 문헌

1. Wolf CR. Virtual platforms are helpful tools but can add to our stress. *Psychology Today*. 2020.

2. Merriam-Webster. www.mw.com.

3. Loehr, J, Loehr, JE, Schwartz T. *The Power of Full Engagement: Managing Energy, Not Time, is the Key to High Performance and Personal Renewal*. New York: Simon and Schuster; 2005.

4. Csikzentmihalyi M. *Flow: The Psychology of Optimal Experience*. New York: Harper Perennial Modern Classics; 2008.

5. Frudenberge H 1974. Staff burnout. *Journal of Social Issues*. 301, 159-65.

6. Frates B, et al. *Lifestyle Medicine Handbook: An Introduction to the Power of Healthy Habits*, 2nd ed. Monterey, CA: Healthy Learning; 2021.

7. Whillans AV, Dunn EW, Smeets P, et al. 2017. Buying time promotes happiness. *Proceedings of the National Academy of Sciences*, 11432, 8523-27.

8. Schulte B. *Overwhelmed: How to Work, Love, and Play When No One Has the Time*. New York: Macmillan; 2015.

■ 도서 자료

• Freudenberger H, Richelson G. *Burnout: The High Cost of Human Achievement*. Norwell, MA: Anchor Press; 1980.

• Loehr J, Loehr JE, Schwartz T. *The Power of Full Engagement: Managing Energy, Not Time, Is the Key to High Performance and Personal Renewal*. New York: Simon and Schuster; 2005.

CHAPTER 13

목적Purpose

"모든 사람은 인생에서 자신만의 특정한 소명이나 사명을
가지고 있다. 모든 사람은 자신에게 주어진, 성취를 요구하는
구체적인 임무를 수행해야 한다. 그 안에서 그는 다른 사람으로
대체될 수 없고, 그의 삶은 반복될 수 없다. 따라서 각자의
임무는 그것을 수행할 특정한 기회로서 고유하다."

- 빅터 프랭클Victor Frankl

오스트리아의 신경과 의사이자 정신과 의사

웰니스로 가는 길 닦기: 목적에 관한 질문들

다음의 5가지 문항에 대하여 당신에게 해당하는 빈도의 숫자
를 선택하라.

(빈도: 1=전혀 아닌, 2=드물게, 3=가끔, 4=자주, 5=일상적으로)

- 나는 인생의 분명한 목적이 있다고 느낀다. _____
- 나는 내 활동과 일의 우선순위를 쉽게 정할 수 있다. _____
- 나는 나의 활동과 일이 나의 가치와 일치하는지 확인한다. _____
- 나는 나에게 가장 중요한 사람과 활동을 알고 있다. _____
- 나는 목적을 달성하기 위해 나의 강점을 사용하고 있다. _____

목적 소계: _____

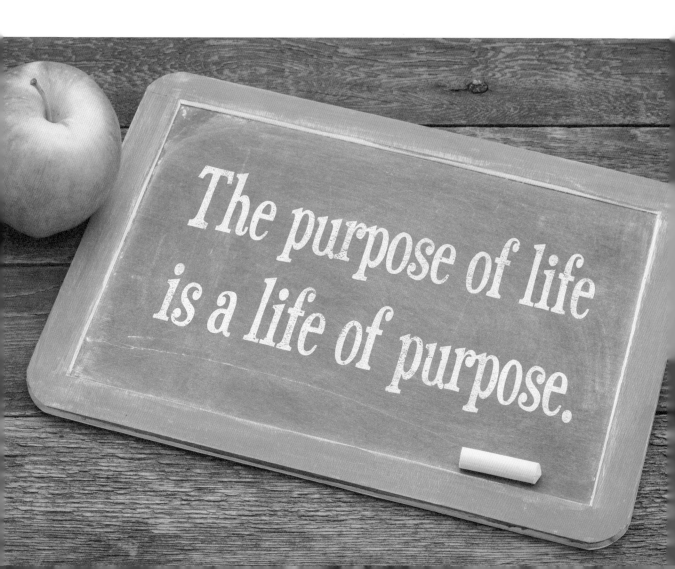

살면서 배우기: 페이빙^{PAVING} 프로그램 참가자 제인 스타호비아크^{Jane Stachowiak}(뇌졸중 후 18년 경과)

32세에 뇌졸중을 앓은 후, 나는 내 삶을 개선하기로 결심했다. 다른 사람들과 나 자신이 더 오래, 더 나은 삶을 살 수 있도록 돕는 것은 내 삶에 더 깊은 목적이 생기게 했다. 그래서 지난 37년은 나의 다르마(dharma; 존재의 외재적 및 내재적 본성, 또는 보편적 진리)를 분명히 하고 지지해 가는 여정이었다.

이 여정을 통해 나는 6가지 질문을 탐색하고 답했다.

- 누구를? 나는 누구를 섬길 것인가? 나 자신 말고도, 인구통계학(demographics)적 특성과 상관없이, 내가 할 수 있는 한 많은 사람을 돕고 싶다.
- 무엇을? 나의 바람은 신체, 건강한 식생활, 태도, 기술, 스트레스 해소, 사회적 연결, 영성 및 환경과 같은 다양한 차원에서 우리의 삶을 향상시키기 위해 의미 있는 조치를 취하는 방법에 관한 전략을 제공하는 것이다. 더 나은 삶으로 향하는 길은 저마다 다르다. 다른 사람들을 위한 나의 역할은 교육 또는 코칭하는 것이다. 나를 위해서는 실험을 통해 가장 효과적인 것을 찾아내고 이를 반복한다.
- 어디에서? 지난 40년 동안 나는 직장, 대학, 웰니스 프로그램, 피트니스 센터, 뇌졸중 회복 협회 및 아유르베다(Ayurveda) 그룹에서 근무했다. 나는 친구와 가족을 지원한다.
- 언제? 나는 기회를 이용한다. 예를 들어, 한 학생이 최근 들어 잠을 제대로 못 자고 있다고 이야기하면 문이 열린 것이다. 나는 그녀에게 질문할 수 있다. 이를 통해 그녀는 가능성 있는 원인과 해결책을 식별할 수 있도록 성찰하게 된다. 그녀는 긍정적인 조치를 취할 역량이 강화되었다.
- 왜? 나는 왜 모두가 개선되기를 바라는가? "더 많이 알수록, 더 많이 성장한다."라는 간단한 말은 W.B. 예이츠(W.B. Yeats)의 명언 "행복은 미덕도 쾌락도 아니며, 이것이나 저것도 아니고, 단순히 성장이다."와 잘 어울린다. 나는 우리 각자가 우주에 미치는 영향을 믿는다. 내가 성장하면 당신도 성장하고, 당신이 성장하면 나도 성장하며, 그것은 행복한 일이다! 개개인은 다른 사람들의 개인적인 습관, 태도, 미소, 지식, 삶의 이야기 등

에 의해 영향을 받는다. 이러한 행동들은 긍정적, 부정적 또는 중립적 영향을 일으킬 수 있다. 나는 우리의 모든 삶에서 더 많은 행복을 원한다.

- 어떻게? 나는 오늘 어떻게 개선할 것이며, 다른 사람들이 웰빙을 개선하도록 어떻게 도울 수 있을까? 이 두 가지는 내가 매일 던지는 질문이다. 한 가지 대답은 당신의 자원을 알고 그것을 늘려 가는 것이다. 이 자원에는 다음이 포함되지만 이에 국한되지는 않는다.
  - ✓ 명상, 움직임(요가), 구호
  - ✓ 마음챙김, 영양 및 운동에 관한 나의 기술
  - ✓ 모든 상황에 적응할 수 있는 나의 도구 상자
  - ✓ 반성, 일기 쓰기, 창안하기(나 자신을 사랑하기)
  - ✓ 행동과 생각을 실험하고 관찰하기
  - ✓ 성장과 갱신에 도움이 되는 환경을 만들고 유지하기
  - ✓ 이야기, 교훈, 인용문, 웃음으로 역량 강화하기
  - ✓ 습관 개발에 대한 인식
  - ✓ 모임, 취미, 스포츠, 친구, 가족에의 참여
  - ✓ 영화, 책, 연극 및 예술을 통한 내 세계의 확장

나는 나의 목적을 보완하는 능력, 교육 및 기타 재능을 갖는 축복을 받았다. 이는 내 목적이 나에게 적합하다는 신호이다. 뇌졸중을 겪기 전에 내가 가지고 있던 재능 중 일부가 뇌졸중으로 인해 감소했다. 그러나 더 나아질 수 있도록 계속해서 노력하고 있다는 것이 얼마나 기쁜지 모른다. 문이 닫히면 또 다른 새로운 문이 열리는 것이 놀랍다. 이런 일은 전혀 예상치 못하게 발생한다.

1984년부터 나는 다른 사람들에게 더 잘 봉사하고 더 나아지는 나 자신이 되기 위해 시간과 에너지를 우선시했다. 더 나아진다는 것은 무슨 뜻인가? 그것은 하나의 방식으로 설명할 수 있는 것이 아니다. 그것은 개인적이다. 사다리의 다음 단계로 올라가도록 지도하는 것은 힘을 실어 주는 것이다. 미래에 도움이 되는 기술들은 학습되는 것이다. 많은 사람이 나를 응원해 주었고, 나도 수천 명의 사람들을 응원했다.

마지막으로, 나 자신의 목적을 가지고 사는 것은 거의 40년 동안 나를 많은 사람

들, 책, 이벤트, 워크숍 및 전문가들과 연결해 주었다. 나의 목적은 번성할 수 있는 능력과 함께 내가 뇌졸중을 극복하도록 이끌었다. 나는 다시 풀타임으로 일하고, 새로운 학과를 신설하고, 명상을 가르치고, 학생 지도자를 양성하고, 미국과 캐나다, 영국을 여행하고, 은퇴를 즐긴다. 목적은 나를 일어서게 하고 하루하루를 살아가게 한다.

● 성찰 시간:

'목적' 하면 어떤 단어가 떠오르나요? 할 수 있는 한 많은 단어를 적어 보세요.

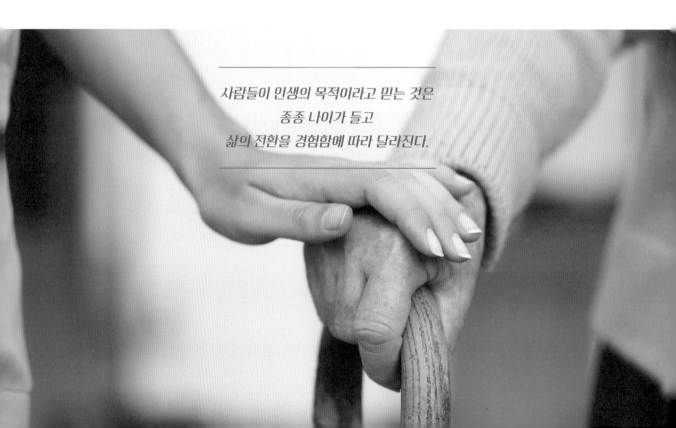

사람들이 인생의 목적이라고 믿는 것은
종종 나이가 들고
삶의 전환을 경험함에 따라 달라진다.

목적 타임라인

사람들이 인생의 목적이라고 믿는 것은 종종 나이가 들고 삶의 전환을 경험함에 따라 달라진다. 자녀의 출생, 부모의 사망, 결혼, 이혼, 새로운 직업, 은퇴, 대학 졸업, 자녀의 독립, 암 진단과 같은 삶의 중대한 변화는 개인의 삶의 목적을 바꿀 수 있다.

인생의 특정 목적을 결정하는 것은 목적지가 아니다. 오히려 삶의 여러 단계에서 목적들을 발견하는 것은 하나의 여정이다. 삶의 의미를 탐구하고 목적에 부합하는 목표를 향해 노력하는 것은 당신의 웰니스로 가는 길을 닦는 데 도움이 된다.

● 성찰 시간:

삶의 각 단계에서 자신의 목적이라고 믿었던 것을 쓰거나 그려 보세요. 예를 들면 다음과 같습니다.

- 십 대 시절: 나는 교사가 되고 싶다.
- 대학 시절: 뉴스 방송에 대해 배우고, 사람들과 오늘의 뉴스를 공유하고 정확한 정보로 업데이트하기 위해 기자가 되기로 한다.
- 대학 졸업 후: 보도하는 것보다 카메라 작업을 더 좋아한다는 것을 깨달아서 비디오카메라 촬영으로 전환하고, 영화 제작용 렌즈로 뉴스 가치가 있는 상황에 접근하는 방법을 배운다. 배경을 시청자에게 매력적이고 흥미롭게 보이도록 하는 방법을 배운다.
- 중년 시절: 15년 동안 지역 케이블방송국에서 카메라맨으로 일하고, 방송국 관리자가 되어 편견 없이 정확하고 전문적이며 재미있는 방식으로 뉴스를 전달하는 것이 나의 목적이다. 지역사회에 중요한 정보를 제공함으로써 세상을 더 나은 곳으로 만들기 위해 내 재능과 강점을 사용하고 있다는 느낌이 내 목적과 일치한다.
- 노년 시절: 내 목적은 지역 뉴스 방송국에서의 성공을 위한 카메라 작업과 비디오 녹화에 관한 책을 집필하여 초보자를 위한 안내서를 유산으로 남기는 것이다. 지역 케이블방송국에서 영상을 검토하는 자원봉사를 하고, 가족에게 삶의 교훈을 전달하고, 그들의 삶과 그들에게 기쁨을 주는 것에 대해 인터뷰하고 그것을 비디오로 촬영하는 데 집중

하는 것이 나의 목적이다.

● 성찰 시간:

어렸을 때 당신의 인생에서 무엇을 하고 싶었으며, 그 이유는 무엇이었나요?

● 성찰 시간:

대학에서 무엇을 전공했고, 그 전공을 선택한 이유는 무엇이었나요? 대학을 다니지 않았다면, 고등학교 졸업 후 어떤 활동을 추구했으며 그 이유는 무엇이었나요?

＿＿

＿＿

＿＿

◉ 성찰 시간:

당신의 첫 직업과 그것을 택한 이유는 무엇이었나요?

◉ 성찰 시간:

가장 좋아했던 직업과 그 이유는 무엇인가요?

◉ 성찰 시간:

당신만의 '목적 타임라인'을 만들어 보면서 당신의 목적을 바꾸게 한 특정한 전환점이나 중대한 사건, 또는 스트레스 요인을 발견했나요? 설명해 보세요.

_____

_____

_____

_____

_____

_____

지나온 시간 속에서 인생의 목적을 설명한 명석한 사상가들이 있었다. 인생의 목적은 많은 사람이 숙고하는 데 많은 시간을 할애한 주제이다. 다음은 그러한 명언 중 일부이다. 어떤 것은 공감할 수 있고, 또 어떤 것은 그렇지 않을 수도 있다. 명언들을 읽고 그 문구가 당신에게 어떤 느낌을 주는지 살펴보라.

> "인생의 목적은 행복해지는 것이 아니다. 그것은 유용해지고,
> 명예로워지고, 자비로워지는 것이며, 당신이 살아왔다는 것과
> 잘 살아왔다는 것의 차이를 만드는 것이다."
>
> - 랄프 왈도 에머슨 Ralph Waldo Emerson
>
> 미국 수필가

> "사람을 있는 그대로 받아들인다면, 우리는 그를 더 나쁘게 만드는 것이다.
> 그러나 우리가 그를 마땅히 그래야만 하는 모습으로 받아들인다면,
> 우리는 그가 될 수 있는 사람이 될 수 있도록 만들 것이다."
>
> - 요한 볼프강 폰 괴테 Johann Wolfgang von Goethe
>
> 독일 시인

● **성찰 시간:**

위에 언급한 명언 중 가장 공감이 가는 것과 그 이유는 무엇인가요?

목적

〈메리엄-웹스터 사전〉에 따르면[1] 목적^{purpose}은 다음과 같이 정의된다.

- 어떤 일을 하거나 사용하는 이유: 어떤 일의 목표나 의도
- 무언가를 하거나 달성하기로 결심한 느낌
- 사람의 지향 또는 목표: 사람이 하려고 하는 것, 되고자 하는 것 등

대부분의 사람들은 매일 즐겁고 도움이 되며 만족하기를 원한다. 다른 사람과 연결되고 싶은 인간의 욕망, 변화를 만들고자 하는 욕망, 유용하다고 느끼고 싶은 욕망이 있다. 사람들은 자신이 중요한 존재라고 느끼기를 원하며, 자신이 하는 일이 중요하다고 느끼기를 원한다. 이것은 그들에게 만족감과 행복감을 준다. 또한 전반적인 웰니스를 높여 준다.

행복주의적 웰빙^{eudemonic well-being}은 사람들이 자신의 삶에 목적, 도전 및 성장이 있을 때 행복을 느낀다는 전제에 기반을 두고 있다. 행복주의적 웰빙을 위한 또 다른 중요한 요소는 당신이 하는 일이 가치가 있고, 개인적 잠재력을 실현하는 것과 일치하고, 더 큰 선^善을 지원한다는 느낌을 포함한다. 쾌락주의적 웰빙^{hedonic well-being}은 행복을 달성하기 위해 고통을 줄이고 즐거움을 극대화하는 데 중점을 둔다.

◉ 성찰 시간:

일반적으로 당신은 언제 행복하다고 느끼는지 몇 가지 예를 적어 보세요.

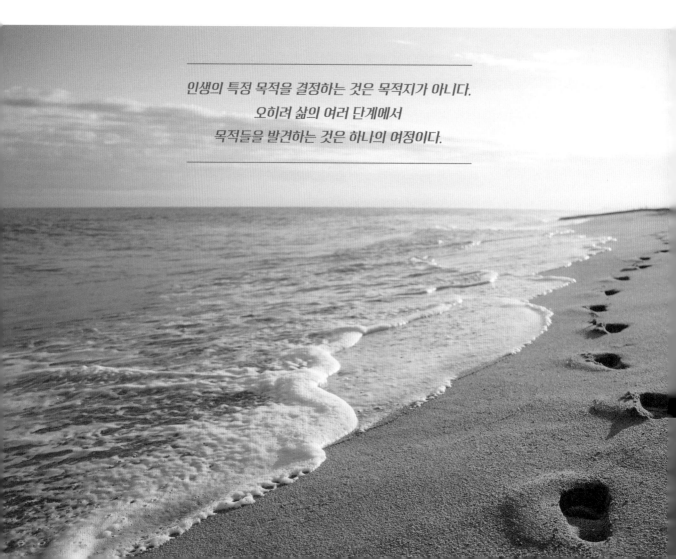

인생의 특정 목적을 결정하는 것은 목적지가 아니다.
오히려 삶의 여러 단계에서
목적들을 발견하는 것은 하나의 여정이다.

이러한 예는 행복주의적 웰빙(당신의 목적, 도전, 성장, 더 큰 선)과 어떻게 연결되나요?

빅터 프랭클

빅터 프랭클은 정신과 의사이자 작가이자 강제 수용소 생존자였다. 그는 홀로코스트의 잔학행위에서 살아남았을 뿐만 아니라, 그 이후에도 번성할 수 있었다. 그는 사람이 자신의 삶의 경험으로부터 의미를 만들어 내기 위해 노력하는 일종의 치료법인 로고테라피logotherapy의 창시자였다. 프랭클은 의미를 향한 인간의 의지와 삶의 목적에 대한 인간의 욕구를 믿고 기록했다. 그의 작품과 글은 많은 사람이 어려운 시기를 극복하도록 도와주었다. 그는 우리는 모두 이 행성에 있는 이유가 있다고 믿었다. 다음은 그의 저서인 《삶의 의미를 찾아서Man's Search for Meaning》2에 나오는 강력한 인용구이다.

"모든 사람은 인생에서 자신만의 특정한 소명이나 사명을 가지고 있다.
모든 사람은 자신에게 주어진, 성취를 요구하는 구체적인 임무를 수행해야 한다.
그 안에서 그는 다른 사람으로 대체될 수 없고, 그의 삶은 반복될 수 없다.
따라서 각자의 임무는 그것을 수행할 특정한 기회로서 고유하다."

프랭클의 글에는 그의 경험을 바탕으로 한 유용한 정보가 많이 담겨 있다. 그는 글귀뿐만 아니라 방정식을 사용하여 사람들이 번성하도록 돕는다. 절망에 대한 그의 수학적 방정식에서는 절망을 의미가 없는 고통과 동일시한다. 사람은 누구나 고통을 겪지만, 그 고통 속에서 의미를 찾으면 깊고 어두운 절망에 빠지지 않는다.

절망에 대한 수학적 유형의 방정식:

절망(Despair)=고통(Suffering)-의미(Meaning) (D=S-M)

〈메리엄-웹스터 사전〉[1]에서는 절망을 "희망의 완전한 상실"로 정의한다. 프랭클은 자신의 삶과 나치 수용소의 수감자였던 경험을 기록했다. 그의 글에서 그는 가장 오래 살아남았던 사람들이 반드시 육체적으로 가장 건강한 사람들은 아니었다고 언급했다. 오히려, 살아남은 사람들은 자신의 환경 속에서 '희망'과 '통제감'을 유지할 수 있었던 사람들이었다. 프랭클은 이렇게 말했다. "수용소에서 살았던 우리는 오두막을 다니며 다른 사람들을 위로하고 마지막 빵 한 조각을 나눠 주던 사람들을 기억할 수 있다. 그 수는 적었을지 모르지만, 그들은 인간에게서 모든 것을 빼앗더라도 한 가지는 빼앗을 수 없다는 충분한 증거를 제시한다. 그 한 가지는 바로 인간의 마지막 자유, 즉 주어진 상황에서 자신의 태도와 자신의 길을 선택하는 것이다."[2] 이처럼 가장 어려운 상황에서조차 희망을 찾을 수 있는 사람은 의미와 목적의식을 얻을 수 있었다.

빅터 프랭클의 작품은 오늘날까지 많은 사람에게 큰 위안이 되고 있다. 의미 찾기에 관한 그의 짧은 책을 읽는 것은 우리에게 영감을 주며, 심지어 건강 악화, 직업 변경, 이혼, 새로운 인간관계, 거주지 변경, 사랑하는 사람의 죽음 또는 기타 스트레스가 많은 상황으로 인해 갈림길에 서 있는 사람들의 삶에서 중추적인 역할을 할 수 있다. 이 책을 자주 반복해서 읽다 보면, 그의 가르침과 당신의 삶에 대한 새로운 관점을 얻을 수 있을 것이다.

살면서 배우기: 미셸 톨레프슨 박사

내가 42세에 유방암 진단을 받았을 때, 처음에는 "왜 나일까?"라고 생각했다. 진단 당시 나는 늘 그래 왔듯이 건강했다. 1년 전의 유방 X선 정기검진 결과도 정상이었고, 건강하게 먹고 운동했으며, 세 아이에게 모유 수유도 했다. 단 며칠 만에 내 건강에 대한 나의 관점은 건강한 의사에서 암 환자로 바뀌었다.

나는 생활습관의학 지지자로서 가끔 뉴스 인터뷰를 했다. 나는 유방암 진단을 받고 나서 다른 사람들을 돕기 위해 내 '이야기'를 사용할 수 있을지 물어보려고 내가 가진 언론 연락처 중 몇 곳에 연락을 취했다. 비록 프랭클이 강제 수용소에서 보낸 시간에 비하면 나의 유방암 진단은 가벼워 보이긴 했지만, 내 개인적으로는 그것이 여전히 고통의 근원이었다. 유방암 진단은 나 자신의 죽음 그리고 나의 정체성이 영원히 암과 연결될 삶에 직면하게 했다.

연결된 언론팀은 뉴스에 진단 직후의 내 유방 X선 사진을 공유하여 내 유방암 이야기를 전하였고, 유방 절제술 당일 나와 동반하여 수술실로 향했으며, 나의 암 치료팀 구성원을 인터뷰했다. 나는 다른 사람들이 적시에 유방 조영술을 받고 건강한 생활습관을 받아들이도록 격려하기 위해 내 이야기를 공유함으로써 나의 암 진단에 의미를 부여할 수 있었다.

유방암 생존자가 되어 발견한 한 가지 희망은 유방암 생존자를 위한 초기 〈웰니스로 가는 길 닦기〉 그룹의 일원으로 참여할 기회였다. 이 프로그램을 마친 후에 프레이츠 박사와 커맨더 박사는 나에게 고향 콜로라도에서 유방암 생존자들을 위한 〈웰니스로 가는 길 닦기〉 그룹을 이끌어 볼 것을 제안했다. 비록 나는 결코 유방암 진단을 선택하지는 않았을 것이지만, 다른 유방암 생존자들을 지원하기 위한 여정과 기회는 지금까지 내 인생에서 가장 보람 있는 영역 중 하나가 되었고, 앞으로도 수십 년 동안 그러하길 기대한다.

◐ 성찰 시간:

당신의 삶의 의미나 목적과도 관련이 있었던 고통을 경험했던 때를 떠올릴 수 있나요? 이것이 프랭클의 방정식과 어떻게 연관되는지 설명해 보세요.

_____

_____

_____

_____

_____

_____

'이키가이生き甲斐'는 '존재의 이유'로 번역할 수 있는 일본어 개념이다. 그림 13-1에서 볼 수 있듯이 '이키가이'는 열정, 사명, 직업 및 소명과 중첩된다. '이키가이'는 또한 '아침에 일어나는 이유'로도 정의할 수 있다. 프란세스크 미랄레스Francesc Miralles와 헥토르 가르시아Hector Garcia의 책 《이키가이: 오래 행복하게 사는 일본 사람들의 비밀Ikigai: The

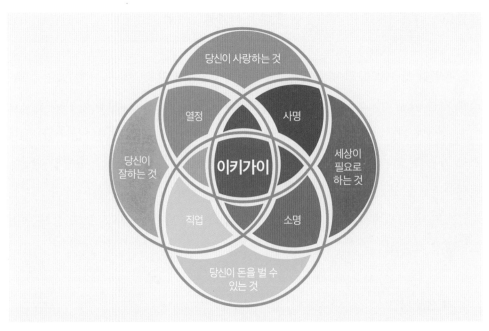

그림 13-1. 이키가이의 겹치는 요소들

Japanese Secret to a Long and Happy Life〉3에서 저자들은 세계의 '블루 존Blue Zone' 중 하나인 100세 이상의 인구 비율이 가장 높은 어느 일본 마을의 주민들을 인터뷰했다. 그들은 연구를 통해 '이키가이'에 대한 강한 감각이 더 오래, 더 행복한 삶을 사는 핵심이라는 것을 발견했다. 삶의 의미와 만족을 찾기 위해서는 자신의 '이키가이'를 발견하는 것이 중요하다.

● **성찰 시간:**

당신은 무엇을 사랑하나요? 당신이 좋아하는 취미, 사람, 장소를 생각해 보세요.

_____

_____

_____

_____

_____

● **성찰 시간:**

세상은 무엇을 필요로 할까요? 당신이 해결하도록 부름을 받았다고 느끼는 특정 유형의 불공정이 있나요?

_____

_____

_____

_____

_____

● **성찰 시간:**

당신이 잘하는 것은 무엇인가요? 당신의 강점과 재능을 생각해 보세요. 다른 사람들이 말하는 당신의 강점은 무엇인가요?

_____

_____

_____

_____

_____

_____

● **성찰 시간:**

당신의 목적과 관련하여 무엇으로 돈을 벌거나 무엇을 위해 자원해서 시간을 할애할 수 있나요? 고용에 대한 급여를 받아야 한다면, '이키가이'가 당신의 직업과 어떻게 연결되는지 탐구해 보세요.

_____

_____

_____

_____

_____

_____

● **성찰 시간:**

위의 영역들이 중첩되면서 당신의 '이키가이' 또는 존재의 이유와 연결되는 방법이 있나요?

_____

_____

_____

_____

_____

_____

_____

좋은 삶

'좋은 삶'에 대한 정의는 무수히 많으며, 그 의미는 개인마다 다르다. 하지만 사람들이 좋은 삶을 묘사할 때 공통되는 주제가 있다. 많은 사람에게 좋은 삶이란 만족스럽고, 자신감을 느끼고, 유용하고, 행복하며, 안락하고, 사랑받고 이해받고 있다는 느낌을 포함한다. 이런 것들은 당신이 좋은 삶을 살고 있다는 느낌의 몇 가지 측면일 뿐이다.

좋은 삶에 관한 한 연구가 진행되었다. 저자이자 인생 상담 코치인 리처드 라이더Richard Leider는 '목적의 힘'이라는 주제에 관해 광범위하게 글을 쓰고 있으며, 좋은 삶을 설명하고 정의했다. 라이더에 따르면 좋은 삶은 다음을 수반한다.

- 당신이 속한 곳에 살면서,
- 당신이 사랑하는 사람들과 함께하고,
- 올바른 일을 하고,
- 목적에 기반을 둔다.

자신의 삶에 목적이 있다고 믿는 사람들은 자신이 행복하고 좋은 삶을 살고 있다고 말할 가능성이 더 크다. 다음은 리처드 라이더가 제시한 생각하게 만드는 몇 가지 인용문이다.[4]

- "당신의 삶을 재구상하는 것은 혼란스러울 것이다."

- "고통에 떠밀리거나 가능성에 이끌리기."

- "목적의식이 있는 사람들은 삶이 그들에게 질문하게 하는 법을 배웠고, 그들의 관심과 우려의 초점을 자기 자신에게서 다른 사람에게로 옮겼다. 따라서 목적은 직업이나 역할이나 목표가 아니다. 그것은 우리의 삶과 모든 것에 있어서 우리의 몫이 진정으로 중요하다는 믿음이다. 우리가 누구인지, 어디에서 왔는지, 어디로 가고 있는지에 대한 심오한 감각을 갖는 것을 아주 중요하다고 믿기로 선택한다. 따라서 그것은 사고방식, 즉 선택이다. 우리가 처한 상황에도 불구하고 '삶(life)'을 선택하는 것이 무엇보다 먼저이며 가장 중요한 선택이다. 우리가 무엇을 하든지 그것에 우리 자신, 즉 우리의 재능과 에너지를 가져오는 선택을 하는 것이다. 목적은 요람에서 무덤까지, 24시간 일주일 내내, 매일의 일상에서 순간순간의 선택이다." – 리처드 라이더, 《목적의 힘(The Power of Purpose)》[4]

● **성찰 시간:**

위의 인용문들에 대한 당신의 반응은 어떠한가요?

_____

_____

_____

_____

_____

_____

리처드 라이더는 또한 우리 삶의 단계를 바라보는 방법을 만들었다. 그에 따르면 인생에는 네 단계가 있다.[4]

1단계 - 안정기(Plateau):

- 순조롭게 흘러가는 삶
- 만족스럽고 편안하며 안전함
- 너무 오래 머무를 수도 있음
- 성장을 위한 노력이 필요하지 않음
- 포기, 종료

3단계 - 불확실한 상태(Limbo):

- 끝 - 전환 - 시작
- 감정적 철수
- 무엇을 잃어버렸는지 아는 것
- 미래를 모르는 것
- 움직이지 못함, 마비됨, 혼란스러움

2단계 - 방아쇠(Trigger):

- 갑작스러운 변화
- 새로운 도전
- 진단, 사망, 이직
- 방아쇠(도화선) = 촉매제

4단계 - 재포장(Repacking):

- 해결책 탐색
- 답 찾기
- 혼란스럽고 불확실함
- 탐사할 에너지

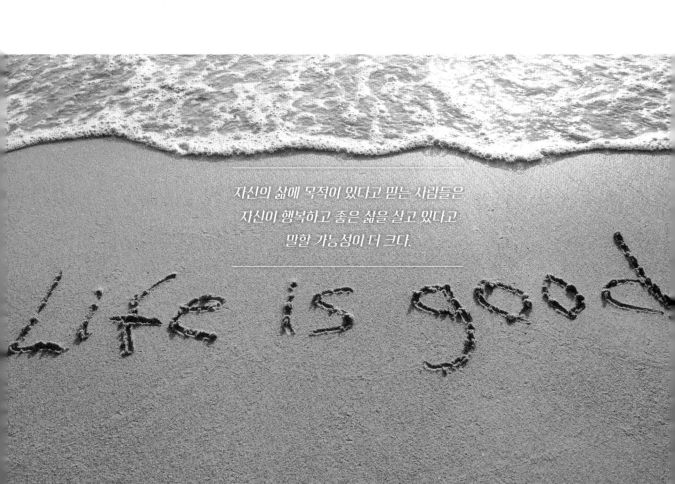

자신의 삶에 목적이 있다고 믿는 사람들은
자신이 행복하고 좋은 삶을 살고 있다고
말할 가능성이 더 크다.

◉ **성찰 시간:**

당신의 삶에서 변화의 촉매제가 된 방아쇠가 당겨졌던 때를 떠올릴 수 있나요? 이 방아쇠가 당겨진 후 길을 잃고 마비되고 혼란스러워했을 수도 있습니다.

_____

_____

_____

_____

_____

_____

◉ **성찰 시간:**

이 불확실한 상태Limbo 이후 해결책을 탐색하고 답을 찾을 때 재포장Repacking 단계에 들어갔나요?

_____

_____

_____

_____

_____

_____

◉ **성찰 시간:**

현재 삶에서 불확실한 상태Limbo나 재포장Repacking 단계에 있다고 느끼는 상황이 있나요? 다음 단계를 밟고 치유와 의미를 향해 나아가기 위해 무엇을 할 수 있나요?

_____

_____

_____

_____

_____

목적 연습

당신 자신의 부고를 작성해 보라. 많은 사람이 부고를 읽었다. 그들 중 일부는 가족, 조부모, 부모, 사촌 및 친구를 위해 부고를 작성했다.

◉ **성찰 시간:**

당신의 부고에 어떤 내용이 포함되기를 원하나요?

_____

_____

_____

_____

_____

_____

더 알고 싶은가?

목적과 건강 결과

목적이 있는 사람은[5, 6]

· 더 오래 산다.

- 인지 저하 위험이 낮다.

- 장애 위험이 낮다.

- 다른 사람들과 긍정적인 관계를 갖는다.

행복주의적 웰빙

연구(평균 연령이 65세인 9,050명의 영국인을 대상으로 8년간 진행)에서 연령대별 웰빙 패턴 및 웰빙과 노년기 생존 간의 연관성을 검토했다. 조사 결과는 다음과 같다.

- 가장 높은 웰빙 범주: 9% 사망
- 가장 낮은 웰빙 범주: 29% 사망
- 평균적으로 가장 높은 웰빙 범주에 속한 사람들은 가장 낮은 범주에 속한 사람들보다 2년 더 오래 살았다.[7]

'이키가이' 연구

목적의식에는 강한 유대감이 있다. 연구에 따르면 73,000명의 일본 남성과 여성 그룹에서 다음과 같은 결과가 나타났다.[8]

- 이키가이와 강한 유대감을 가진 사람들이 더 오래 살았다.
- 남성에게 목적 수준이 낮은 것은 조기 사망 및 심혈관질환과 관련이 있다.

알츠하이머병

연구에 따르면, 삶의 목적이 강할수록 알츠하이머병 및 경도인지장애mild cognitive impairment의 위험이 감소한다. 예를 들어, 900명 이상의 노인을 대상으로 한 연구에서 다음과 같은 사실이 밝혀졌다.[9]

웰니스로 가는 길

- 목적의식이 낮은 사람들은 목적의식이 강한 사람들보다 알츠하이머병 진단을 받을 확률이 2.4배 더 높았다.
- 목적의식이 강한 사람들은 장애 및 일상생활 활동(activities of daily living, ADL) 장애를 겪을 가능성이 적었다.

통증 조절

연구에 따르면 삶의 의미를 갖는 것과 통증을 다스리는 것 사이에 다음과 같은 연관성이 있다.[10]

- 삶의 목적 수준이 높은 사람은 만성적 통증에 더 잘 적응할 수 있다.
- 목적의식이 강한 여성들은 피부에 가해지는 열과 냉기의 자극을 더 잘 견딜 수 있었다.

정신 상태

목적의식을 갖는 것의 영향력과 정신건강에 관한 연구가 수행되었다. 둘 사이에 발견된 연관성은 다음과 같다.[11]

- 목적이 있으면 우울증 증상을 더 잘 관리하는 데 도움이 된다.
- 목적을 갖는 것은 삶의 질 저하로부터 개인을 보호하고, 어려운 상황을 관리할 수 있는 능력인 회복탄력성을 길러 준다.

일과 은퇴

연구 결과, 사망률과 은퇴 연령 사이에 연관성이 있다는 것이 밝혀졌다. 조사 결과는 다음과 같다.[12]

- 퇴직자들 사이에서, 모든 원인으로 인한 사망률과 삶의 목적 사이에는 상당한 연관성이 있었다.
- 55세에 일찍 은퇴한 사람들은 65세에 은퇴한 사람들보다 일찍 사망할 가능성이 더 컸다.
- 55세에 은퇴한 개인의 사망률(건강 요인 조정)은 여전히 일하고 있는 동료의 2배였다.
- 특히 조기 퇴직자의 경우 퇴직 후 사망 위험이 51% 증가했다.

모스MOSS 기법

모스MOSS 기법을 사용하여 삶의 목적에 관한 다음 질문에 답하라.

◑ 질문 - 동기Motivation:

당신의 목적과 비전을 탐구하도록 동기부여된 이유는 무엇인가요?

_____

_____

_____

_____

_____

_____

◑ 질문 - 장애물Obstacles:

목적에 집중하거나 목적을 찾는 데 방해가 될 것 같은 장애물은 무엇인가요? (예: 분노, 두려움, 사랑하는 사람을 잃은 슬픔 등)

_____

_____

_____

● **질문 - 전략**Strategies:

이러한 장애물을 극복하기 위해 어떤 전략을 사용할 수 있나요?

● **질문 - 강점**Strengths:

목적을 향해 노력하면서 어떤 강점을 사용할 수 있나요? 이전의 어려움을 극복하기 위해 사용했던 강점과 당신의 지원 체계(의료팀, 가족, 친구 등)를 생각해 보세요.

스마트SMART 목표

목적에 대해 배운 것을 실행에 옮기기 위하여 당신을 위한 스마트SMART 목표를 세워 보라[스마트 목표의 구성 요소는 4장 78쪽 참조].

● **스마트**SMART **목표 시간:**

당신의 목적 또는 비전과 관련된 스마트SMART 목표는 무엇인가요?

_____

_____

_____

_____

_____

_____

참고 문헌

▪ 인용 문헌

1. Merriam-Webster. www.mw.com.

2. Frankl VE. *Man's Search for Meaning*, 4th ed. Boston, MA: Beacon Press; 2000.

3. Miralles F, Garcia H. *Ikigai: The Japanese Secret to a Long and Happy Life*. Westminster, London, England: Penguin Life; 2017.

4. Leider RJ. *The Power of Purpose: Creating Meaning in Your Life and Work*. Oakland, CA: Berrett-Koehler Publishers; 2005.

5. Boyle PA, Barnes LL, Buchman AS, et al. Purpose in life is associated with mortality among community-dwelling older persons. *Psychosomatic Medicine*. 2009 Jun;71(5):574.

6. Boyle PA, Buchanan AS, Barnes LL, et al. (2010). Effect of a purpose in life on risk of incident Alzheimer's disease and mild cognitive impairment in community- dwelling older persons. *Archives of General Psychiatry*, 67(3), 304-10.

7. Steptoe A, Deaton A, Stone, AA (2015). Subjective well-being, health, and ageing. *The Lancet*, 385(9968), 640-8.

8. Steger MF, Kawabata Y, Shimai S (2008). The meaningful life in Japan and the United States: levels and correlates of meaning in life. *Journal of Research in Personality*, 42(3), 660-78.

9. Boyle PA, Buchanan AS, Barnes LL, et al. (2010). Effect of a purpose in life on risk of incident Alzheimer's disease and mild cognitive impairment in community- dwelling older persons. *Archives of General Psychiatry*, 67(3), 304-10.

10. Smith BW, Tooley EM, Montague EQ, et al. (2009). The role of resilience and purpose in life in habituation to heat and cold pain. *J. Pain*, 10(5), 493-500.

11. Blaz'ek M, Kaz'mierczak M, Besta T (2015). Sense of purpose in life and escape from self as the predictors of quality of life in clinical samples. *J Relig Health*, 54(2), 517-23.

12. Bamia C, Trichopoulou A, Trichopoulas D (2008). Age at retirement and mortality in a general population sample: the Greek EPIC study. *Am J Epidemiol*, 167(5) 561-9.

■ 도서 자료

- Buettner D. *The Blue Zones Solution: Eating and Living Like the World's Healthiest People*. Washington, DC: National Geographic; 2015.

- Frankl VE. *Man's Search for Meaning*, 4th ed. Boston, MA: Beacon Press; 2000.

- Leider RJ. *The Power of Purpose: Creating Meaning in Your Life and Work*. Oakland, CA: Berrett-Koehler Publishers; 2005.

- Miralles F, Garcia H. *Ikigai: The Japanese Secret to a Long and Happy Life*. Westminster, London, England: Penguin Life; 2017.

■ 기타 자료

- MetLife—Discovering What Matters Workbook—www.metlife.com/assets/cao/mmi/ publications/ studies/mmi-discovering-what-matters workbook.pdf

- YouTube—Finding meaning in diffcult times (Interview with Dr. Viktor Frankl)330

- YouTube—Richard Leider videos

- www.ted.com—Why believe in others

CHAPTER 14

수면^{Sleep}

"잘 웃고 오래 자는 것이 의사의 책에 나오는 최고의 치료법이다."

- 아일랜드 속담

"훌륭한 교육자는 운동, 놀이, 그리고 '대자연의 따뜻한 마음'인
충분한 수면을 주장한다."

- 존 로크^{John Locke}

영국 철학자

웰니스로 가는 길 닦기: 수면에 관한 질문들

다음의 5가지 문항에 대하여 당신에게 해당하는 빈도의 숫자
를 선택하라.

(빈도: 1=전혀 아닌, 2=드물게, 3=가끔, 4=자주, 5=일상적으로)

- 나는 밤에 7~8시간을 잔다. _____
- 나는 정오 이후에는 커피를 마시지 않는다. _____
- 나는 잠자리에 들기 전에 긴장을 푸는 취침 루틴이 있다. _____
- 나는 침실에 스마트폰을 두고 잠을 자지 않는다. _____
- 나는 피곤할 때 20분 정도 낮잠을 잔다. _____

수면 소계: _____

살면서 배우기: 에이미 커맨더 박사

코로나19 팬데믹의 초기 몇 달 동안 나는 점점 불안함을 느꼈고, 최신 뉴스를 보기 위해 평소보다 늦은 시간까지 깨어 있었다. 스마트폰을 침대 옆 탁자 위에 놓았고,

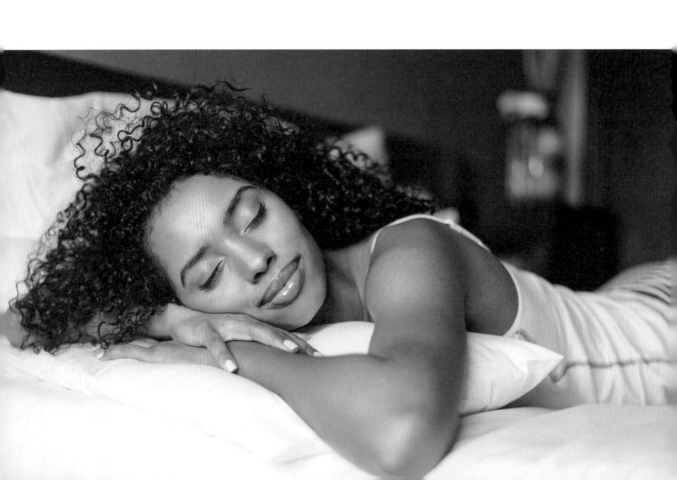

잠들기 전 소셜 미디어 플랫폼에서 뉴스 피드를 스크롤링했다. 그리고 나면 잠들기가 어려웠고, 다음 날 아침에 일어났을 때 잘 쉬었다는 느낌을 받지 못했다. 직장에서도 오후 시간에 평소보다 더 피곤했고 집중하기가 힘들었다.

몇 주 후, 나는 수면 습관 개선을 포함하여 나 자신의 건강을 우선시하기로 결심했다. 나는 수면의 질을 개선하기 위해 세 가지를 바꾸기로 했다. 첫 번째로, 오후에는 카페인을 섭취하지 않기로 했다. 나는 늦은 오후에 커피 한 잔을 즐기는 것을 좋아하지만, 카페인의 반감기가 일반적으로 4~6시간이라는 것을 알게 되었다. 연구에 따르면 무려 취침 6시간 전에 섭취한 카페인이 수면의 질을 떨어트릴 수 있다고 한다. 나는 늦은 오후에 즐겼던 카페인 섭취를 줄이기로 마음먹었고, 지금은 아침에는 커피를 즐기지만 오후 2시 이후에는 마시지 않는다.

두 번째로, 취침 시간을 앞당겨 매일 밤 최소 7시간의 수면을 취하기로 했다. 이른 아침 운동 루틴은 나에게 중요하기에 매일 밤 10시 이전에 잠자리에 들기로 했다. 나는 오후 9시 30분에 알람이 울리도록 설정하여, 하던 일을 멈추고 잠자리에 들 준비를 하도록 상기시킬 수 있었다!

세 번째로, 잠들기 전 1시간 동안은 스마트폰 사용을 피하기로 했다. 연구에 따르면 취침 시간이 다 되어서 스마트폰에서 방출되는 밝은 빛에 노출되면 우리 몸의 자연적인 '수면-기상sleep-wake' 시계인 일주기 리듬circadian rhythm이 영향을 받는다고 한다. 지금은 자기 전에 소셜 미디어 피드에서 나쁜 소식을 확인하는 대신에 책을 읽거나 음악을 듣는다.

팬데믹이 나를 포함한 많은 사람에게 불확실성과 불안을 가져다준 것은 분명하지만, 이 수면 습관의 세 가지 변화는 확실히 나에게 도움이 되었으며, 나의 환자들에게도 이 팁을 공유했다.

수면의 정의

〈메리엄-웹스터 사전〉[1]에서는 수면이란 '일반적으로 눈을 감고 의식이 완전히 또는 부분적으로 상실되어 신체의 움직임과 외부 자극에 대한 반응이 감소하는, 심신을 위한 자연적인 주기적 휴식 상태'라고 정의한다. 인간을 비롯한 포유류의 뇌는 잠자는 동안 꿈을 꾸는 간격을 포함하는 뇌파 활동의 특징적인 주기를 겪는다.

수면 타임라인

🔵 성찰 시간:

당신의 생애 단계별로 수면을 되돌아보세요. 겪었던 수면장애, 즐겨 했던 긴장을 푸는 루틴, 수면에 대한 일반적인 감정에 대해 생각해 보세요. 그런 다음, 각 단계에서 떠오르는 것을 쓰거나 그려 보세요. 예를 들면 다음과 같습니다.

- 유년기: 낮에 게임을 계속하고 싶거나, 자기 전에 부모님과 함께 책을 읽는 것을 즐기거나, 취침 기도를 하기 때문에 잠자리에 들기를 원하지 않았다.
- 십 대 시절: 잠을 우선시하지 않고 밤늦게까지 숙제를 하고, 시험공부를 하는 도중 잠이 들었다가 다음 날 깨기가 힘들었고, 주말에는 잠을 자고 회복하려 노력했다.
- 대학생 시절: 생산성을 높이려면 얼마나 많은 수면이 필요한지 알았고, 이웃집에서 시끄럽게 떠들거나 음악 소리가 들릴 때는 잠드는 데 어려움을 겪을 수 있다는 것을 알았으며, 백색 소음 기계와 수면 마스크를 사용해 보았다.
- 대학 졸업 후: 하루 종일 활력을 느끼려면 수면이 중요함을 깨달았고, 갓 태어난 자녀와 함께 수면 부족을 경험하고, 아기가 좋은 수면 습관을 배우도록 돕거나, 긴장을 풀기 위해 하루의 끝에 좋은 책을 읽는 것을 즐긴다.
- 중년기: 수면 일정을 더 잘 통제할 수 있다고 느끼고, 자녀가 밤에 깼을 때 깨어 있어야 할 필요가 없고, 불면증을 경험하고, 일에 대해 스트레스를 받았을 때는 잠을 이룰 수 없고, 수면을 개선하기 위해 자기 전에 다음 날 집중할 필요가 있는 것에 대해 일기를 쓸 수 있다는 것을 깨달았다.
- 노년기: 건강 문제가 수면에 어떻게 부정적인 영향을 미쳤는지 깨닫고, 한밤중에 화장

실에 가야 해서 수면이 방해받는 좌절감을 경험하거나, 수면에 부정적인 영향을 미치는 약물을 조절하기 위해 의사와 상의한다.

● 성찰 시간:

앞서 언급한 활동을 통해 당신의 생활습관 전반에 걸쳐 수면에 대해 숙고하였다면, 이를 통해 어떤 통찰을 얻었고, 어떤 패턴을 발견했으며, 반성할 점은 무엇이었나요?

_____

_____

_____

_____

_____

_____

● 성찰 시간:

현재 당신의 건강 상태가 수면에 어떤 영향을 미치나요? 약물, 만성질환, 화장실에 가려고 밤에 깨는 것(야간 각성) 등을 고려해 보세요.

_____

_____

_____

_____

수면의 이점

밤에 잠을 잘 자고 나면 기분이 좋아진다는 것은 모두가 알고 있지만, 그 이유는 무엇일까? 연구가 한창 진행 중이지만, 연구에 따르면 수면은 신체가 스스로 회복하는 중요한 시간이다. 수면은 신경세포들(뇌세포)이 활동을 멈추고, 노폐물을 제거하고, 스스로 회복할 기회를 제공한다. 아데노신adenosine은 뇌의 화학물질인 신경전달물질로, 수면을 촉진하고 각성을 억제한다. 깨어 있을 때는 매시간 아데노신 수치가 증가하며, 연구에 따르면 깨어 있는 시간이 길어질수록 아데노신의 존재가 피로를 유발하는 원인이 된다. 수면은 또한 수면을 취하지 않으면 악화될 수 있는 뇌의 중요한 신경 연결을 학습할 기회를 제공한다.[2]

이에 더해 깊은 잠을 자는 동안에는 성장호르몬이 분비되어 단백질 생성이 증가하고, 단백질 분해가 감소한다. 또한 수면 중에 균형을 이루는 호르몬들이 있는데, 그중 포만감과 식욕에 영향을 미치는 호르몬인 그렐린ghrelin과 렙틴leptin이 있다. 그렐린은 배고픔을 증가시키는 반면, 렙틴은 포만감을 증가시킨다. 충분한 수면은 이 두 호르몬의 균형을 이루게 한다.

글림프 시스템

2015년 이후로 뇌의 배수 시스템인 글림프 시스템glymphatic system에 대한 관심이 커졌다. 이 시스템은 주로 수면 중에 작동하여 뇌에서 노폐물을 제거한다. 즉, 잠을 자지

웰니스로 가는 길

않으면 뇌에서 베타 아밀로이드[β-amyloid]를 비롯한 알츠하이머병과 관련된 신경 독성 노폐물을 제거할 수 없다. 최근 문헌에 따르면 수면 부족이 알츠하이머병의 위험 요소일 수 있다고 한다. 따라서 여러 날 밤에 6시간 미만의 수면을 취하면 치매 위험이 높아질 수 있다.[3] 미국 국립수면재단은 18~64세의 사람들은 7~9시간의 야간 수면을 취하고, 65세 이상의 사람들은 7~8시간의 수면을 취할 것을 권장한다.[4]

◉ 성찰 시간:

당신이 최적의 기능을 발휘하려면 밤에 몇 시간의 수면을 취해야 한다고 생각하나요?

_____

_____

_____

_____

_____

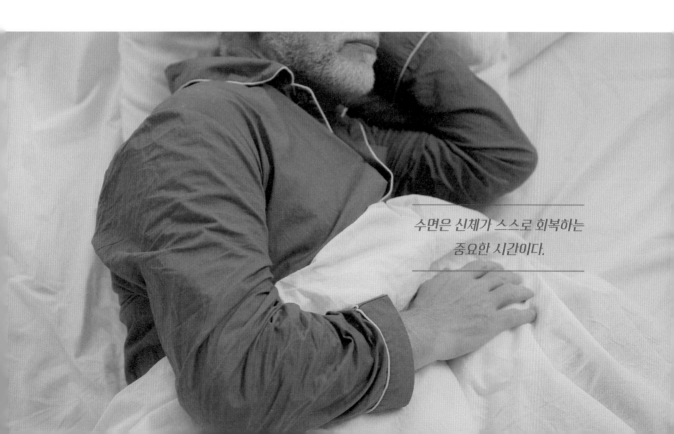

수면은 신체가 스스로 회복하는
중요한 시간이다.

수면 신호

신체에는 이미 설정되어 있는 자연적인 수면 신호들이 있다. 수면 신호들로부터 최대한 많은 혜택을 얻으려면 그것들을 이해해야 한다. 당신의 몸이 자연스럽게 하고 싶은 것이 무엇인지 알고, 삶의 분주함으로 인해 방해받지 않도록 그대로 둔다면 숙면을 달성하기가 더 쉽다. 신체는 수면을 위한 세 가지 신호를 가지고 있다.

- 어두움
- 아데노신 축적
- 멜라토닌(melatonin) 방출

우리의 몸은 일광과 함께 24시간의 일주기 리듬을 따르고 있다. 우리는 태양이 떠 있을 때 깨어 있어야 하고, 밤이 어두울 때 잠들어 있어야 한다. 따라서 아침에 일어났을 때 햇빛에 노출되면 이 일주기 리듬에 들어갈 수 있다. 이 말은 또한 당신이 밤에 가능하면 칠흑 같은 어둠 속에 있기를 원한다는 것을 의미한다. 암막커튼을 사용하면 밤부터 이른 아침 시간까지 내내 방을 어둡게 유지할 수 있다.

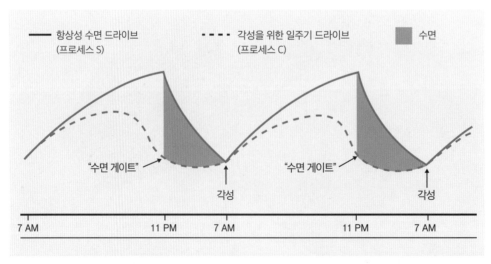

그림 14-1. 항상성 수면 드라이브 및 각성을 위한 일주기 드라이브(출처: 《Lifestyle Medicine Handbook》; 2nd edition; Frates, et al.; Monterey, CA: Healthy Learning; 2021)

당신은 하루 종일 아데노신삼인산adenosine triphosphate, ATP을 사용하여 화학물질 아데노신을 축적한다. 아데노신은 일반적으로 오후 11시에 정점에 도달한다. 축적된 아데노신은 우리 몸이 잠이 들도록 신호를 보낸다. 이러한 축적이 자연스럽게 일어나도록 하려면, 동일한 수용체에 결합하여 수면 신호를 차단시키는 카페인을 피하는 것이 중요하다. 카페인의 반감기는 4~6시간인데, 이는 당신이 카페인(커피, 차, 다이어트 콜라, 콜라, 펩시, 다이어트 펩시 등)을 섭취한 뒤 4~6시간이 지나도 당신의 체내에 카페인의 절반이 남아 있게 된다는 것을 의미한다. 만약 당신이 오후 3시에 커피나 카페인이 든 음료를 마신다면, 당신이 취침 준비를 하는 오후 8시나 9시에 당신의 체내에 절반의 카페인이 남아 있을 수 있다. 따라서 카페인이 든 음료는 아침에만 마시도록 하면 아데노신이 자연스럽게 축적되어 밤 11시에 수면 신호를 보낼 수 있게 한다.

밤 11시쯤 어두워지면 뇌의 송과체(pineal gland, 솔방울샘)에서 멜라토닌이 분비되는데, 이는 몸으로 자연스럽게 잠을 유도하는 신호를 보내게 된다. 잠들 수 있도록 도와주는 멜라토닌의 효과 때문에 일부 사람들은 멜라토닌 보충제를 복용한다. 송과체가 멜라토닌을 방출하도록 돕는 한 가지 방법은 청색 파장의 빛blue wavelength light을 피하는 것이다. 청색 파장의 빛은 컴퓨터, 태블릿 PC, 핸드폰을 포함한 대부분의 첨단 기술 장치에서 방출되며 텔레비전과 일부 알람 시계에서도 방출된다. 청색 파장 빛을 차단하는 안경이나 장치를 사용하면 저녁에 청색 파장 빛에 노출되는 것을 최소화하는 데 도움이 된다. 잠들기 2~3시간 전에 기기, 텔레비전, 밝은 조명에서 멀리 떨어져 있으면 자연스럽게 멜라토닌이 분비되어 수면을 위한 자연적인 신호를 보낼 수 있다.

수면 주기

잠이 들면 네 단계의 수면을 거치며[그림 14-2], 이 단계들은 모두 숙면에 필수적이다. 목표인 7~9시간의 연속적인 수면을 취해야만 모든 단계를 완전히 즐기고 경험할 수 있다.

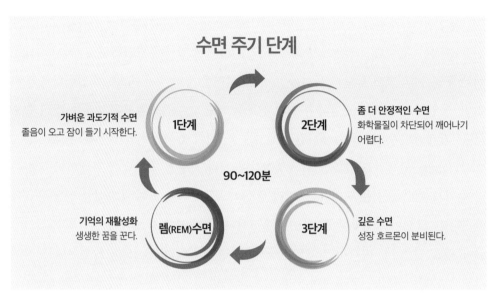

그림 14-2. 수면의 여러 단계

수면 주기는 일반적으로 약 60~90분 동안 지속되며, 8시간의 수면 기간 동안 약 5회의 수면 주기가 발생한다. 수면의 네 가지 단계는 다음과 같다.

- 1단계 – 각성 상태에서 수면 상태로 전환할 때 수면이 시작된다.
- 2단계 – 일반적으로 20분 정도 지속되며, 인간은 전체 수면 시간의 약 40~50%를 이 단계에서 보낸다.
- 3단계 – 서파 수면(slow-wave sleep) 및 델타 수면(delta sleep)으로 알려진 단계로, 깊은 수면의 시작이다.
- 빠른 안구 운동(rapid eye movement, REM)이 있는 단계 – 처음 잠들고 약 90분 후에 이 단계에 들어가 총 1.5~2시간 동안 밤새 여러 에피소드를 경험한다.

렘수면 = 꿈

만약 당신이 알람으로 깨어나는 대신 자연스럽게 잠에서 깨어날 때까지 수면을 취하게 되면 더 많은 꿈을 기억할 수 있다. 이것은 밤새 렘ᴿᴱᴹ수면이 증가하고, 가장 긴 에피소드는 주로 아침에 일어나기 직전에 발생하기 때문이다. 일반적으로 사람들은 대부분 알람으로 깨어나는데, 이 알람이 렘ᴿᴱᴹ의 마지막이자 가장 긴 에피소드에 들어가기 전에 수면을 방해한다. 그런데 코로나19 팬데믹 동안 사람들은 재택근무를 하고 자신의 일정을 설정하면서 오히려 더 오래 잠을 자고, 더 많은 꿈을 꾸고 기억하게 되었다. 어떤 사람들은 꿈을 기억하지 못하는 반면, 또 어떤 사람들은 꿈을 생생하게 기억한다. 꿈의 해석은 오랜 세월 동안 심리학자들을 사로잡은 흥미로운 분야이다.

수면의 각 단계에는 건강을 위한 중요성과 가치가 있다. 따라서 목표는 7~9시간 동안 방해받지 않고 지속적으로 잠을 잘 수 있도록 노력하는 것이다.

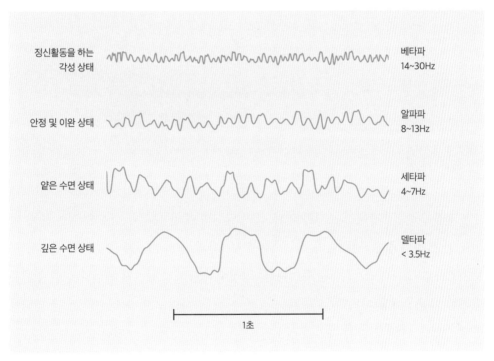

그림 14-3. 정상 성인의 뇌파

수면 전문가는 뇌가 방출하는 파동으로 수면 단계를 식별할 수 있다[그림 14-3]. 뇌전도ᵉˡᵉᶜᵗʳᵒᵉⁿᶜᵉᵖʰᵃˡᵒᵍʳᵃᵐˢ, ᴱᴱᴳ 검사는 사람의 수면 패턴을 이해하는 데 사용된다. 이를 위해서는 뇌의 전기 신호를 파악하는 전극을 두피에 배치해야 한다. 뇌는 따르고자 하는 특정한 패턴이 있으며, 연속적인 수면을 취하면 그렇게 따라갈 것이다.

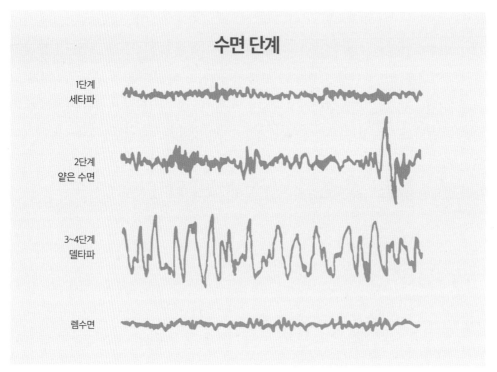

그림 14-4. 네 가지 수면 단계의 뇌전도(EEG) 기록(출처: 《Lifestyle Medicine Handbook》; 2nd edition; Frates, et al.; Monterey, CA: Healthy Learning; 2021)

영양에 관한 8장에서 논의한 바와 같이 당신의 주변 환경과 성공을 위한 준비 방법을 아는 것이 중요하다. 이와 관련하여 7~9시간의 숙면 기회를 늘리려면 침실을 동굴처럼(조용하고, 시원하고, 어둡게) 유지하라. 침실이 조용하면 잠에서 깨어나 수면 주기를 방해할 가능성이 줄어든다. 서늘한 침실은 어두움, 아데노신 축적, 멜라토닌 분비와 함께 수면을 위한 또 다른 자연적 신호인 심부 체온core temperature을 떨어뜨릴 수 있다. 침실이 섭씨 16~21도, 최적으로는 섭씨 19도 정도일 때 심부 체온이 떨어진다. 이 과정을 돕기 위해 양말을 신으면 발의 혈관이 확장되고 발에서 열이 빠져나갈 수 있다. 발에서 열이 빠져나갈 때 심부 열이 따라와 발에서 작용하는데, 이는 심부 체온을 낮추는데 도움이 된다. 또 다른 방법은 따뜻한 물로 목욕을 하는 것이다. 목욕의 열기에서 빠져나와 침실로 들어가면 심부 체온이 떨어질 것이다.

웰니스로 가는 길

침실을 어둡게 유지하고 밝은 조명을 피하는 것이 중요하다. 앞서 언급했듯이 태블릿 PC, 핸드폰, 노트북, 컴퓨터 및 텔레비전과 같은 장치는 청색 파장의 빛을 방출하여 멜라토닌의 분비를 차단한다. 어둠은 잠을 위한 자연스러운 신호이다. 7~9시간 동안 침실을 최대한 어둡게 유지하면 충분한 수면을 취하는 데 도움이 된다.

● 성찰 시간:

당신의 환경이 수면에 어떤 영향을 미치나요? 침대, 침구, 침실 온도, 소음 및 빛 (전자기기의 빛 포함) 등을 고려해 보세요.

_____

_____

_____

_____

_____

_____

● 성찰 시간:

당신과 함께 사는 사람들은 당신의 수면에 어떤 영향을 주나요? 배우자, 자녀, 반려동물 등의 수면 및 기상 습관을 생각해 보세요.

_____

_____

_____

_____

_____

_____

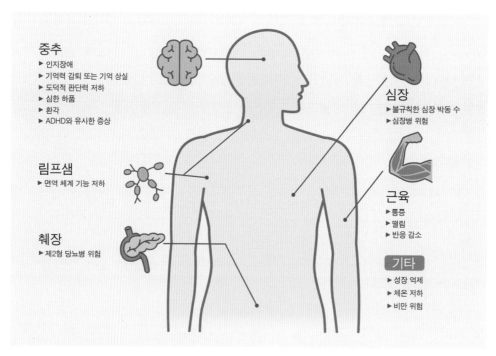

그림 14-5. 수면 부족의 영향

수면 부족

수면 부족은 우울증과 불안 증상뿐만 아니라 고혈압, 심혈관질환, 위장장애, 제2형 당뇨병, 비만의 위험 증가와도 관련이 있다[그림 14-5]. 불충분한 수면으로 인해 사고 및 부상의 발생률과 감염 취약성이 증가한다.

불충분한 수면은 사고, 학습 및 논리적 추론에 부정적인 영향을 미친다. 많은 사람이 며칠 동안 충분한 수면을 취하지 못했을 때 의식혼탁mental fog을 경험할 수 있다. 또한 수면 부족으로 대인 관계, 기분, 삶의 질이 저하될 수 있다.

불충분한 수면과 반응 시간

연구에 따르면, 반응 시간과 관련하여 수면 부족과 음주운전 간에 상관관계가 있

웰니스로 가는 길

다. 호주에서 수행된 한 연구에서 과학자들은 18시간 동안 깨어 있는 사람들이 혈중 알코올 농도가 0.05인 사람과 유사한 반응 시간을 갖는다는 것을 알게 되었다.[5] 24시간 깨어 있는 것은 혈중 알코올 농도가 0.10인 사람의 반응 시간과 상관관계가 있는 것으로 밝혀졌다. 법적 음주는 혈중 알코올 농도 0.08을 의미하므로 운전 중인 운전자는 물론 도로에 있는 다른 사람들의 안전을 위해 제대로 수면을 취하는 것이 매우 중요하다.

졸음운전을 피하기 위한 요령은 다음과 같다.

- 운전 중에 눈이 감기는 느낌이 들 경우, 차 안에 운전대를 잡을 만큼 정신이 온전한 다른 사람이 있다면 그에게 운전대를 맡겨라. 그렇지 않다면 목적지까지 태워다 줄 사람을 부르라.
- 휴식을 취하라. 밖으로 나가 커피를 사라.
- 친구에게 전화를 걸어 무슨 일이 일어나고 있는지 설명하라.
- 다른 사람에게 당신의 위치와 계획을 알린 후 안전한 장소에서 짧은 수면을 취하라.

◉ **성찰 시간:**
당신은 수면을 충분히 취하지 못했을 때 기분이 어떤가요?

◉ **성찰 시간:**
충분한 수면을 취했을 때는 기분이 어떤가요?

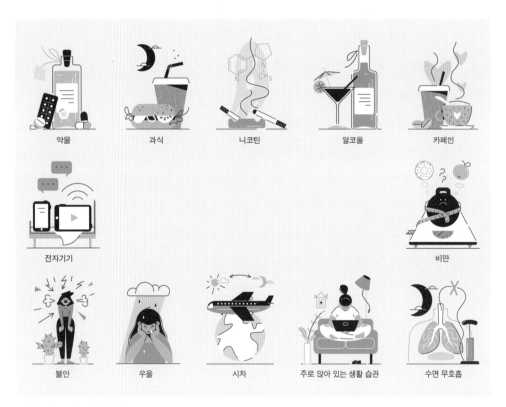

그림 14-6. 불면증의 흔한 원인

불면증, 수면 방해, 수면 부족

다음과 같은 여러 요인이 불면증을 유발할 수 있다[그림 14-6].

• 스트레스

- 걱정

- 불안

- 전자기기

- 신체활동 및 활동 부족

- 음료(카페인, 알코올, 물)

- 음식

- 침실 – 온도, 빛, 소리 및 기타 요소(배우자, 자녀, 반려동물)

- 의학적 상태 및 생리적 과정(야뇨증으로 인한 각성)

- 일반적인 수면장애

- 폐쇄성 수면 무호흡증

- 낮잠

- 흡연 및 니코틴

불충분한 수면과 심리적 원인

- 스트레스: 스트레스는 낮과 밤에 영향을 미칠 수 있다. 스트레스를 줄이는 방법과 자세한 내용은 10장을 참조하라.
- 걱정: 걱정은 잠드는 것을 더 어렵게 만든다. 밤에 잠에서 깨어나 무언가를 걱정하면 마음이 이 문제에 집중되어 다시 잠들지 못하게 될 수 있다. 잠자리에 들기 전에 일기를 쓰거나 걱정되는 문제를 적으며 걱정을 접어 두라.
- 불안: 미국 심리학회에 따르면,[6] 불안은 "긴장감, 걱정스러운 생각, 신체적 변화가 특징인 감정"이다. 모든 사람이 이따금 불안을 경험하지만, 불안장애가 있는 사람들은 대개 반복적으로 거슬리는 생각과 걱정을 한다.

불안이 삶에 부정적인 영향을 미치거나 불안장애가 있다고 생각되면 주치의 또는 정신건강 전문가에게 도움을 청하라. 치료는 유익한 효과가 있으며, 불안이 개선되면 수면 상태가 나아질 수 있다.

전자기기

- 작업 프로젝트: 전자장치에 쉽게 접근할 수 있으면 업무에 대한 책임감에서 '분리'되기가 어렵다. 핸드폰에 상사 또는 지원을 요청하는 클라이언트의 이메일이 왔을 수도 있음을 알리는 알람이 오게 해 두면 업무가 수면 시간을 방해할 수 있다. 핸드폰을 무음으로 두거나 더 좋은 방법인 침실 밖에 두는 것을 고려하라. 당신은 당신의 수면을 보호하기 위해 장소의 경계를 정함으로써 동료들에게 좋은 본보기가 될 것이다.

- 청색 파장 빛: 이 빛은 텔레비전, 스마트폰, 컴퓨터 및 알람 시계와 같은 기기에서 방출되어 수면을 방해할 수 있다. 청색 파장의 빛은 송과체에서 분비되는 멜라토닌을 차단하여 중요한 수면 신호를 방해한다.

- 자극: 전자기기는 빛을 방출하는 것 외에도 자극이 매우 심하므로 취침 시간 직전에 사용하면 잠들기가 더 어려워질 수 있다. 뉴스를 보면서 걱정하고, 소셜 미디어를 통해 에너지를 얻거나, 좋아하는 텔레비전 프로그램으로 기운이 날 수도 있다. 하지만 편안한 밤의 수면을 위한 마음의 준비를 하기 위해 전자기기 사용을 낮으로 제한하거나 잠들기 전 최소한 1~2시간 동안은 사용을 피하는 것을 고려하라. 대신 일기를 쓰거나, 카페인이 없는 차를 마시며 편안한 책을 읽거나, 부드러운 요가 스트레칭을 하여 몸과 마음이 잠을 잘 준비가 되도록 하라.

신체활동 및 활동 부족

운동 부족은 수면 부족과 관련이 있으며, 피로는 건강한 생활습관(예: 수면을 우선시)을 위한 동기부여 감소와 관련이 있다. 그러나 늦은 시간에 격렬한 운동을 하면 긴장을 풀기 어렵고 취침 시간에 쉽게 잠들 수 없다. 적절한 수면을 취하려면 과도한 좌식 생활을 피하고 낮에 운동 일정을 잡아라.

음료

- 카페인: 카페인은 아데노신과 동일한 수용체에 경쟁적으로 결합하지만, 아데노신과 반대되는 효과가 있다. 카페인은 세포 활동을 촉진한다. 카페인 섭취는 아드레날린 생성으로 이어진다. 카페인의 신진대사는 사람마다 다르지만, 혈류에서 카페인의 절반을 제거하는 데 걸리는 일반적인 시간은 4~6시간이다. 오후에 카페인을 섭취하면 밤에 잠드는 능력이 저하될 수 있다.

  앞서 언급했듯이 아데노신은 깨어 있는 동안 내부에 저장된 에너지(에너지 저장 분자의 분해 - 아데노신삼인산)를 사용하는 과정을 통해 생성되는 화학물질이다. 아데노신이 증가함에 따라 항상성 압력을 발생시키거나 잠이 들도록 유도한다. 수면 중에는 아데노신 수치가 감소한다. 완전한 각성과 에너지를 허용하는 기준선 수준으로 아데노신을 낮추려면 7~9시간의 수면이 필요하다.

- 알코올: 알코올은 잠드는 데 도움이 될 수 있지만 렘수면을 방해하고 야간 각성, 안절부절, 식은땀 및 악몽을 증가시킨다. 이상적으로는 최적의 수면을 위해 취침 전 최소 4~6시간 동안은 알코올을 피하는 것이 좋다.

- 물: 하루 동안 충분한 수분을 유지하는 것이 중요하지만, 늦은 밤의 과도한 수분 섭취는 피하는 것이 좋다. 밤에 방광이 꽉 차면 화장실을 가기 위해 밤에 깨어나 수면을 방해할 수 있다.

◖ 성찰 시간:

수면에 부정적인 영향을 미칠 수 있는 음료를 섭취하고 있나요? 그렇다면 바꾸고 싶은 것을 설명해 보세요.

음식

수면이 부족하면 그렐린(배고픔 호르몬)은 증가하고, 렙틴(포만감 호르몬)은 감소한다. 연구에 따르면 부분적인 수면 부족은 매일 평균 385칼로리를 추가로 소비하게 했으며, 수면이 부족하여 선택하게 된 음식은 지방 함량이 훨씬 높고 단백질 함량은 낮은 음식이었다.[7]

불충분한 수면은 체중 증가, 특히 복부비만(허리 주변의 지방조직) 증가와 관련이 있으며, 이는 건강에 해롭다. 또한 짧은 수면 시간은 식사 사이의 간식 섭취 증가, 단백질 섭취 감소, 질 낮은 식단, 일일 칼로리 섭취량 증가와 상관관계가 있다.[8]

● 성찰 시간:

충분한 수면을 취하지 않았을 때 식습관의 변화를 느꼈나요?

_____

_____

_____

_____

_____

_____

자기 전에 과식하면 잠들기가 어려울 수 있다. 배가 고프다면 소량의 간식이 가장 좋다. 견과류, 씨앗, 바나나 또는 꿀은 수면을 촉진하는 특정 식품에서 발견되는 단백질인 트립토판tryptophan 함량이 높으므로 시도해 보라. 마그네슘(아몬드와 바나나에 함유)도 잠들도록 도와주는 데에 기여할 수 있다. 맵거나 지방 함량이 높은 음식을 피하면 위산 역류(소화불량/속쓰림)로 인한 수면장애 가능성을 줄일 수 있다.

침실: 온도, 빛, 소리 및 기타 요소(배우자, 동거인, 자녀, 반려동물)

앞서 침실을 동굴처럼 유지하는 것(조용하고 서늘하고 어둡게)의 가치를 설명했다. 같은 맥락에서 밝은 가로등은 수면에 방해가 될 수 있다. 가로등 근처에 사는 경우 암막 커튼이 도움이 될 것이다. 특히 봄여름의 이른 아침 햇빛은 당신이 원했던 것보다 더 일찍 잠을 깨울 수 있다. 따라서 암막커튼은 7~9시간 동안 쭉 잠을 잘 수 있도록 도와줄 것이다.

의학적 상태 및 생리적 과정

몇몇 의학적 상태는 잠드는 것을 더 어렵게 만들 수 있는 약품을 사용할 필요가 있다. 예를 들어, 이뇨제나 노화로 인해 밤에 화장실을 가고 싶어질 수도 있다. 밤에 자다 깨서 화장실을 사용하는 경우, 조명을 어둡게 유지하거나 빨간색 조명을 사용하여 청색 파장 빛으로 인한 수면 방해를 방지해야 한다.

관절염이나 요통과 같은 원인으로 인한 신체적 불편은 수면을 시작하고 밤새 유지하는 것을 더 어렵게 만들 수 있다. 폐경 전후 여성은 일과성 열감 및 야간 발한으로 인해 수면에 어려움을 겪는 경우가 많다. 선풍기를 가까이에 두고 잠을 자고 열과 땀을 빠르게 식힐 수 있는 이불과 담요가 있으면 증상 관리에 도움이 된다.

일반적인 수면장애

미국에서는 약 7천만 명의 사람들이 만성적인 수면 문제를 겪고 있다. 수면 건강에 대한 인식을 높이고, 수면장애를 해결하며, 수면을 최적화하는 방법을 배우는 것이 중요하다.[9] 100가지가 넘는 수면장애를 모두 살펴보는 것은 이 장의 범위를 벗어난다. 그러나 불면증, 지나친 졸음, 하지 불안 증후군restless leg syndrome, 악몽이나 공포, 수면 무호흡증 또는 기타 수면을 방해하는 상태로 고통받는 경우라면, 주치의를 통해 의학적 치료를 받거나 수면 전문가와 상담하여 도움을 받는 것이 좋다.

- 폐쇄성 수면 무호흡증: 수면 중에 호흡이 반복적으로 멈췄다 시작되는 수면장애이다. 폐쇄성 수면 무호흡증의 경우 간헐적인 목 근육 이완이 일어나 수면 중 기도를 차단한다. 이것은 짧은 시간 동안 정상적인 호흡을 방해하여 혈액 내 산소 수치를 감소시켜 야간 각성을 유발할 수 있다. 수면 무호흡증에는 여러 유형이 있지만 가장 흔한 유형은 폐쇄성 수면 무호흡증이다.

  폐쇄성 수면 무호흡증의 가장 눈에 띄는 징후는 코골이와 심한 주간 졸음이다. 코골이는 수면 무호흡증의 신호다. 수면 무호흡증도 뇌졸중의 위험인자이다. 당신이나 당신이 사랑하는 사람이 코를 고는 경우, 수면 전문가와 함께 뇌전도(EEG)를 포함한 수면 정밀검사를 고려해야 한다.

  또한 수면 무호흡증은 울혈성 심부전, 갑상샘 기능 저하증, 신부전, 신경계질환(파킨슨병, 알츠하이머병 및 근위축성 측삭 경화증(amyotrophic lateral sclerosis, ALS)) 및 뇌염, 뇌졸중, 뇌손상 또는 기타 요인(예: 비만)으로 인한 뇌간 손상과 같은 다양한 건강 관련 상태의 위험 증가와도 관련이 있다. 만약 당신이 수면 검사와 치료가 필요한 수면 무호흡증이 있다고 생각되면 주치의에게 연락해야 한다.

- 미세수면(microsleep): 미세수면은 예고 없이 갑자기 발생하는 짧은 수면으로, 1초에서 30초 정도 지속된다. 이는 주로 밤새 깨어 있어 생기는 야간 근무 피로와 함께 발생하며, 야간 근무 피로는 과도한 주간 졸음과 관련이 있다. 미세수면은 사람들이 충분한 수면을 취하지 못하고 있다는 지표이다. 수면 무호흡증이 있는 사람들은 종종 미세수면을 경험하는데, 이러한 사람이 운전하면 사고로 이어질 수 있다.

- 낮잠: 낮잠은 유익할 수 있으며 일반적으로 야간 수면을 방해하지 않는다. 특히 오후 3시 이전에 20~30분 정도 취하는 낮잠이라면 더욱 그렇다. 만약 당신이 낮에 피곤하다면, 잠깐의 낮잠이 당신에게 활력을 가져다주는지 실험해 보라. 어떤 사람은 낮잠을 자면 밤에 잠들기가 더 어렵고 수면을 유지하기가 힘들 수도 있다. 자신에게 가장 적합한 것이 무엇인지 탐구해 보라.

- 흡연 및 니코틴: 니코틴은 흡연, 패치, 껌 등 다양한 형태로 제공된다. 니코틴은 각성제 역할을 하여 당신을 깨어 있게 한다. 중단에 대한 도움은 주치의에게 문의하라.

◉ 성찰 시간:

당신이 가장 좋아하거나 당신에게 가장 효과가 좋은 취침 전 루틴을 설명해 보세요.

_____

_____

_____

_____

_____

_____

◉ 성찰 시간:

어떤 취침 시간 루틴을 시도해 보고 싶나요? 그 이유는 무엇인가요?

_____

_____

_____

_____

_____

_____

더 나은 수면을 위한 팁

더 나은 수면을 위해 '하지 말아야 할 일'과 '해야 할 일'이 있다.

- 하지 말아야 할 일:

• 침실에 텔레비전을 두거나 침대에서 컴퓨터나 다른 기기로 텔레비전을 보지 않는다.

- 침실에서 컴퓨터, 태블릿 PC, 노트북, 핸드폰 또는 기타 전자기기를 사용하거나 이러한 전자장치와 함께 수면을 취하지 않는다. 침실에서 핸드폰을 충전하지 않는다. 다른 위치를 찾아라.

- 자기 직전에 말다툼하거나 어려운 대화를 나누지 않는다.

- 취침 직전에 격렬한 신체활동을 하지 않는다.

- 늦은 오후나 저녁에는 카페인이나 카페인이 든 음료를 섭취하지 않는다. 취침 최소 4~6시간 전에는 모든 카페인(커피, 차, 초콜릿, 심지어 디카페인 커피까지)을 중단한다.

- 숙면을 위해 술을 마시지 않는다. 알코올은 더 빨리 잠드는 데 도움이 될 수도 있지만 숙면, 특히 렘수면을 방해한다. 연구에 따르면 저녁의 알코올 섭취는 잦은 기상, 덜 편안한 수면, 두통, 식은땀, 심지어 악몽과도 관련이 있다. 취침 전 최소 4~6시간 동안은 술을 피하는 것이 좋다.

- 취침 시간이 가까워지면 어떤 종류의 음료도 많이 마시지 않는다. 수면 전 액체류를 과도하게 섭취하면 방광이 가득 차게 되며, 이는 야간뇨로 인한 각성을 일으켜 수면을 방해한다. 아침과 이른 오후에 물을 충분히 마시고 내내 수분을 유지한다. 취침 2~3시간 전에는 마시지 않도록 한다.

- 너무 배고프거나 배부른 상태로 잠자리에 들지 않는다.

- 자기 전에 지방이나 단백질이 많이 포함된 식사나 간식을 먹지 않는다. 소화하기 어려울 수 있으므로 수면 주기를 방해할 수 있다.

- 다른 사람의 약, 특히 수면제를 복용하지 않는다. 이것은 위험하다. 이러한 약들이 처방약인 데는 이유가 있다.

- 이틀 이상 수면에 도움이 되는 일반 의약품(예: 항히스타민제)을 복용하지 않는다. 어떤 사람들은 이를 감기나 독감에 걸렸을 때 사용한다. 그러나 장기간 사용은 권장하지 않는다. 수면에 문제가 있다면 의사와 상담하라.

- 많은 진통제, 체중 감량제, 이뇨제, 심지어 감기약에도 카페인이 들어 있을 수 있으므로 자기 전에 성분 표시를 확인하지 않은 처방이 필요 없는 약을 복용하지 않는다.

- 잠자리에 들기 전이나 밤에 자다 깨서 담배를 피우지 않는다. 니코틴은 카페인과 유사한 효과를 일으켜 각성제 역할을 한다. 담배를 피우다 잠이 든 사람은 불이 나 전신 3도

화상을 입고 잠에서 깰 수도 있다.

· 20분 이상 낮잠을 자거나 늦은 오후에 낮잠을 자지 않는다.

· 야간 조명을 사용하지 마라. 조명이 필요한 경우라면 빨간색 조명이나 가능한 한 어두운 조명을 사용하라.

· 잠이 오지 않는다고 불안해하거나 걱정하지 말라.

· 밤에 시계를 분 단위로 보지 않는다.

◐ 성찰 시간:

위에 제시된 습관 중 바꾸고 싶은 습관이 있나요? 있다면 그것을 해결하기 위해 어떤 구체적인 조치를 취할 것인가요?

_____

_____

_____

_____

_____

_____

_____

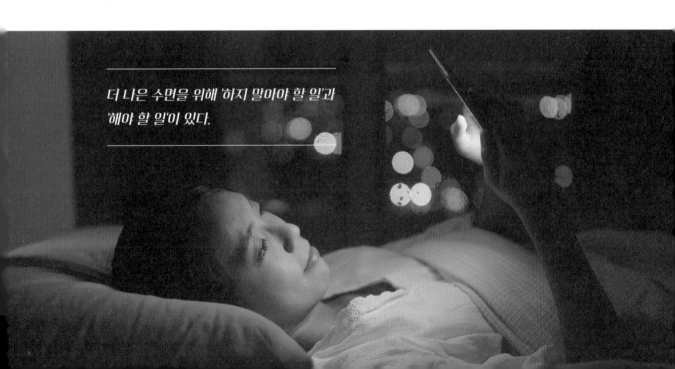

더 나은 수면을 위해 '하지 말아야 할 일'과 '해야 할 일'이 있다.

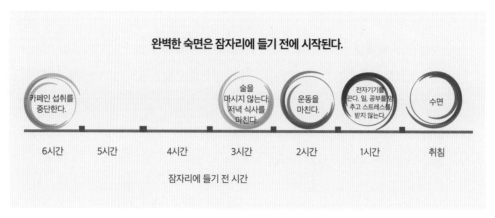

완벽한 숙면은 잠자리에 들기 전에 시작된다.

| 카페인 섭취를 중단한다. | | | 술을 마시지 않는다. 저녁 식사를 마친다. | 운동을 마친다. | 전자기기를 끈다. 일, 공부를 멈추고 스트레스를 받지 않는다. | 수면 |

| 6시간 | 5시간 | 4시간 | 3시간 | 2시간 | 1시간 | 취침 |

잠자리에 들기 전 시간

그림 14-7. 완벽한 숙면을 위한 타임라인

- 해야 할 일:

• 수면 루틴을 설정한다. 매일 같은 시간에 잠자리에 들고 일어나도록 노력하라. 새로운 수면 루틴을 만들려면 주말과 평일에 규칙적으로 기상 시간을 설정하여 시작하라.

• 침실은 수면과 성관계에만 사용하도록 제한한다.

• 매일, 가급적이면 아침이나 이른 오후에 몸을 움직이고 운동하라.

• 아침에 밖으로 나가서 눈으로 햇빛을 보도록 하라. 매일 자연광에 노출되도록 하라.

• 침실 온도를 섭씨 19도 정도로 유지하라.

• 침실을 가능한 한 조용하게 유지하고, 필요하면 귀마개나 백색 소음을 사용한다.

• 침실을 가능한 한 어둡게 유지하라. 칠흑 같은 어둠이 이상적이다. 암막커튼이나 안대 사용을 고려하라.

• 잠잘 때 양말을 신어 발을 따뜻하게 유지함으로써 열이 주변부로 방출되도록 하여 심부 체온을 떨어뜨린다.

• 원하는 경우 늦은 아침이나 이른 오후에 짧은(20분 이하) 낮잠을 취하라.

• 잠자리에 들기 전 2~3시간 동안은 조명을 최대한 어둡게 하거나 침실에 적색 등을 켜라.

• 잠자리에 들기 2~3시간 전에 저녁 식사를 마쳐라.

• 자기 전에 긴장을 푸는 편안한 휴식을 취하라. 이완 운동, 마음챙김 연습 또는 명상을 하라. 따뜻한 목욕을 즐기거나 카페인이 없는 따뜻한 음료를 마셔라. 참고로 카모마일 차는 카페인이 없으며 이완에 도움이 될 수 있다.

- 크림과 같은 라벤더 향이 나는 제품 사용을 고려하라. 이 향은 아로마 테라피에서와 같이 흡입할 때 약간의 이완 및 진정 효과를 줄 수 있다.

🔘 **성찰 시간:**

처음에 잠들기가 어렵거나 자다가 중간에 깬 후 다시 잠을 청하기가 어려울 때, 당신이 잠들도록 도와주는 것은 무엇인가요?

_____

_____

_____

_____

_____

_____

🔘 **성찰 시간:**

다음번에 자다 깼을 때나 수면을 시작하기가 어려울 때, 시도해 보고 싶은 것이 있나요?

_____

_____

_____

_____

_____

_____

🔘 **성찰 시간:**

당신의 수면을 개선하기 위해 바꾸고 싶은 습관이 있나요?

_____

_____

_____

_____

_____

_____

_____

수면 추적기

당신의 과거 수면에 관하여 성찰해 보았으므로 이제 당신의 현재 수면 습관을 더 잘 이해할 필요가 있다. 현재의 수면 상태를 이해하면 수면 루틴을 개선할 방법을 더 명확하게 이해하는 데 도움이 될 수 있다.

◉ **성찰 시간:**

수면 추적 표[그림 14-8]를 사용하여, 취침 전 루틴과 다음 주 수면 일정을 추적해 보세요.

요일	어젯밤 잠들기 전 1시간 동안 한 활동	잠자리에 든 시간	잠들기까지 걸린 대략적인 시간	대략적인 총 수면 시간	대략적인 야간 각성 횟수 및 깨어 있던 시간	기상하여 침대에서 나온 시간	어젯밤 수면에 영향을 미쳤을 수 있는 어제의 단서(낮잠, 운동, 음식, 스트레스)와 지난 밤 수면에 관한 기타 정보	어젯밤에 대한 통찰
1								

요일	어젯밤 잠들기 전 1시간 동안 한 활동	잠자리에 든 시간	잠들기까지 걸린 대략적인 시간	대략적인 총 수면 시간	대략적인 야간 각성 횟수 및 깨어 있던 시간	기상하여 침대에서 나온 시간	어젯밤 수면에 영향을 미쳤을 수 있는 어제의 단서(낮잠, 운동, 음식, 스트레스)와 지난 밤 수면에 관한 기타 정보	어젯밤에 대한 통찰
2								
3								
4								
5								
6								
7								

그림 14-8. 수면 추적 표

당신의 수면 추적 표를 검토한 후 발견한 패턴이나 새로운 통찰을 살펴보세요. 당신이 발견한 것을 기반으로 하여, 수면을 개선하기 위해 조사하거나 시도하고 싶은 것이 있나요?

한 달 동안 일주일에 3번 이상 잠을 자는 데 어려움이 있었다면 주치의에게 연락하여 전문가의 도움을 받아야 한다.

모스^{MOSS} 기법

수면에 관한 다음 질문들에 모스^{MOSS} 기법을 사용하여 답하라.

● 질문 - 동기 Motivation:

당신의 수면 습관을 개선하려는 동기는 무엇인가요?

● **질문 - 장애물**Obstacles:

어떤 장애물에 부딪힐 것 같나요?

_____

_____

_____

_____

_____

● **질문 - 전략**Strategies:

이러한 장애물을 극복하기 위해 어떤 전략을 사용할 수 있나요?

_____

_____

_____

_____

_____

● **질문 - 강점**Strengths:

당신의 목표를 향해 노력하면서 어떤 강점을 끌어낼 수 있나요? 이전의 어려움을 극복하는 데 사용했던 강점과 당신의 지원 체계(의료팀, 가족, 친구 등)를 고려해 보세요.

_____

_____

_____

_____

_____

스마트^{SMART} 목표

수면에 대해 배운 것을 실행에 옮기기 위하여 당신을 위한 스마트^{SMART} 목표를 세워 보라[스마트 목표의 구성 요소는 4장 78쪽 참조].

🔘 **스마트**^{SMART} **목표 시간:**

수면에 중점을 둔 당신의 스마트^{SMART} 목표는 무엇인가요?

_____

_____

_____

_____

_____

_____

참고 문헌

▪ 인용 문헌

1. Merriam-Webster. www.mw.com.

2. National Institute of Neurological Disorders and Stroke (2014). Brain Basics: Understanding Sleep. Available: www.ninds.nih.gov/disorders/brain_basics/ understanding_sleep.hrm#how_much?

3. Jessen NA, Munk AS, Lundgaard I, et al. (2015). The glymphatic system: a beginner's guide. *Neurochemical Research*, 40(12), 2583-99.

4. Hirschkowitz M, Whiton K, Albert S, et al. (2015). National Sleep Foundation's sleep time duration recommendations: methodology and results summary. *Sleep Health*, 1(1), 40-3.

5. Williamson AM, Feyer AM (2000). Moderate sleep deprivation produces impairments in cognitive and motor performance equivalent to legally prescribed levels of alcohol intoxication. *Occupational and Environmental Medicine*, 57(10), 649-55.

6. Anxiety. American Psychological Association. https://www.apa.org/topics/anxiety. Accessed July 15, 2021.

7. Al Khatib HK, Harding SV, Darzi J, et al. The effects of partial sleep deprivation on energy balance: a systematic review and meta-analysis. *European Journal of Clinical Nutrition*. 2017 May;71(5):614-24.

8. Shechter A, Grandner MA, St-Onge MP. The role of sleep in the control of food intake. *American Journal of Lifestyle Medicine*. 2014 Nov;8(6):371-4.

9. CDC—About Our Program—Sleep and Sleep Disorders (2017, June 05). https:// www.cdc.gov/sleep/ aboutus.html. Accessed July 16, 2021.

▪ 도서 자료

•   Colten HR, Alevogt BM. *Sleep Disorders and Sleep Deprivation: An Unmet Public Health Problem*. Washington, DC: National Academic Press; 2006.

•   Gregory A. *Nodding Off: The Science of Sleep From Cradle to Grave*. London, England: Bloomsbury Sigma; 2018.

- Paul S, Benjamin H. *Sleep Essentials*. Monterey, CA: Healthy Learning; 2020.

- Walker M. Why We Sleep: *Unlocking the Power of Sleep and Dreams*. New York: Scribner; 2017.

- Williamson J. *Sleep Rituals: 100 Practices for a Deep and Peaceful Sleep*. Vero Beach, FL: Adams Media; 2019.

- Winter C. *The Sleep Solution*. New York: Berkeley; 2018.

■ 기타 자료

- American Sleep Apnea Association—www.sleepapnea.org

- American Sleep Association—www.sleepassociation.org

- Drowsy Driving—www.sleepfoundation.org/drowsy-driving

- Harvard Medical School—healthysleep.med.harvard.edu

- National Sleep Association—sleepfoundation.org

- National Sleep Foundation—www.thensf.org

15

사회적 지지 Social support

CHAPTER 15

"의학과 기술은 때때로 우리를 실망시킬 수 있지만,
사랑과 연민에 기초한 인간의 연결은 항상 치유를 가져온다."

– 비벡 머시 Vivek Murthy

19대(오바마 대통령 산하)·21대(바이든 대통령 산하)

미국 의무총감 Surgeon General

웰니스로 가는 길 닦기: 사회적 지지에 관한 질문들

다음의 5가지 문항에 대하여 당신에게 해당하는 빈도의 숫자를 선택하라.

(빈도: 1=전혀 아닌, 2=드물게, 3=가끔, 4=자주, 5=일상적으로)

- 내게 힘을 주는 사람이 최소 한 사람은 있다. _____
- 나는 그룹(활동 단체, 운동 교실, 미술반, 종교 모임 등)에 속해 있다. _____

- 나는 일주일에 최소 5번은 친구와 통화하거나 직접 만난다. _____

- 나는 나의 배우자, 파트너 또는 절친한 친구와 건강한 관계를 맺고 있다. _____

- 나는 매일 돌보거나 함께 시간을 보낼 수 있는 식물 또는 반려동물이 있다. _____

사회적 지지 소계: _____

미국 정신과 의사이자 저자인 에드워드 할로웰Edward Hallowell 박사는 5분간의 대화를 통한 사회적 지지가 세상을 완전히 바꿀 수 있다고 말한다. 당사자들이 적극적으로 참여한다면 말이다. 그렇게 하기 위해서는 당신이 하던 일을 제쳐 두거나, 읽고 있던 메모를 내려놓거나, 노트북 작업을 멈추거나, 딴생각을 하지 말고 상대방에게 온전히 집중해야만 한다. 보통 이렇게 하면 상대방은 자연스럽게 에너지를 느끼며 친절한 반응을 보일 것이다.

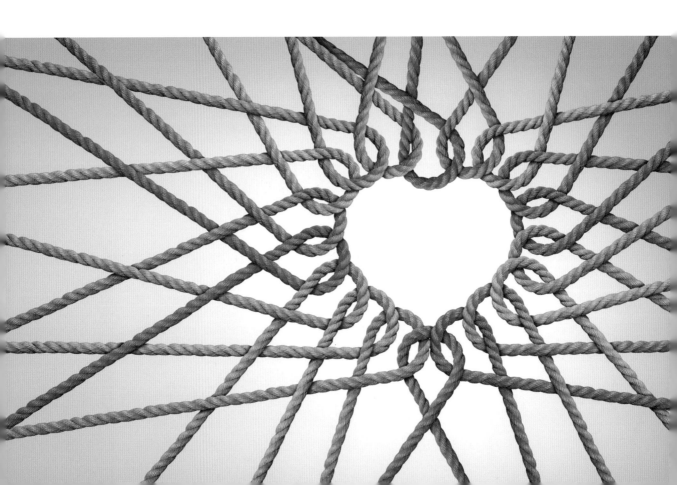

살면서 배우기: 에이미 커맨더 박사

코로나19 팬데믹 동안 타인과 물리적 거리를 두는 것이 예방 조치의 기초였다. 이러한 어려운 시기에 거의 모든 사람이 그들의 사회적 관계를 유지하는 데 어려움을 겪었다.

나는 운 좋게도 항상 생일 축하 파티를 미리 계획하며 진정으로 즐기는 친구들 그룹에 속해 있었다. 우리는 시내 음식점에서 저녁을 먹고 술집에 모여 퀴즈 게임을 즐기거나 아니면 일요일에 친구 집에서 만나 함께 브런치를 먹었다. 우리는 창의적인 생일 기념 외출도 했다. 작년에는 요가 강사인 한 친구가 나의 생일을 축하해 주기 위해 사적인 요가 교실을 열어 주었다. 또 다른 친구는 우리를 근처 사이클링 스튜디오로 초대해 우리만을 위한 스피닝 강습을 진행해 주었다. 또 우리는 지역 스튜디오에 모여서 함께 그림을 그리기도 했다.

팬데믹 동안에는 어떻게 친구들과 어울려 생일을 축하할 수 있을까? 이러한 도전 과제를 마주한 우리는 창의력을 발휘해야 한다고 생각했고, 그래서 탄생한 것이 '생일 하이킹birthday hike'이었다. 첫 번째 하이킹은 겨울에 했는데, 가까운 숲속 산책로를 걸었다. 마침 눈이 와서 겨울 장비인 모자, 스카프, 겨울 코트, 겨울 장화를 착용하고 눈 덮인 나뭇가지들이 뻗어 있는 신비로운 나무들을 감상하며 오솔길을 따라 걸었다. 우리는 이 활동이 너무 즐거웠고, 또 다른 친구들의 생일 축하를 위하여 '생일 하이킹'을 준비하기 시작했다. 우리는 이제 '생일 하이킹'을 가까운 공원이나 산책로 그리고 새로운 장소에서 만나는 기회로 삼고 있다.

사람들은 팬데믹을 반추하면서, 그들이 '정상적인 생활'에서 어떤 부분을 잃어버렸는지 그리고 무엇을 배웠는지를 질문한다. 나는 친구들과 다시 포옹하기를 고대하고 있고, 보스턴 시내에 있는 음식점에서 함께 식사하는 것이 그립다. 그러나 사회적 연결, 신체활동 그리고 야외에서 휴식을 취할 기회를 제공해 주는 새로운 전통인 '생일 하이킹'을 정말로 즐겼다. 나는 앞으로도 이 전통을 이어 가길 희망한다.

사회적 연결 타임라인

◉ 성찰 시간:

유년기, 청소년기, 청년기, 중년기, 노년기 등 당신의 생애 각 단계에서의 사회적 연결에 관해 떠오르는 것을 적거나 그려 보세요. 당신의 배우자나 새로운 친구를 만났을 때, 의미 있는 연결을 맺게 된 단체에 합류했을 때, 새로운 직장 생활을 시작했던 때를 고려해 보세요.

◉ 성찰 시간:

위의 활동을 통해 당신의 삶 전반에 걸쳐 사회적 연결을 성찰한 후에 어떤 통찰을 얻었고, 어떤 패턴을 발견했으며, 무엇을 반성했나요?

사람들이 성숙해지는 것처럼, 그들의 관계도 성숙해진다. 사람들은 당신의 삶에 오고 간다. 때로는 삶의 다른 단계로 옮겨 가면서 연결이 끊어지기도 한다. 다툼으로 인한 이혼이나 사랑하는 사람의 죽음과 같은 이별은 더욱 고통스럽다.

사회적 연결은 매우 중요하다. 그것은 말로 표현하거나 연구로 증명할 수 있는 것 이상으로 훨씬 많은 것을 의미한다. 간단하면서도 복잡하다. 이 장에서는 사회적 연결의 아름다움과 필요성을 다룬다.

피상적 측면에서, 사회적 연결은 타인과 연결하는 것이다. 말을 주고받고, 문을 잡아 주고, 미소를 보내고, 우회 사인을 따르고, 소셜 미디어에서 사람들을 팔로우하는 것은 모두 연결의 형태이다. 이 모두는 여러 종류의 연결 유형을 나타낸다. 언어적, 비언어적 의사소통을 통한 다른 사람과의 연결이 있다. 규칙, 지침, 그리고 안전을 위해 고안된 법을 준수함으로써 지역사회 및 이웃과 연결된다. 소셜 미디어를 통한 낯선 사람이나 전혀 만나 본 적 없는 사람들과의 연결도 있다. 프로젝트, 사회봉사, 일, 종교 활동, 교육, 수업, 그리고 아이디어는 종종 사람들을 연결해 준다. 연결은 당신의 건강과 행복에 아주 중요하다.

연결의 정의

〈메리엄-웹스터 사전〉에 따르면,[1] 연결connection은 여러 방식으로 정의된다.

- 둘 이상의 사물을 합치거나 연결하는 것.
- 둘 이상의 사물을 연결하는 행위 또는 연결된 상태.
- 둘 이상의 사물이 같은 원인, 기원, 목표 등을 가진 상황.

인생 초기에 연결 행위는 다양한 방식으로 나타난다. 예를 들어, 아이들은 레고 블록을 가지고 놀면서 연결하게 된다. 그들은 또한 모래밭과 교실에서 놀면서 사회적 연결과 우정을 형성한다.

사회적 연결, 소속감, 우정은 사람들의 삶에서 중요한 역할을 한다. 매슬로의 욕구 단계설에서는 피라미드의 첫 번째 층과 두 번째 층에 각각 생리적 욕구와 안전의 욕구를 두면서, 세 번째 층에 소속감을 두고 있다[그림 15-1]. 사람들은 음식과 물, 그리고 거주하고 잠을 잘 안전한 공간을 확보한 후 사랑을 욕망한다. 여기서 사랑은 소속감이나 타인과 연결된 느낌을 포함한다. 인간으로서 모든 사람은 사랑받고 이해되기를 갈망한다. 사람들은 다른 사람들에게 지지를 받고 그 보답으로 자신도 지지를 제공하기를 원한다. 이러한 소속감은 인간의 기본적인 욕구이다.

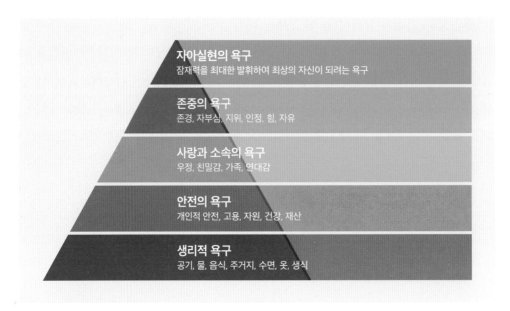

그림 15-1. 매슬로의 욕구 단계

다음과 같은 다양한 방법으로 사회적 연결과 소속감을 향상시킬 수 있다.

- 소셜 네트워크 지수 평가를 해 보라(www.psy.cmu.edu/~scohen/SNI.html).
- 건강과 웰니스의 지지자가 되어라.
- 연결 - 다음 달에 새로운 지인을 만들거나 옛 친구와 다시 연결해 보라.
- 포옹 - 다음 한 주 동안 적어도 하루에 한 번은 누군가를 포옹하라.
- 미소 - 다음 한 주 동안 적어도 하루에 한 번은 누군가에게 미소를 지어라.

- 말하고 듣기 - 친구를 만나서 좋고 긴 대화를 나누라.
- 서로 도와라 - 친구에게 무언가 도움을 주라.
- 타인을 도와라 - 자원봉사 활동에 참여하라.
- 자신을 도와라.

옥시토신 = '사랑 호르몬' 또는 '유대 호르몬'

연결은 인간의 기본적 욕구일 뿐만 아니라, 아기 때부터 시작하는 생리적인 반응이다. 옥시토신oxytocin 호르몬은 자궁 수축을 도와 아이의 출산을 촉진한다. 옥시토신은 유대(결합) 호르몬 또는 사랑 호르몬으로 알려져 있다. 옥시토신이라는 단어는 '빠름'을 뜻하는 그리스어 'oxus'와 '출산'을 뜻하는 단어 'tokos'를 합성한 것에서 유래하였다. 이 호르몬은 산모가 자신의 아이에게 먹일 젖을 생산하도록 젖샘에 신호를 보낸다. 역사적으로 빈센트 뒤비뇨Vincent du Vigneaud는 1955년에 옥시토신 합성으로 노벨상을 받았다. 옥시토신의 힘은 엄청나다.

연구자들은 옥시토신의 힘에 완전히 매료되었다. 《네이처Nature》라는 권위적인 학술지에 발표된 논문에서[2, 3] 연구자들은 사회적 상호작용에 대한 뇌의 반응을 살펴봤으며, 그것이 식사, 키스 또는 포옹과 같은 보상reward으로서 작용한다는 사실을 발견했다. 옥시토신은 즐겁고 기분이 좋아지게 하는 호르몬으로서 세로토닌(일부 항우울제는 세로토닌 수치를 증가시키는 작용을 한다) 및 도파민(뇌의 보상 체계와 복잡하게 연관되어 있다) 그리고 가바(GABA, 감마아미노부르티산) 체계와 같은 특정 신경전달물질과 협력하여 '항불안anti-anxiety' 효과를 제공한다.[4]

이와 더불어 옥시토신에 관한 연구에 따르면 이 호르몬은 신뢰를 높이고, 두려움을 줄여 주며, 정서적 인식을 개선하고, 눈 맞춤을 증가시키며, 표정 뒤의 감정을 읽는 능력을 높여 주는 역할을 한다. 이 모든 기능은 사람들 간의 연결을 촉진하고, 공감을 표현하고, 다른 사람의 언어적 및 비언어적 신호를 완전히 이해할 수 있도록 하는 데 중요하다.[5]

다음과 같은 다양한 활동이 옥시토신을 증가시키는 것으로 밝혀졌다.[5]

- 사랑하기
- 어루만지기
- 껴안기
- 손잡기
- 마사지하기
- 강아지 쓰다듬기

건강과 웰니스에 영향을 주는 반려동물과의 연결

반려동물과 함께 사는 것에는 많은 이점이 있다. 일단, 반려동물은 사랑스럽다. 예컨대, 고양이와 강아지는 대개 부드러우며, 그들을 쓰다듬으면 편안해진다. 많은 사람이 자신의 강아지나 고양이를 돌보는 일을 즐기며, 그것은 아침에 잠에서 깼을 때 목적의식을 갖게 한다. 연구에 따르면, 반려동물을 키우는 사람들은 휴식기 기준 테스트에서 심박수와 혈압이 현저히 낮았으며, 많은 사람이 매우 스트레스를 받는다고 생각하는 암산 테스트를 하는 동안에도 기준선에서부터 아주 소폭의 상승만 보였을 뿐이었다.[6]

가족의 일원으로서 개를 키우는 사람들은 자신의 개를 산책시키므로 개를 키우지 않는 사람들보다 더 많은 신체활동을 하게 된다.[7] 개를 산책시키는 것은 개와 주인 모두에게 일종의 휴식 활동이자, 유대 활동이며, 즐거운 활동이 된다. 개는 현재 순간에 완전히 전념하고, 장난기 많고 활발하며, 쉼과 수면을 취하고, 특히 가족들이 집에 왔을 때 에너지와 긍정으로 가득 차서 반겨 주는 위대한 생활 코치이다. 당신이 집에 돌아올 때마다 매번 어떤 사람이 당신을 그렇게 신나고 사랑스럽게 반겨 줄지 한번 상상해 보라. 개들이 점프하고 꼬리를 흔들며 짖는 것은 모두 당신에게 신나게 인사하는 것이다. 개들이 '인간의 가장 친한 친구'라고 불리는 것은 전혀 놀라운 일이 아니다. 개와 사람의 결합은 진짜다!

연구자들은 수십 년 동안 이 결합을 평가하고 조사했다. 당신의 반려견을 쓰다듬는 행동에는 마치 책을 읽을 때처럼 혈압 저하, 감각 이완 같은 생리적인 효과가 있다.

더불어 당신의 개가 방으로 들어와 인사를 건네면 흥분과 함께 혈압이 약간 상승할 가능성이 있다.[8] 흥미롭게도 연구 결과 개와의 상호작용, 특히 개가 주인을 바라보면서 시작된 상호 교류 후 주인의 소변에서 옥시토신 농도가 증가했다는 사실이 밝혀졌다.[9] 실제로 개들은 여러 방식으로 사람들의 건강과 행복감을 높여 준다. 동물과의 결합은 사람들에게 특별한 유형의 연결을 제공한다.

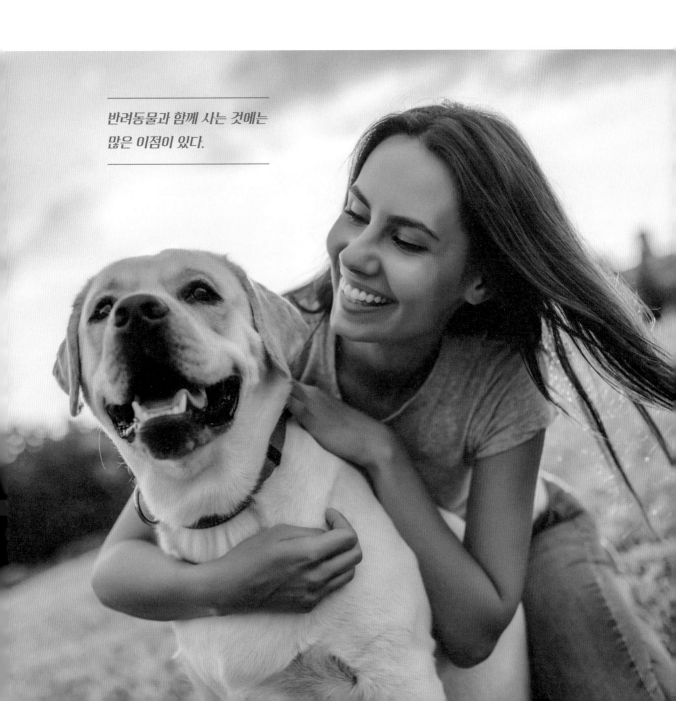

반려동물과 함께 사는 것에는
많은 이점이 있다.

가정 및 직장에서의 연결과 동기부여

옥시토신은 인간의 기본적인 욕구이자 지속적인 동기부여의 중요한 요소인 유대감을 느끼도록 도와준다. 리처드 라이언Richard Ryan과 에드워드 데시Edward Deci의 자기결정이론Self-Determination Theory은 사람들이 과업, 직업, 프로젝트 또는 그들의 가정이나 직장 생활의 기타 영역에 대하여 지속적인 동기를 부여하기 위해 채워야 할 세 가지 필요성이 무엇인지 설명한다.[10]

- 역량(competence): 환경에 효과적으로 대처할 필요성
- 자율성(autonomy): 자기 삶의 과정을 조절할 필요성
- 관계성(relatedness): 다른 사람들과 친밀하고 애정 어린 관계를 맺을 필요성(연대)

이처럼 관계성이나 유대감 및 소속감은 당신이 궤도를 이탈하지 않고 직장과 가정 그리고 집단에서 당신의 일에 종사하도록 돕는다.

🔘 **성찰 시간:**

완수한 것이 즐거웠거나 자랑스러웠던 가정이나 직장에서의 프로젝트를 생각해 보세요. 그 프로젝트가 당신에게 역량, 자율성 또는 타인과의 관계성에 관한 느낌을 주었나요? 그러했다면 그 상황을 설명해 보세요.

● 성찰 시간:

프로젝트를 완료하거나 직무 또는 업무를 계속할 동기를 얻지 못했을 때, 역량과 자율성 또는 관계성의 결핍을 알아차렸나요? 설명해 보세요.

_____

_____

_____

_____

_____

_____

더 넓은 관점의 연결

에드워드 할로웰 박사는 정신과 의사이며, 20권이 넘는 책의 저자이자, 주의력결핍과다행동장애^{ADHD} 전문가로 미국에서 여러 곳의 ADHD 센터를 운영하고 있다. 할로웰 박사는 연결의 달인으로 알려져 있다. 누군가를 만나고 그들과 피상적이 아니라 깊은 차원에서 연결되는 방법을 찾는 능력이 있기 때문이다. 할로웰 박사의 연구는 정말 놀랍고 깨우침을 준다. 그는 연결에 관하여 말할 때, 청중에게 다양한 유형의 연결을 고려하도록 격려한다. 그는 다음과 같은 12개의 중요한 연결고리를 제시한다. [11~13]

- 원가족(출신 가족)
- 직계 가족
- 친구 및 커뮤니티
- 일, 사명, 활동
- 반려동물 및 기타 동물
- 아름다움
- 과거
- 자연 및 특별한 장소
- 아이디어와 정보
- 기관 및 조직
- 지식을 넘어서는 모든 것
- 자기 자신

할로웰 박사의 연구에는 수많은 강력한 포인트가 있다. 하나는 자연과 연결되는 것의 중요성이다. 에이브러햄 매슬로^{Abraham Maslow}는 1970년대에 이 요소를 인식하였다. 그는 아름다움, 균형, 그리고 형태^{form}를 포함하여 자연에서 발견되는 미^美를 추구하는 심미적 욕구를 추가하기 위하여 그의 '욕구 단계설'을 수정했다.

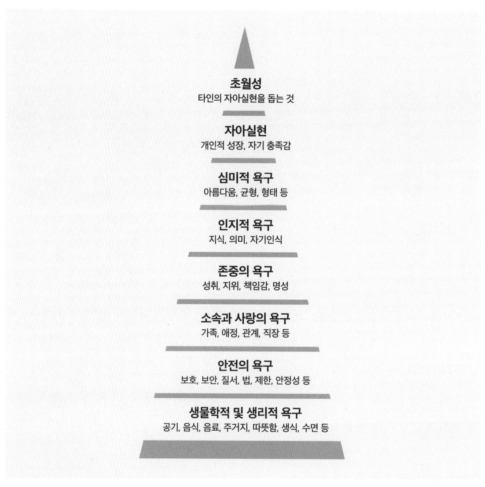

그림 15-2. 매슬로의 수정된 욕구 단계

건강을 위한 자연과의 연결

경관, 식물, 동물, 숲, 황야와 같은 자연과의 상호작용과 그것을 관찰하는 것은 사람들의 신체와 뇌에 여러 가지 긍정적인 영향을 준다. 연구에 따르면 자연과 함께하는 것은 유익한 생리적 효과가 있다. 정신적인 피로에서 회복되는 것을 촉진할 뿐만 아니라, 이전의 상처로부터 치유되도록 돕는다. 또한 자연에서 시간을 보내면 삶에 대한 긍정적 관점이 증가하고, 스트레스 대처 능력과 질병으로부터의 회복력이 향상되고, 집중력이 복구되며, 생산성이 향상된다.[14]

일본에서는 산림욕을 일종의 치료로 생각한다. 숲속을 걸으면 긴장이 풀리고 마음이 편안해진다. 축적되는 근거와 연구를 통해 몇몇 전문가들은 매주 자연에서 최소 120분을 보내라고 권장한다.

사회적 지지의 이점

사회적 연결은 신체적, 정신적 건강에 수많은 이점을 제공한다. 사회학자 데브라 엄버슨Debra Umberson 박사와 제니퍼 몬테즈Jennifer Montez 박사는 〈공공 정책: 사회적 결속과 인구집단의 건강Public Policy: Social Ties and the Health of the Population〉이라는 그들의 논문에서 사회적 결속(사회적 연결)을 가지는 것의 긍정적인 영향을 다음과 같이 요약했다.[15]

- 사회적 결속은 정신건강, 신체건강, 건강 행동 및 조기 사망 위험에 영향을 끼친다.
- 사회적 결속은 인구집단의 건강을 증진하기 위해 갖춰야 할 잠재적 자원이다.
- 사회적 결속은 보호되고 증진되어야 하는 자원이다.
- 사회적 결속은 사회적 네트워크를 통해 타인의 건강에도 영향을 미침으로써 대상이 되는 개인의 건강을 넘어서는 유익을 가져올 수 있다.
- 사회적 결속은 건강에 대한 즉각적인 효과(정신건강, 건강 행동)와 장기적으로 축적되는 효과(신체건강, 사망률)를 모두 가지며, 따라서 인구집단 건강에 대한 장단기적인 투자의 기회를 나타낸다.
- 과중하거나 압박적, 갈등적 또는 학대적인 사회적 결속은 건강을 해칠 수 있다.
- 사회적 결속의 비용과 편익은 인구집단에서 균등하게 분배되지 않고 나이, 성별, 사회

경제적 지위 및 인종에 따라 달라진다.

모든 인간은 타인과 연결되는 존재로 태어났으며, 옥시토신 호르몬은 그들의 어머니와 첫 사회적 유대를 형성하게 해 준다. 앞서 말했듯이 옥시토신은 뇌의 회로에서 중요한 역할을 하며, 그 작용을 통하여 타인과의 연결을 촉진한다. 수많은 연구에서 건강 증진을 위한 사회적 연결의 중요성이 증명되었다. 안타깝게도, 사회적 고립은 사람들의 정신적, 신체적 건강에 부정적인 영향을 줄 수 있다. 사회적 고립은 근본적인 우울과 낮은 자존감을 악화시킬 수 있다.

연구에 따르면 사회적으로 고립된 사람들은 면역 기능이 저하되고, 수면 패턴이 방해를 받으며, 스트레스 호르몬 수치가 높아진다. 게다가 고혈압, 관상동맥질환, 불안증, 우울증 같은 건강 상태의 위험도가 높아진다.

사회적 연결은 정신적, 신체적 건강에 많은 이점을 제공한다. 1979년 사회직 역학 전문가들인 리사 버크먼Lisa F. Berkman과 레너드 사임Leonard Syme은 사회적 및 공동체적 결속과 사망률 간의 관계를 보여 주는 획기적인 연구를 수행했다.[16] 그들은 1965년에 인구집단 연구소Human Population Laboratory에서 앨러미다 카운티Alameda County에 거주하는 무작위로 추출한 6,928명의 성인 표본을 대상으로 조사하여 얻은 데이터를 검토한 뒤 다음과 같은 사실을 발견했다. 사회적 및 공동체적 결속이 부족한 사람들은 더 많은 사회적 관계를 맺은 사람들에 비해 추적 기간 동안 사망할 확률이 남성은 2.3배, 여성은 2.8배 더 높았다.

기억해야 할 핵심은 사회적 지지를 받는 것이 삶에 다음과 같은 긍정적인 영향을 끼칠 수 있다는 것이다.

· 심리사회적 이점:
  ✓ 사회적 지원을 제공한다(스트레스의 악영향을 줄여 준다).
  ✓ 개인적 조절을 가능하게 한다.
  ✓ 상징적인 의미를 제공한다(그룹에의 소속감).
  ✓ 일관성을 강화한다(의미를 부여한다).

    ✔ 정신건강을 개선한다.

- 생리적 이점:

    ✔ 면역체계에 도움이 된다.

    ✔ 내분비계에 도움이 된다.

    ✔ 심혈관계에 도움이 된다.

    ✔ 예상되는 스트레스 요인과 기존의 스트레스 요인 모두에 대한 생리적 반응을 줄여 준다.

- 행동적 이점:

    ✔ 건강 행동에 영향을 끼친다.

    ✔ 정보를 제공하고 기준을 만들게 한다.

    ✔ 배우자가 당신의 건강 행동을 모니터링하고 억제, 조절 또는 촉진할 수 있다.

연결을 위한 좋은 방법인 자원봉사

자원봉사는 고통받는 사람들을 위하여 세상을 좀 더 밝게 만드는 데 도움이 될 수 있는 기회이다. 예컨대, 지역 무료급식소에서 봉사하기, 노숙자를 위한 집 짓기를 돕기, 어른들에게 글자 읽는 법을 알려 주기, 보호소에 안 입는 옷을 기증하기 등등 다양한 형태를 취할 수 있다. 자원봉사를 하면서 동료 봉사자들과 연결될 수 있으며 당신이 돕는 대상들과도 연결될 수 있다.

연구에 따르면 이런 식의 연결은 뇌에 보상을 제공하며 기분이 좋아지게 한다. 또한 여러 가지 이점이 있다. 예를 들어, 한 흥미로운 연구에 따르면 저소득, 저학력 그리고 낮은 MMSE(Mini-Mental State Examination, 간이 정신상태 검사) 점수를 가진(이는 인지력의 저하를 뜻함) 노년의 흑인 여성들이 15시간 이상 학생들을 멘토링하고, 학교 도서관 업무를 보조하고, 갈등 해결을 돕는 자원봉사를 한 결과, 봉사하지 않은 대조군에 비하여 그들의 전전두엽에서 뇌 활동과 집행력이 증가하였다.[17] 다시 말해, 학생들을 돕는 자원봉사를 한 노인들은 자신의 정신적 능력을 유지하도록 스스로를 돕고, 뇌 신경

세포 연결을 형성하여 도파민의 양이 증가하는 보상을 얻었다. 요점은 자원봉사를 하면 많은 이점이 있다는 것이다.

단절

연결의 반대는 단절이다. 전화가 단절되면 누구도 좋아하지 않는다. 당신이 사랑스러운 대화를 나누고 있는데 갑자기 수화기 너머에 아무도 없다. 때때로 이러한 상황은 당신의 전화만이 아니라 인생에서도 일어난다. 이는 마음을 아프게 한다. 이러한 단절이 발생하면, 새로운 연결을 형성하거나 또는 당신에게 신뢰할 수 있고 변함없는 사회적 연결과 편안함을 제공해 줄 오래되고, 의리가 있고, 지지적인 사람들과 교류하는 것이 중요하다.

코로나19 팬데믹으로 인해 많은 사람이 사회적 연결이 축소된 상태에 놓였다. 많은 경우에 직접적인 대면 만남이 사라졌으며, 특히 노년층은 더욱 그러했다. 이러한 단절의 심각성은 전 세계적으로 강조되었다. 연결하기 위한 창의적인 방법을 찾는 것이 가장 중요했다. 기술을 활용하면 연결을 유지하는 데 도움은 되지만, 얼굴을 마주하는 대면 연결과 동일한 경험을 제공하지는 않는다. 개인들은 집에 머물러야 하는 격리 기간 동안 이러한 의미 있는 연결의 가치를 배우게 되었다.

이런 경험으로 인해 많은 사람이 이제 사회적 단절 문제에 절묘하게 동조하고 있다. 그런 의미에서 개인들은 연결을 유지하고 주변 사람들이 연결감을 느끼도록 돕기 위해 모든 노력을 기울여야 한다.

사회적 거리 두기나 또 다른 때를 대비하여 사람들과의 연결을 유지하기 위한 전략은 다음과 같은 것이 있다.

- 전화하기
- 줌(Zoom) 미팅 일정 잡기
- 영상 통화하기

- 편지 쓰기

- 사랑하는 사람에게 생필품 꾸러미 보내기

- 소셜 미디어 플랫폼을 활용하여 친구와 연결하고 새로운 친구 만들기

- 핸드폰으로 통화하면서 산책하기

- 온라인 교육 수업이나 건강 워크숍에 참여하기

- 온라인 (가상) 운동 교실, 명상 교실, 요리 교실 등에 참여하기

사회적 거리 두기 제한이 없을 때 사람들과 연결하기 위한 전략은 다음을 포함한다.

- 사람들을 건강한 식사 자리에 초대하기

- 사람들과 함께 산책하고 하이킹하기

- 사람들과 영화 보러 가기

- 함께 강아지 산책시키기

- 지역 커뮤니티 센터의 행사에 참여하기

- 지역 YMCA에서 진행하는 수업에 참여하기

- 종교 행사에 참여하기

- 요리 교실에 참여하기

- 북클럽에 가입하기

- 사람들과 외식하러 가기

- 친척들과 함께 모여 생일 축하하기

- 가족과 함께 휴가 가기

- 친구와 박물관에 가기

- 누군가와 함께 자연을 탐구하기

- 쇼핑하기

- 커뮤니티 행사에 참여하기

외로움 loneliness 대 원하는 고독 desired solitude

외로움은 주관적인 정신 상태이다. 타인과 연결이 안 되거나 소통할 수 없을 때 외로움을 느끼는 것은 정상이다. 정서적, 신체적, 사회적 요인은 외로움에 영향을 끼친다. 예컨대, 코로나19 팬데믹 동안 많은 사람이 사랑하는 사람 그리고 그들이 이전에 즐겼던 사회적 활동들로부터 격리되면서 외로움을 경험했다.

사회적 고립은 자발적이거나 비자발적일 수 있는 물리적 상태이다. 사회적으로 고립되면 타인과의 접촉이 없고, 사회적 관계도 없다. 혼자가 되며, 반드시 혼자 있는 것을 즐기는 것은 아니다.

많은 사람이 어느 정도의 고독을 경험하기를 원한다. 고독은 그들에게 이완하고 성찰하며 재충전하는 공간을 제공한다. 그렇게 함으로써 그들은 타인과 다시 연결될 때 더 온전히 존재하게 된다. 많은 사람이 혼자 있는 것을 즐긴다. 혼자만의 시간을 갈구하기도 한다. 혼자 있는 것은 외롭다는 것과는 다르다. 사람들은 외로울 때 다른 사람들과 함께 시간을 보내고 싶어 하며 사람들을 그리워한다. 또한 사회적 상호작용과 연결을 원한다. 사람들은 대부분 외로움을 느끼는 것이 어떤 것인지 안다.

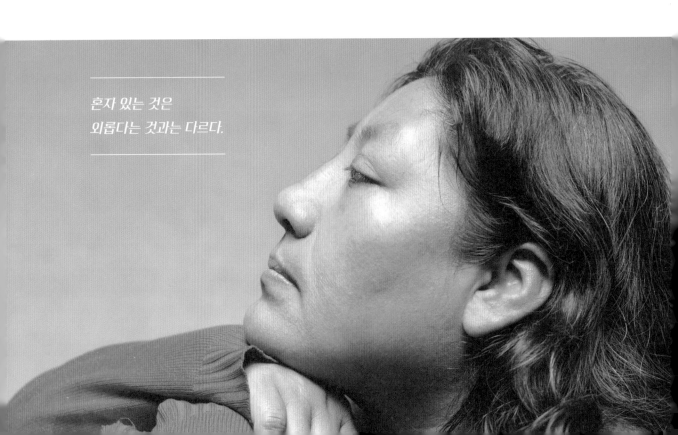

*혼자 있는 것은
외롭다는 것과는 다르다.*

당신은 고독을 즐기나요? 아니면 혼자 있는 게 어렵나요? 설명해 보세요.

_____

_____

_____

_____

_____

_____

사회적 고립

사회적 고립(사회적 결속의 질과 양이 낮음) 연구에 따르면, 잘 기능하고 있는 사람일지라도 사회적으로 고립되면 결국 심리적, 신체적으로 붕괴된다. 어떤 경우에는 그것이 사망을 초래할 수도 있다. 예를 들자면 심혈관질환이 있는 환자들을 연구한 결과, 사회적으로 고립된 환자들은 사회적으로 잘 연결된 동료 환자들보다 심장사cardiac death의 위험이 2.4배 더 높았다.[15] 실제로 사회적 고립은 심혈관질환, 심장마비 재발, 동맥경화증, 고혈압, 암, 암 회복 지연, 상처 치유 지연, 면역 기능 손상, 높은 염증지표와도 관련이 있다.

남녀를 대상으로 모든 연령대의 그룹을 조사한 결과에서도 사회적 연결 정도가 낮은 사람들은 조기 사망 위험도가 더 높았다. 사회적 연결 정도는 그들이 가진 가까운 친구 및 가족/친지의 수와 그들을 만나는 빈도수로 측정되었다. 흡연이 건강에 유해하다는 것은 모두가 알고 있지만, 대부분의 사람들은 사회적 고립 점수가 흡연처럼 조기 사망의 예측 지표가 된다는 사실을 인지하지 못하고 있다. 사회적 고립은 중요한 사망 위험인자인 고혈압에 맞먹는다. 의학 문헌은 높은 질의 사회적 연결이 건강에 중요함을 분명하게 보여 준다.[16~18]

최신식 검토

베스 프레이츠 박사와 그녀의 동료들은 《미국생활습관의학저널American Journal of Lifestyle Medicine》에 게재된 최신식 검토state-of-the-art review에 관한 기사에서 사회적 연결의 중요성을 강조하였다. 지난 몇 년 동안 사회적 연결의 중요성에 대한 더 많은 연구와 더 큰 이해가 있었다. 생활습관의학은 웰빙과 건강의 향상을 위한 도구로서 사회적 연결의 증진을 옹호하는 분야이다. [19]

> "연결이란 두 사람 사이에 상호 인식과 사회적 상호작용을 포함하는 접촉이 있을 때 두 사람 사이에 존재하는 역동적이고 살아 있는 조직tissue이다."
>
> - 제인 더튼Jane Dutton 박사
>
> 미시간대학교 경영학과 교수

질 낮은 연결

질 낮은 연결은 독소가 있는 관계 안에 존재한다. 그것은 정서적, 정신적, 심지어 신체적으로도 당신을 상하게 한다. 누군가와 연결하기 전에 불안하거나 예민해짐을 느낀다면, 이는 연결의 질이 낮다는 신호일지도 모른다. 이 책의 앞부분에서 거머리와 백합을 주제로 이야기했었다. 당신이 거머리, 곧 신뢰할 수 없거나 당신의 에너지를 빼앗는 사람과 연결됐다면, 그것은 연결의 질이 낮다는 표지이다.

이런 점에서 일부 질 낮은 연결은 궁극적으로 질 높은 연결로 바뀔 수 있다. 그러려면 전문적인 정신건강 지원이 필요할 수 있다. 반면 때에 따라서는 질 낮은 연결을 개선하고자 노력하고 싶지 않을 수도 있다. 오직 당신만이 투자할 가치가 있는 관계인지 아닌지를 정할 수 있다.

제인 더튼 박사에 따르면, 질 낮은 연결에서는 "연결tie이 존재하기는 하지만(사람들은 소통하고 상호작용하며, 심지어 상호 의존적인 일에 함께 참여할 수도 있다), 결합 조직connective

_{tissue}은 손상된다. "

양질의 관계를 구축하기

질 높은 연결을 만들고 유지하는 것은 노력을 요구하나, 그 보상은 엄청나다. 질 높은 연결을 유지하려면 그것을 육성해야 한다. 질 높은 연결을 조성하는 것에 관한 제인 더튼의 연구는 의미 있는 관계를 지지하는 실천을 제안한다.[20]

전화 통화, 문자 메시지, 이메일 및 소셜 미디어는 종종 사람들이 자신에게 가장 중요한 사람 또는 바로 그들 앞에 있는 사람에게 집중하는 것을 방해할 수 있다. 당신에게 중요한 사람과 함께 있을 때 그 사람에게 계속 집중하기 어렵게 만드는 것이 무엇인지 주목하라. 당신이 관계를 소중하게 여긴다면, 당신의 행동이나 말에 마음을 집중함으로써 당신의 존재를 보여 주려 노력하라. 또한 더튼 박사는 정직하게 말하고 반응함으로써 관계에 있어서 진실하기를 권한다. 당신 자신과 타인 사이에 겉치레하는 것은 관계를 위태롭게 한다.

양질의 연결을 장려하는 또 다른 전략은 상대방의 긍정적인 특성을 강조하는 긍정적인 소통을 하는 것이다. 연결은 이러한 지지적인 소통을 통하여 강화된다. 당신의 말에 주의를 기울이는 것과 더불어 공감적이고 적극적인 경청을 통해서도 양질의 연결이 장려된다. 최소한 말을 한 만큼 들으려고 노력하라. 사람들은 답을 찾기 위하여 그들의 두뇌 깊숙한 곳까지 파고들게 만드는 사려 깊고 자극적인 질문의 힘을 과소평가한다. 깊이 생각하면 타인과 함께 깊이 공유할 수 있다. 깊은 질문은 깊은 생각과 연결을 불러온다. 사려 깊고 영감을 주는 질문을 생각해 내는 것은 종종 어려운 일이다. 여기에 몇 가지 질문이 있다. "만약 지금 당신의 삶에서 한 가지를 바꿀 수 있다면, 그것은 무엇이겠는가?" "당신이 관계에서 안전함을 느끼려면 무엇이 필요한가?" "무엇이 당신을 내적으로 행복하게 만드는가?"

당신이 강화하고 싶은 양질의 연결을 생각해 보세요. 이러한 관계를 육성하기 위하여 위의 전략들을 어떻게 사용할 수 있을까요?

_____

_____

_____

_____

_____

_____

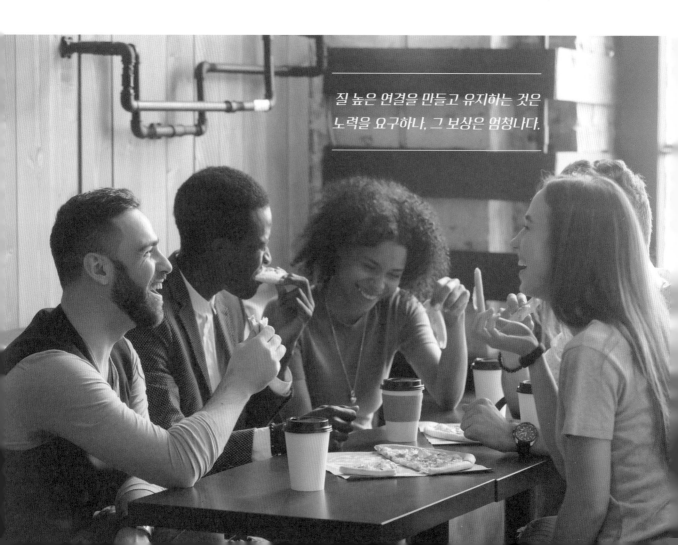

질 높은 연결을 만들고 유지하는 것은
노력을 요구하나, 그 보상은 엄청나다.

관계와 회복탄력성

케이스 웨스턴 리저브 대학Case Western Reserve University의 조직행동학 교수인 존 폴 스티븐스John Paul Stephens 박사에 따르면,[21] 회복탄력성은 "도전에서 오는 스트레스를 흡수하고 정상 상태로 돌아가는 기능을 회복할 뿐만 아니라 역경으로부터 배우고 성장하여 이전보다 더욱 강해지게 되는 개인이나 그룹, 조직체의 능력"이다[330쪽의 그림 10-4 참조].

스티븐스 박사는 관계의 회복탄력성의 두 가지 구성 요소를 강조한다. 첫 번째는 긍정적이든 부정적이든 정서(감정) 자체를 표현하는 것의 중요성이다. 표현은 타인에게 가치 있는 정보를 제공하면서 회복탄력성을 키워 준다. 두 번째는 관계 안에서 정서를 건설적으로 표현하는 능력이다. 이러한 표현은 사람들이 자신의 정서로부터 배움으로써 더 강해질 수 있게 한다.

양질의 대인관계는 회복탄력성을 지지한다. 당신을 보살피고 자신의 정서를 표현하는 사람들로 둘러싸여 있는 것은 관계를 육성하고 당신의 회복탄력성을 성장시킬 것이다. 더불어, 배움 지향적이고 개선 지향적인 사람들과의 관계 속에 있는 것은 스트레스 시기에 회복탄력성을 지지해 준다.

● 성찰 시간:

당신의 삶에서 극심한 스트레스를 받을 때 당신을 지지해 주는 사람은 누구인가요? 그들의 정서적 표현은 당신의 회복탄력성을 어떻게 지지해 주나요?

석탄과 다이아몬드는 둘 다 열과 압력에 의하여 형성된다. 그러나 형성되는 동안 다이아몬드는 석탄보다 더 높은 온도와 더 큰 압력을 견뎌내야 한다. 다이아몬드가 경험하는 추가적인 스트레스는 다이아몬드의 원자들 사이의 더 강력한 연결(결속)을 초래한다. 스트레스는 더 강한 연결을 이끌어 내면서 결국 더 강해지게 만든다.

● **성찰 시간:**

극심한 스트레스를 받는 동안 더욱 강해졌던 관계를 생각해 볼 수 있나요? 그 관계를 설명해 보세요.

_____

_____

_____

_____

_____

_____

당신은 다이아몬드이며, 인내하고 견뎠던 그 스트레스 때문에 더욱 강해진다. 당신을 회복탄력적으로 만드는 연결을 육성하는 시간을 가져라.

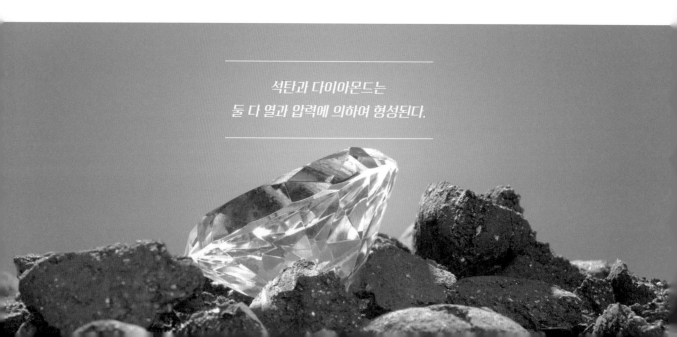

석탄과 다이아몬드는
둘 다 열과 압력에 의하여 형성된다.

질 높은 연결

"우리 몸의 각 부분을 연결하는 건강한 혈관처럼,
두 사람 사이의 질 높은 연결은 필수 영양분을 전달해 주며,
유연하고 강하고 회복탄력적이다."

- 제인 더튼 박사

미시간대학교 경영학과 교수

더튼 박사의 연구는 긍정심리학과 조직 과학organizational science을 연결한다. 그녀의 연구는 사람들이 질 높은 연결을 경험할 때 더 생기롭고 긍정적인 에너지로 채워지며, 이해받고 사랑받는다고 느끼게 된다는 것을 보여 주었다. 질 높은 연결을 경험하려면 서로 상호적이 되어서 양측이 모두 자신의 정서를 표현하는 것에 있어서 안전함을 느껴야 한다. 새로운 아이디어에 대한 생산성과 개방성 그리고 표현은 그들이 심지어 좌절을 경험하더라도 재빨리 회복하게 해 준다. 이러한 사람들은 당신의 삶에서 백합과 같다. 특히 어려운 시기에 당신 자신을 백합으로 둘러싸이게 하면 역경을 극복하는 데 필요한 정서적인 지지를 얻을 수 있다.

● **성찰 시간:**

당신의 가장 지지적인 관계를 적어 보세요.

_____

_____

_____

_____

_____

모스^{MOSS} 기법을 통해 양질의 사회적 연결 강화하기

이 장의 앞부분에서 다루었던 할로웰 박사의 연결에 대한 분류를 숙고한 후, 중점적으로 개선하고 싶은 영역을 선택하라.

🔘 **성찰 시간:**

당신이 연결을 강화하고 싶은 영역은 무엇인가요?

_____

_____

_____

_____

_____

_____

_____

동기|Motivators

이 영역에서 연결을 강화하기를 원하게 된 당신의 동기를 고려해 보라. 일반적인 동기부여 요인들에는 우정이나 사랑을 경험하고, 동반자를 얻고, 외로움을 예방하고, 기쁨과 행복을 증가시키고, 스트레스를 감소시키며, 목적의식을 증가시키고 싶은 것 등이 포함된다.

🔘 **성찰 시간:**

이러한 연결을 만들거나 강화하기를 원하는 동기는 무엇인가요?

_____

_____

_____

장애물_{Obstacles}

연결을 만들거나 강화할 때 때로는 장애물에 부딪힐 것이다. 양질의 연결을 육성하는 데 작용하는 일반적인 장애물에는 시간이나 자신감 부족, 관계를 시작하는 방법을 모르는 것, 불안정을 느끼는 것, 기술, 과거의 부정적인 경험, 또는 변화를 주저하며 똑같은 것을 유지하려는 관성 등이 포함된다. 팬데믹 또한 연결을 만드는 데 장벽이 될 수 있다.

🔘 성찰 시간:

이러한 연결을 만들거나 강화하려고 할 때, 어떤 장애물을 마주치게 될 것 같나요?

전략_{Strategies}

장애물을 극복하기 위하여 당신은 앞으로 나아갈 방법을 전략화해야 한다. 다른 사람들이 일반적인 장애물을 극복한 방법을 예로 들면 다음과 같다.

- *기술(technology)*: 기술은 어떻게 사용하느냐에 따라서 양질의 연결을 만드는 데 장애물

이 될 수도 있고 도구가 될 수도 있다.

◉ 성찰 시간:

기술은 당신이 양질의 사회적 연결을 맺는 능력을 어떻게 방해하나요?

_____

_____

_____

_____

_____

_____

◉ 성찰 시간:

당신의 연결을 방해하는 기술의 간섭을 줄이기 위하여 무엇을 바꾸고 싶나요?

_____

_____

_____

_____

_____

_____

• *손 내밀기*: 특히 당신이 내성적이고, 과거의 부정적인 경험이 있거나, 관계를 시작하는 데 어려움이 있는 사람이라면, 손을 내밀기가 어려울 수 있다. 이를 극복하기 위하여 친구나 지인에게 전화해서 그들을 좀 더 알아가도록 하고, 지지 그룹이나 조직에 참여하며, 연결되고 싶은 사람에게 이메일이나 문자를 보내고, 당신이 관심 있는 모임에 참여하거나, 다른 사람들을 만날 수 있는 수업에 참여하는 것을 고려해 보라. 다른 사람에게

손을 내미는 것은 당신에게 도움을 줄 뿐만 아니라, 당신과의 연결됨을 통해 상대방도 도움을 받을 수 있다는 것을 기억하라.

● 성찰 시간:

당신이 연결되거나 재연결되고 싶은 사람이나 그룹이나 기관이 있나요? 그들에게 손을 내밀기 위해서 취해야 할 다음 단계는 무엇인가요?

_____

_____

_____

_____

_____

_____

- *시간표*: 당신의 일정표는 당신이 무엇에 또는 누군가에게 가장 가치를 두고 있는지를 보여 준다는 말이 있다. 시간의 부족이 양질의 연결을 만들거나 유지하는 것을 못 하게 방해하고 있다면, 당신의 시간표를 작성하여 변화를 주고 싶은 것이 있는지 살펴볼 때이다.

● 성찰 시간:

당신의 시간표를 살펴보고 어디에서, 무엇에 시간을 보내고 있는지 확인해 보세요. 어떤 깨달음을 얻었나요?

_____

_____

_____

_____

_____

● **성찰 시간:**

당신의 시간표에 근거하여, 양질의 연결을 강화하기 위하여 당신의 시간을 사용하는 방식에 어떤 변화를 주고 싶나요?

_____

_____

_____

_____

_____

_____

● **성찰 시간:**

위에서 당신의 잠재적 장애물과 전략을 검토한 후, 그 장애물을 극복하는 데 어떤 전략을 사용하고 싶나요?

_____

_____

_____

_____

_____

_____

강점 Strengths

모든 사람은 과거의 어려운 시기에 자신을 도와준 강점들을 가지고 있다. 우리는 모두 갈등과 장애물을 만났고, 이를 극복해 왔다. 이러한 강점, 지식, 기술, 지혜, 재능은 당신이 양질의 연결을 만들고 유지하도록 도울 수 있다.

양질의 연결을 만들거나 육성하기 위해서 어떤 개인적인 강점을 사용할 수 있나요?

_____

_____

_____

_____

_____

_____

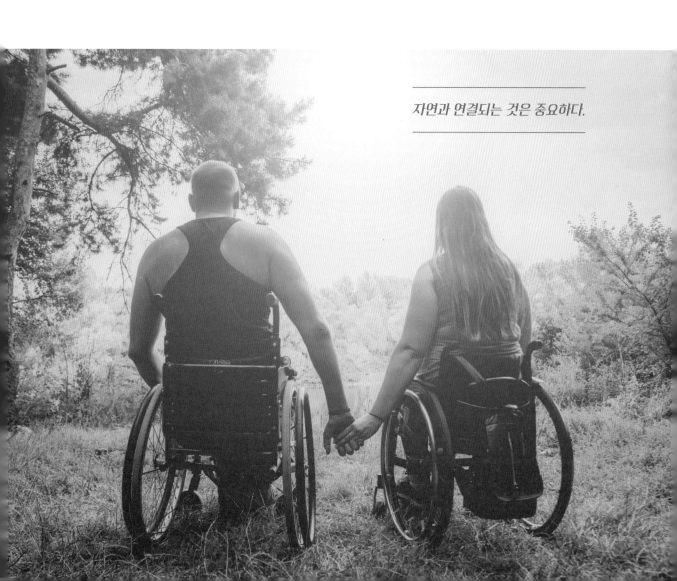

자연과 연결되는 것은 중요하다.

스마트^{SMART} 목표

사회적 연결에 대해 배운 것을 실행에 옮기기 위하여 당신을 위한 스마트^{SMART} 목표를 세워 보라^[스마트 목표의 구성 요소는 4장 78쪽 참조].

● **스마트**^{SMART} **목표 시간:**
사회적 연결에 초점을 둔 당신의 스마트^{SMART} 목표는 무엇인가요?

_____

_____

_____

_____

_____

_____

참고 문헌

▪ 인용 문헌

1. Merriam-Webster. www.mw.com.

2. Owen SF, Tuncdemir SN, Bader PL, et al. (2013). Oxytocin enhances hippocampal spike transmission by modulating fast-spiking interneurons. *Nature*, 600(7463), 458-62.

3. Dölen G, Darvishzadeh A, Huang KW, et al. (2013). Social reward requires coordinated activity of nucleus accumbens oxytocin and serotonin. *Nature*, 501(7466), 179-84.

4. Scheele D, Willie A, Kendrick KM, et al. (2013). Oxytocin enhances brain reward system responses in men viewing the face of their female partner. *Proceedings of the National Academy of Sciences*, 110(50), 20308-13.

5. De Dren CK, Green LL, Van Kleef, et al. (2011). Oxytocin promotes human ethnocentrism. *Proceedings of the National Academy of Sciences*, 108(4), 1262-6.

6. Allen K, Blascovich J, Mendes WB (2002). Cardiovascular reactivity and the presence of pets, friends, and spouses: the truth about cats and dogs. *Psychosomatic Medicine*, 64(5), 727-39.

7. Brown SG, Rhodes RE (2006). Relationships among dog ownership and leisuretime walking in Western Canadian adults. *American Journal of Preventive Medicine*, 30(2), 131-6.

8. Baun MM, Bergstrom N, Langston NF (1984). Physiological effects of human/companion animal bonding. *Nursing Research*, 33(3), 126-9.

9. Nagasawa M, Kikusui T, Onaka T, et al. (2009). Dog's gaze at its owner increases owner's urinary oxytocin during social interaction. *Hormones and Behavior*, 55(3), 434-41.

10. Deci EL, Ryan EM (eds.). *Handbook of Self-Determination Research*. Rochester, NY: University of Rochester Press; 2004.

11. Hallowell EM, Ratey JJ. *Driven to Distraction: Recognizing and Coping With Attention Deficit Disorder from Childhood Through Adulthood*. New York: Touchstone; 1995.

12. Hallowell EM. *The Childhood Roots of Adult Happiness: Five Steps to Help Create and Sustain Lifelong Joy*. New York: Ballantine Books; 2003.

13. Hallowell EM. *Connect: 12 Vital Ties That Open Your Heart, Lengthen Your Life, and Deepen Your Soul.* New York: Simon and Schuster; 2001.

14. Maller C, Townsend M, Pryor A, et al. (2006). Healthy nature healthy people: 'contact with nature' as an upstream health promotion intervention for populations. *Health Promotion International*, 21(1), 45-54.

15. Umberson D, Crosnoe R, Reczek C (2001). Social relationships and health behavior across the life course. *Annual Review of Sociology*, 36, 139-57.

16. Berkman LF, Syme SL (1979). Social networks, host resistance, and mortality: a nine-year follow-up study of Alameda County residents. *American Journal of Epidemiology*, 109(2), 186-204.

17. Carlson MC, Erickson KI, Kramer AF, et al. (2009). Evidence for neurocognitive plasticity in at-risk older adults: the experience corps program. *Journal of Gerontology Series A: Biomedical Sciences and Medical Sciences*, 64(12), 1275-82.

18. Pantell M, Rehkopf D, Jutte D, et al. (2003). Social isolation: a predictor of mortality comparable to traditional clinical risk factors. *American Journal of Public Health*, 103(11), 2056-62.

19. Martino J, Pegg J, Frates EP (2017). The connection prescription: using the power of social interactions and the deep desire for connectedness to empower health and wellness. *American Journal of Lifestyle Medicine*, 11(6), 466-75.

20. Dutton JE, Heaphy ED (2003). The power of high-quality connections. *Positive Organizational Scholarship: Foundations of a New Discipline*, 3, 263-78.

21. Stephens JP, Heaphy ED, Carmeli A, et al. (2013). Relationship quality and virtuousness: emotional carrying capacity as a source of individual and team resilience. *The Journal of Applied Behavioral Science*, 49(1), 13-41.

■ 도서 자료

- Cain J (ed). *The Learning Curve*. Monterey, CA: Healthy Learning; 2021.

- Christakis N, Fowler JH. *Connection: the Surprising Power of Social Networks and How They Shape Our Lives*. New York: Little, Brown Spark; 2011.

- Corley J. *The Joy of Friendship: A Thoughtful and Inspiring Collection of 200 Quotations*. Hobart, NY:

Hatherleigh Press; 2018.

- Deci EL, Ryan EM (eds.). *Handbook of Self-Determination Research*. Rochester, NY: University of Rochester Press; 2004.

- Dutton JE. *Energize Your Workplace: How to Create and Sustain High-Quality Connections at Work*. Hoboken, NJ: Jossey-Bass; 2007.

- Egger G, Binns A, Rossner S. *Lifestyle Medicine: Managing Diseases of Lifestyle in the 21st Century*, 3rd ed. Cambridge, MA: Academic Press; 2017.

- Hallowell EM. *Connect: 12 Vital Ties That Open Your Heart, Lengthen Your Life, and Deepen Your Soul*. New York: Simon and Schuster; 2001.

- Hallowell EM. *The Childhood Roots of Adult Happiness: Five Steps to Help Create and Sustain Lifelong Joy*. New York: Ballantine Books; 2003.

- Hallowell EM, Ratey JJ. *Driven to Distraction: Recognizing and Coping With Attention Deficit Disorder from Childhood Through Adulthood*. New York: Touchstone; 1995.

- Leaver K. *The Friendship Lure: Reconnecting in the Modern World*. New York: Harry N. Abrams; 2018.

- Murthy V. *Together: The Healing Power of Human Connection in a Sometimes Lonely World*. New York: Harper Wave; 2020.

- Ornish D, Ornish A. *Undo It: How Simple Lifestyle Changes Can Reverse Most Chronic Diseases*. New York: Ballantine Books; 2019.

- Schawbel D. *Back to Human*. Boston, MA: Da Capo Lifelong: 2018.

- Willet W, Wood M, Childs D. *Thinfluence: Thin-flu-ence (Noun) The Powerful and Surprising Effect Friends, Family, Work, and Environment Have on Weight*. Emmans, PA: Rodale Books; 2014.

■ 기타 자료

- Take the Social Network Index assessment—www.psy.cmu.edu/~scohen/SNI.html

- Spread health and wellness—be a peer-health coach to somebody.

- Connect—the next month, make one new acquaintance or reconnect with an old friend.

- Hug—during the next week, give a hug at least once a day.

- Smile—within the next week, at least once a day, give a smile to a total stranger.

- Talk and listen—meet up with a friend and have a good, long conversation.

- Help each other—help a friend with something.

- Help others—get involved in a volunteer experience.

- Help yourself.

기초를
넘어서

16장 결론

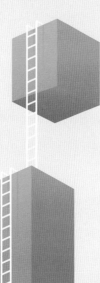

결론

"인생은 예상치 못한 기적으로 가득 찬 여정이다."

- 미상

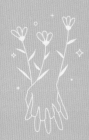

　　〈웰니스로 가는 길 닦기〉는 하나의 여정이며 탐색, 자기인식, 도전, 연민, 기쁨의 과정이다. 여러분이 이 프로그램 그리고 이 책과 함께했던 시간을 되돌아보면서 이러한 느낌을 갖게 되기를 바란다. 여정은 계속되고 있으며, 즐거움은 매일 구할 수 있다.

　　우리의 목표는 완벽보다는 발전이다. 완벽은 발전의 적이라는 말을 들어 보았을 것이다. 완벽함은 미루는 것의 가장 좋은 친구이기도 하다. 우리는 당신이 매일 다양한 아이디어를 찾고 실행에 옮기도록 하는 힘을 얻기를 바란다. 시간이 지남에 따라 작은 변화가 큰 보상으로 이어진다. 중요한 것은 인내심이다. 인내심은 당신이 여정을 따르도록 힘을 주고, 성장형 사고방식은 당신을 자유롭게 하여 최고의 자아를 이끌어 내도록 해 준다. 즉, 이 책은 당신의 성공을 위한 레시피로 설계되었다. 맛있게 즐겨라!

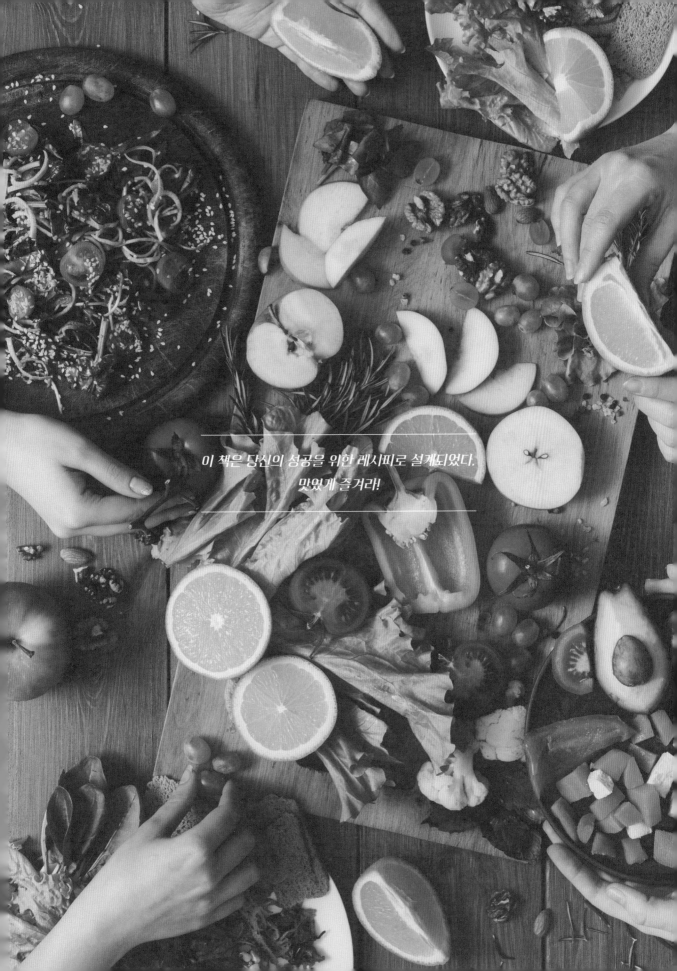

이 책은 당신의 성공을 위한 레시피로 설계되었다.
맛있게 즐겨라!

부록 A

참고 문헌 추천

▪ 도서

Allen D. *Getting Things Done: The Art of Stress-Free Productivity.* Westminster, London, England. Penguin Books; 2002.

Amen D. *The Brain Warrior's Way.* New York: Penguin Random House; 2016.

American Heart Association. *The New American Heart Association Cookbook*, 9th ed. New York: Harmony Books; 2019.

Arloski M. *Wellness Coaching for Lasting Lifestyle Change.* Duluth, MN: Whole Person Associates; 2009.

Atkinson D. *You Still Got It Girl.* Monterey, CA: Healthy Learning; 2016.

Bean A. *The Runner's Cookbook.* London, England: Bloomsbury Sport; 2018.

Beiloch S. *Choke.* New York: Atria Paperbacks; 2010.

Ben-Shahar T. *Choose the Life You Want: The Mindful Way to Happiness.* New York: The Experiment; 2014.

Ben-Shahar T. *Happier: Learn the Secrets to Daily Joy and Lasting Fulfillment.* New York: McGraw-Hill Education; 2007.

Benson H. *The Wellness Book.* New York: Simon and Schuster; 1993.

Bittman M, Katz D. *How to Eat: All Your Food and Diet Questions Answered.* Boston, MA:

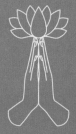

Houghton Miffin; 2020.

Branden N. *The Six Pillars of Self-Esteem: The Definitive Work on Self-Esteem by the Leading Pioneer in the Field*. New York: Bantam; 1995.

Buettner D. *The Blue Zones Solution: Eating and Living Like the World's Healthiest People*. Washington, DC: National Geographic; 2015.

Burnett B, Evans D. *Designing Your Life: How to Build a Well-Lived, Joyful Life*. New York: Knopf; 2016.

Cain J (ed). *The Learning Curve*. Monterey, CA: Healthy Learning; 2021.

Christakis N, Fowler JH. *Connection: the Surprising Power of Social Networks and How They Shape Our Lives*. New York: Little, Brown Spark; 2011.

Colten HR, Alevogt BM. *Sleep Disorders and Sleep Deprivation: An Unmet Public Health Problem*. Washington, DC: National Academic Press; 2006.

Corley J. *The Joy of Friendship: A Thoughtful and Inspiring Collection of 200 Quotations*. Hobart, NY: Hatherleigh Press; 2018.

Cousins N. *Anatomy of an Illness: As Perceived by the Patient*. New York: W.W. Norton & Company; 2005.

Covey S. *The 7 Habits of Highly Effective People: Powerful Lessons in Personal Change*, revised ed. New York: Free Press; 2004.

Covey SR. *The 7 Habits of Highly Effective People: Powerful Lessons in Personal Change*. New York: Simon and Schuster; 2004.

Csikzentmihalyi M. *Flow: The Psychology of Optimal Experience*. New York: Harper Perennial Modern Classics; 2008.

Deci EL, Ryan EM (eds.). *Handbook of Self-Determination Research*. Rochester, NY: University of Rochester Press; 2004.

Drucker PF. *Managing Oneself*. Boston, MA: Harvard Business Press; 2007.

Drucker PF. *The Effective Executive: The Definitive Guide to Getting the Right Things Done*. New York: Harper Business; 2006.

Duhigg C. *The Power of Habit: Why We Do What We Do in Life and Business*. New York: Random House Trade Paperbacks; 2014.

Dutton JE. *Energize Your Workplace: How to Create and Sustain High-Quality Connections at Work*. Hoboken, NJ: Jossey-Bass; 2007.

Dweck CS. *Mindset: the New Psychology of Success—How We Can Learn to Fulfill Our Potential*. New York: Ballantine Books; 2007.

Eckmann TF, Eckmann KL. *101 Mindfulness and Meditation Practices*. Monterey, CA: Healthy Learning; 2018.

Eckmann TF. *101 Brain Boosters*. Monterey, CA: Healthy Learning; 2013.

Editors of America's Test Kitchen. *The Complete Mediterranean Cookbook: 500 Vibrant, Kitchen-Tested Recipes for Living and Eating Well Every Day*. Boston, MA: America's Test Kitchen; 2016.

Egger G, Binns A, Rossner S, *Lifestyle Medicine: Managing Diseases of Lifestyle in the 21st Century*, 3rd ed. Cambridge, MA: Academic Press; 2017.

Fabritias F. *The Leading Brain*. New York: TarcherPerigee; 2017.

Frankl VE. *Man's Search for Meaning*, 4th ed. Boston, MA: Beacon Press; 2000.

Frederickson B. *Love 2.0: Finding Happiness and Health in Moments of Connection*. New York: Plume; 2013.

Freudenberger H, Richelson G. *Burnout: The High Cost of Human Achievement*. Norwell, MA: Anchor Press; 1980.

Greger M, Stone G. *How Not to Diet*. New York: Flatiron Books; 2015.

Greger M, Stone G. *The How Not to Diet Cookbook*. New York: Flatiron Books; 2017.

Greger M. *How Not to Diet*. New York: Flatiron Books; 2019.

Gregory A. *Nodding Off: The Science of Sleep From Cradle to Grave*. London, England: Bloomsbury Sigma, 2018.

Grimley D, Prochaska JO, Velicer WF, et al. The Transtheoretical Model of Change. In TM Brinhaupt and RP Lipka (eds) *Changing the Self: Philosophies, Techniques, and Experiences* (pp. 201–227). Albany, NY: State of New York Press; 1994.

Hahn TN. *How to Relax*. Berkeley, CA: Parallax Press; 2015.

Hallowell EM. *Connect: 12 Vital Ties That Open Your Heart, Lengthen Your Life, and Deepen Your Soul*. New York: Simon and Schuster; 2001.

Hallowell EM. *The Childhood Roots of Adult Happiness: Five Steps to Help Create and Sustain Lifelong Joy*. New York: Ballantine Books; 2003.

Hallowell EM, Ratey JJ. *Driven to Distraction: Recognizing and Coping With Attention Deficit Disorder from Childhood Through Adulthood*. New York: Touchstone; 1995.

Hanley K. *How to Be a Better Person: 400+ Simple Ways to Make a Difference in Yourself—And the World*. Avon, MA: Adams Media; 2018.

Harris D. *10% Happier: How I Tamed the Voice in My Head, Reduced Stress Without Losing My Edge, and Found Self-Help That Actually Works—A True Story*. New York: Day Streets Books; 2014.

Hart A. *Jar Salads: 52 Happy, Healthy Lunches to Make in Advance*. Collingwood, Victoria, Australia: Smith Street Books; 2016.

Heller M. *The Everyday Dash Diet Cookbook*. New York: Grand Central Life & Style; 2013.

Hensrud DD. *The Mayo Clinic Diet*, 2nd ed. Rochester, MN: Mayo Clinic Press; 2017.

웰니스로 가는 길

Kabat-Zinn J, Hanh TN. *Full Catastrophe Living: Using the Wisdom of Your Body and Mind to Face Stress, Pain, and Illness*. New York: Bantam; 2013.

Kabat-Zinn J. *Mindfulness for Beginners*. Chicago: Sounds True, Inc.; 2007.

Kabat-Zinn J. *The Healing Power of Mindfulness: A New Way of Being*. New York: Hachette Books; 2018.

Katz D. *The Truth About Food: Why Pandas Eat Bamboo and People Get Bamboozled*. Independently Published; 2018.

Katzen M. *Moosewood Cookbooks*, 40th ed. Berkeley, CA: Ten Speed Press; 2014.

Laforet M. *The Vegan Holiday Cookbook*. Toronto, Canada: Robert Rose; 2017.

Lauger EJ. *Mindfulness*, 2nd ed. Boston, MA: Da Capo Lifelong Books; 2014.

Leaver K. *The Friendship Lure: Reconnecting in the Modern World*. New York: Harry N. Abrams; 2018.

Leider RJ. *The Power of Purpose: Creating Meaning in Your Life and Work*. Oakland, CA: Berrett-Koehler Publishers; 2005.

Lianov L. *Roots of Positive Change*. Middletown, DE: HealthType LLC; 2019.

Loehr, J, Loehr, JE, Schwartz T. *The Power of Full Engagement: Managing Energy, Not Time, is the Key to High Performance and Personal Renewal*. New York: Simon and Schuster; 2005.

Mariotti F (ed.) *Vegetarian and Plant-Based Diets in Health and Disease Prevention*. Cambridge, MA: Elsevier Academic Press; 2017.

Matthews J. *The Professional's Guide to Health and Wellness Coaching*. San Diego, CA: ACE; 2019.

McGonigal K. *The Upside of Stress: Why Stress is Good for You and How to Get Good at It*. New York: Avery; 2016.

Milkman K. *How to Change: The Science of Getting From Where You Are to Where You Want to Be*. New York: Portfolio Books; 2021.

Miller WR, Rollnide S. *Motivational Interviewing: Helping People Change*. New York: Guilford Press; 2012.

Miralles F, Garcia H. *Ikigai: The Japanese Secret to a Long and Happy Life*. Westminster, London, England: Penguin Life; 2017.

Moore M. *Coaching Psychology Manual*, 2nd ed. Philadelphia, PA; 2016.

Moran D. *Beating Osteoporosis*. Newnan, GA: Green Tree; 2019.

Murthy V. *Together: The Healing Power of Human Connection in a Sometimes Lonely World*. New York: Harper Wave; 2020.

Naidoo U. *This is Your Brain on Food: An Indispensable Guide to Surprising Foods That Fight Depression, Anxiety, PTSD, OCD, ADHD, and More*. New York: Little, Brown Spark; 2020.

Neff K. *Self-Compassion: The Proven Power of Being Kind to Yourself.* New York: William Morrow Paperbacks; 2015.

Neston J. *Breath: The New Science of a Lost art.* New York: Riverhead Books; 2020.

Nolan A, Schumann K, Callahan S. *Mothers Need Time-Outs Too: It's Good to Be a Little Selfish—It Actually Makes You a Better Mother.* New York: McGraw-Hill Education; 2008.

Nöteberg S. *Pomodoro Technique Illustrated: The Easy Way to Do More in Less Time.* Raleigh, NC: Pragmatic Bookshelf; 2009.

Ornish D, Ornish A. *Undo It: How Simple Lifestyle Changes Can Reverse Most Chronic Diseases.* New York: Ballantine Books; 2019.

Ottolenghi Y. *Plenty: Vibrant Vegetable Recipes From London's Ottolenghi.* San Francisco, CA: Chronicle Books; 2011.

Palmer S. *The Plant-Powered Diet: The Lifelong Eating Plan for Achieving Optimal Health, Beginning Today.* New York: Experiment Publishing; 2012.

Paul S, Benjamin H. *Sleep Essentials.* Monterey, CA: Healthy Learning; 2020.

Payne D. *Time-Out: Adult Coloring Book.* Scotts Valley, CA: CreateSpace Independent Publishing Platform; 2015.

Perlmutter LT. *The Heart and Science of Yoga: The American Medication Association's Empowering Self-Love Program to a Happy, Healthy, Joyful Life.* New York: AMI Publishers; 2017.

Peterson C, Seligman ME. *Character Strengths and Virtues.* American Psychological Association/Oxford Press; 2004.

Quach D. *Calm Clarity.* New York: TarcherPerigee; 2018.

Rama S. *The Art of Joyful Living.* Honesdale, PA: Himalayan Institute Press; 1989.

Ratey J. Spark. *The Revolutionary New Science of exercise and the Brain.* New York: Little, Brown Spark; 2008.

Rath T. *Strengths Finder 2.0.* Washington, DC: Gallup Press; 2007.

Richmond M. *The Physiology Storybook,* 3rd ed. Monterey, CA: Healthy Learning; 2011.

Rippe J (ed). *Lifestyle Medicine,* 3rd ed. Boca Raton, FL: CRC Press; 2019.

Rose S. *Whole Beauty: Meditation and Mindfulness—Rituals and Exercises for Everyday Self-Care.* New York: Artisan; 2019.

Ryan MJ. *The Happiness Makeover: How to Teach Yourself to Be Happy and Enjoy Every Day.* New York: Harmony; 2005.

Sapolsky RM. *Why Zebras Don't Get Ulcers,* 3rd ed. New York: Holt Paperbacks; 2004.

Schawbel D. *Back to Human.* Boston, MA: Da Capo Lifelong: 2018.

Schwartz SY, Goldstein D. *Unplug: A Simple Guide to Meditation for Busy Skeptics and Model Soul Seekers.* New York: Harmony; 2017.

Seale S. *The Full Plate Diet: Slim Down, Look Great, Be Healthy!* Austin, TX: Bard Press; 2010.

Seligman ME. *Authentic Happiness: Using the New Positive Psychology to Realize Your Potential for Lasting Fulfillment.* New York: Atria Books; 2004.

Seligman ME. *Flourish: A Visionary New Understanding of Happiness and Well-Being.* New York: Simon and Schuster; 2012.

Shah R, Davis B. *Nourish: The Definitive Plant-Based Nutrition Guide for Families—With Tips & Recipes for Bringing Health, Joy, & Connection to Your Dinner Table.* Boca Raton, FL: Health Communications; 2020.

Sharf-Hunt D, Hait P. *Studying Smart: How to Do Your Work and Do It Well, How to Survive the Pressure...and Still Have Time for Fun.* New York: Harper Paperbacks; 1990.

Sherzai D, Sherzai A. *The 30-Day Alzheimer's Solution: The Definitive Food and Lifestyle Guide to Preventing Cognitive Decline.* San Francisco, CA: HarperOne; 2021.

Shiue L. *The Spicebox Kitchen.* New York: Hachette Books; 2021.

Sood A. *Mayo Clinic Guide to Stress-Free Living.* Boston, MA: Da Capo Lifelong books; 2013.

Sood, A. *The Mayo Clinic Handbook for Happiness: A 4-Step Plan for Resilient Living.* Boston, MA: De Capo Lifelong Books; 2015.

Soojung A, Pang K. *Rest: Why You Get More Done When You Work Less.* New York: Basic Books; 2016.

Sortun A. *Spice: Flavors of the Eastern Mediterranean.* New York: William Morrow; 2006.

Stern B. *HeartSmart: The Best of HeartSmart Cooking.* Toronto, Canada: Penguin Random House Canada; 2006.

Storoni M. *Stress-Proof: The Scientific Solution to Protect Your Brain and Body—And Be More Resilient Every Day.* New York: TarcherPerigee; 2017.

Urban H. *Life's Greatest Lessons.* New York: Fireside; 2003.

Velasquez L. *Dare to Be Kind: How Extraordinary Compassion Can Transform Our World.* New York: Hachette Books; 2017.

Walker M. *Why We Sleep: Unlocking the Power of Sleep and Dreams.* New York: Scribner; 2017.

Wei M, Groves JE. *The Harvard Medical School Guide to Yoga: 8 Weeks to Strength, Awareness, and Flexibility.* Boston, MA: Da Capo Lifelong Books; 2017.

Westcott W. *Building Strength and Stamina,* 3rd ed. Monterey, CA: Healthy Learning; 2016.

Whitworth L, Kimsey-House K, Kimsey-House H, Sandahl P. *Co-active Coaching—New Skills for Coaching People Towards Success.* London, England: Breasley Publishing; 2007.

Wikgren S, Scott C, Rinaldi A. *Health and Wellness for Life*. Champaign, IL: Human Kinetics; 2010.

Willet W, Wood M, Childs D. *Thinfluence: Thin-flu-ence (Noun) The Powerful and Surprising Effect Friends, Family, Work, and Environment Have on Weight*. Emmans, PA: Rodale Books; 2014.

Williamson J. *Sleep Rituals: 100 Practices for a Deep and Peaceful Sleep*. Vero Beach, FL: Adams Media; 2019.

Winter C. *The Sleep Solution*. New York: Berkeley; 2018.

Yoke M, Kennedy C. *Functional Exercise Progressions*. Monterey, CA: Healthy Learning; 2004.

Yoke M. 1*01 Nice-to-Know Facts About Happiness*. Monterey, CA: Healthy Learning; 2015.

Zander RS, Zander B. *The Art of Possibility: transforming Professional and Personal Life*, rev. ed. Westminster, London, England: Penguin Books; 2002.

▪ 저널 기사

Allen K, Blascovich J, Mendes WB (2002). Cardiovascular reactivity and the presence of pets, friends, and spouses: the truth about cats and dogs. *Psychosomatic Medicine*, 64(5), 727–39.

Ariga A, Lleras A (2011). Brief and rare mental "breaks" keep you focused. Deactivation and reservation of task goals preempt vigilance decrements. *Cognition*. 118(3), 439–43.

Bamia C, Trichopoulou A, Trichopoulas D (2008). Age at retirement and mortality in a general population sample: the Greek EPIC study. *Am J Epidemiol*, 167(5) 561–9.

Baun MM, Bergstrom N, Langston NF (1984). Physiological effects of human/ companion animal bonding. *Nursing Research*, 33(3), 126–9.

Berkman LF, Syme SL (1979). Social networks, host resistance, and mortality: a nineyear follow-up study of Alameda County residents. *American Journal of Epidemiology*, 109(2), 186–204.

Blaz'ek M, Kaz'mierczak M, Besta T (2015). Sense of purpose in life and escape from self as the predictors of quality of life in clinical samples. *J Relig Health*, 54(2), (517–23).

Boyle PA, Buchanan AS, Barnes LL, et al. (2010). Effect of a purpose in life on risk of incident Alzheimer's disease and mild cognitive impairment in community-dwelling older persons. *Archives of General Psychiatry*, 67(3), 304–10.

Brown SG, Rhodes RE (2006). Relationships among dog ownership and leisure-time walking in Western Canadian adults. *American Journal of Preventive Medicine*, 30(2), 131–6.

Carlson MC, Erickson KI, Kramer AF, et al. (2009). Evidence for neurocognitive plasticity in at-risk older adults: the experience corps program. *Journal of Gerontology Series A: Biomedical Sciences and Medical Sciences*, 64(12), 1275–82.

De Dren CK, Green LL, Van Kleef, et al. (2011). Oxytocin promotes human ethnocentrism. *Proceedings of the*

National Academy of Sciences, 108(4), 1262–6.

Dölen G, Darvishzadeh A, Huang KW, et al. (2013). Social reward requires coordinated activity of nucleus accumbens oxytocin and serotonin. *Nature*, 501(7466), 179–84.

Dutton JE, Heaphy ED (2003). The power of high-quality connections. *Positive Organizational Scholarship: Foundations of a New Discipline*, 3, 263–78.

Fredrickson. BL (2004). The broaden-and-build theory of positive emotions. *Philosophical Transactions of the Royal Society of London. Series B: Biological Sciences*. 359(1449), 1367–77.

Frudenberge H (1974). Staff burnout. *Journal of Social Issues*. 30(1), 159–65.

Hirschkowitz M, Whiton K, Albert S, et al. (2015). National Sleep Foundation's sleep time duration recommendations: methodology and results summary. *Sleep Health*, 1(1), 40–3.

Jean-Louis G, Zizi F, Clark LT, et al. (2008). Obstructive sleep apnea and cardiovascular disease: role of the metabolic syndrome and its components. *J Clinical Sleep Medicine*, 4(3), 261–72.

Jessen NA, Munk AS, Lundgaard I, et al. (2015). The glymphatic system: a beginner's guide. *Neurochemical Research*, 40(12), 2583–99.

Knowles, MS (1978). Andragogy: Adult learning theory in perspective. *Community College Review*. 5(3) 9–20.

Landrigan CP, Rothschild JM, Cronin JW, et al. (2004). Effect of reducing interns' work hours on serious medical errors in intensive care units. *The New England Journal of Medicine*, 351, 1838–48.

Maller C, Townsend M, Pryor A, et al. (2006). Healthy nature healthy people: 'contact with nature' as an upstream health promotion intervention for populations. *Health Promotion International*, 21(1), 45–54.

Martino J, Pegg J, Frates EP (2017). The connection prescription: using the power of social interactions and the deep desire for connectedness to empower health and wellness. *American Journal of Lifestyle Medicine*, 11(6), 466–75.

Nagasawa M, Kikusui T, Onaka T, et al. (2009). Dog's gaze at its owner increases owner's urinary oxytocin during social interaction. *Hormones and Behavior*, 55(3), 434–41.

Owen SF, Tuncdemir SN, Bader PL, et al. (2013). Oxytocin enhances hippocampal spike transmission by modulating fast-spiking interneurons. *Nature*, 600(7463), 458–62.

Pantell M, Rehkopf D, Jutte D, et al. (2003). Social isolation: a predictor of mortality comparable to traditional clinical risk factors. *American Journal of Public Health*, 103(11), 2056–62.

Scheele D, Willie A, Kendrick KM, et al. (2013). Oxytocin enhances brain reward system responses in men viewing the face of their female partner. *Proceedings of the National Academy of Sciences*, 110(50), 20308–13.

Smith BW, Tooley EM, Montague EQ, et al. (2009). The role of resilience and purpose in life in habituation to heat and cold pain. *J. Pain*, 10(5), 493–500.

Sofi F, Cesari F, Abbate R, et al. (2008). Adherence to Mediterranean diet and health states: meta-analysis. *British*

Medical Journal, 337.

Steger MF, Kawabata Y, Shimai S (2008). The meaningful life in Japan and the United States: levels and correlates of meaning in life. *Journal of Research in Personality*, 42(3), 660–78.

Stephens JP, Heaphy ED, Carmeli A, et al. (2013). Relationship quality and virtuousness: emotional carrying capacity as a source of individual and team resilience. *The Journal of Applied Behavioral Science*, 49(1), 13–41.

Steptoe A, Deaton A, Stone, AA (2015). Subjective well-being, health, and ageing. *The Lancet*, 385(9968), 640–8.

Umberson D, Crosnoe R, Reczek C (2001). Social relationships and health behavior across the life course. *Annual review of Sociology*, 36, 139–57.

Umberson D, Karas Montez J (2010. Social relationships and health: a flashpoint for health policy. *Journal of Health and Social Behavior*, 51 (1_suppl), 554–66.

Webber D, Guo Z, Mann S (2015). Self-care in health: we can define it, but should we also measure it? *Selfcare Journal*, 4(5), 98–114.

Whillans AV, Dunn EW, Smeets P, et al. (2017). Buying time promotes happiness. *Proceedings of the National Academy of Sciences*, 114(32), 8523–7.

Williamson AM, Feyer AM (2000). Moderate sleep deprivation produces impairments in cognitive and motor performance equivalent to legally prescribed levels of alcohol intoxication. *Occupational and Environmental Medicine*, 57(10), 649–55.

■ 온라인 자료

5 Foods Linked with Better Brainpower. https://www.health.harvard.edu/healthbeat/foods-linked-to-better-brainpower

CDC—About Our Program—Sleep and Sleep Disorders (2017, June 05). https://www.cdc.gov/sleep/aboutus.html

Centers for Disease Control and Prevention (CDC) (2016). Insufficient Sleep is a Public Health Problem. https://www.cdc.gov/features/dssleep

Czeisler C. Drowsy Driving (video file). http://healthysleep.med.harvard.edu/healthy/matters

Drowsy Driving. https://www.sleepfoundation.org/drowsy-driving

Glass K. Transportation and Sleep: A Hypnotically Dangerous Relationship (2010). http://www.end-your-sleep-deprivation.com/transportation-and-sleep.html

Group EW. Dirty Dozen: The Fruits and Vegetables with the Most Pesticides. https://www.ewg.org/foodnews/dirty-dozen.php

Harvard Health Publishing. www.health.harvard.edu

Healthy Eating Plate. https://www.hsph.harvard.edu/nutritionsource/healthy-eating-plate

HENRY FORD: Why I Favor Five Days' Work With Six Days' Pay. Wikisource. https://en.wikisource.org/wiki/HENRY_FORD:_Why_I_Favor_Five_Days%27_Work_With_Six_Days%27_Pay

Hoeller SC (2015, July 3). 8 reasons why Americans should take their vacation days. Business Insider. https://www.businessinsider.com/why-americans-should-take-theirvacation-days-2015-6

Johns Hopkins Medicine E-Newsletters. https://www.hopkinsmedicine.org/news/enewsletters

National Institute of Neurological Disorders and Stroke (2014). Brain Basics: Understanding Sleep. https://www.ninds.nih.gov/Disorders/Patient-Caregiver-Education/Understanding-Sleep

National Sleep Foundation. Drowsy Driving: Facts and Stats (2016). http://drowsydriving.org/about/facts-and-stats

Redmond BF (2009). Need Theories—PSYCH 484: Work Attitudes and Job Motivation. Confluence. https://wikispaces.psu.edu/display/PSYCH484/2.+Need+Theories

Robert Emmons. Profile. Greater Good Magazine. https://greater good.berkeley.edu/profile/robert_emmons

USDA. What's Cooking? USDA Mixing Bowl: A Collection of Recipes for Schools and Child Care Centers. Blog series. https://www.usda.gov/media/blog/2015/02/23/whats-cooking-usda-mixing-bowl-collection-recipes-schools-and-child-care

Web MD. Sleep Disorders. Healthy Sleep Health Center. https://www.webmd.com/sleep-disorders

Wolf CR. Virtual platforms are helpful tools but can add to our stress. Psychology Today. May 14, 2020. https://www.psychologytoday.com/us/blog/the-desk-the-mentalhealth-lawyer/202005/virtual-platforms-are-helpful-tools-can-add-our-stress

World Health Organization. Physical activity. https://www.who.int/news-room/factsheets/detail/physical-activity

World Health Organization. Self-care interventions for health. https://www.who.int/news-room/fact-sheets/detail/self-care-health-interventions#:~:text=What%20is%20self%2Dcare%3F,support%20of%20a%20health%20worker

▪ 기관

Alzheimer's Association—www.alz.org

American Academy of Sleep Medicine—www.sleepeducation.org

American Cancer Society—www.cancer.org

American College of Lifestyle Medicine (ACLM)—www.lifestylemedicine.org

American College of Sports Medicine (ACSM)—www.ACSM.org

American Council on Exercise (ACE)—www.acefitness.org

American Heart Association (AHA)—www.heart.org

American Medical Association (AMA)—www.ama-assn.org

American Public Health Association (APHA)—www.apha.org

American Sleep Apnea Association—www.sleepapnea.org

American Sleep Association—www.sleepfoundation.org

Arthritis Foundation—www.arthritis.org

Benson-Henry Institute—www.bensonhenryinstitute.org

Centers for Disease Control and Prevention (CDC)—www.cdc.gov

Cleveland Clinic—www.clevelandclinic.org

Department of Health and Human Services (HHS)—www.hhs.gov

Food and Drug Administration (FDA)—www.fda.gov

Food and Nutrition Information Center (FNIC)—www.nal.usda.gov

Gluten Intolerance Group—www.gluten.org

Harvard Medical School (Health and Medical Information)—health.harvard.edu

Health Resources and Services Administration—www.hrsa.gov

Institute of Lifestyle Medicine—www.instituteoflifestylemedicine.org

International Osteoporosis Foundation—www.osteofound.org

Livestrong Foundation—www.livestrong.org

National Cancer Institute—www.cancer.gov

National Center for Health Statistics—www.cdc.gov/nchs

National Center on Sleep Disorders Research—www.nhlbi.nih.gov

National Council on Aging—www.ncoa.org

National Institute of Allergy and Infectious Diseases—www.niaid.nih.gov

National Institute of Diabetes and Digestive and Kidney Diseases—www.niddk.nih.gov

National Institute of Mental Health—www.nimh.nih.gov

National Institute on Aging—www.nia.nih.gov

National Institutes of Health, Office of Dietary Supplements—www.ods.od.nih.gov

National Institutes of Health, Office of Research on Women's Health—www.orwh.od.niv.gov

National Osteoporosis Foundation—www.nof.org

National Sleep Association—www.sleepfoundation.org

National Sleep Foundation—www.thensf.org

Obesity Medicine Association—www.obesitymedicine.org

Office of Disease Prevention and Health Promotion—www.health.gov

Pancreatic Cancer Action Network—www.pancan.org

Parkinson's Foundation—www.parkinson.org

Prostate Cancer Foundation—www.pcf.org

Robert Wood Johnson Foundation—www.rwjf.org

Skin Cancer Foundation—www.skincancer.org

Society for Vascular Medicine—www.vascularmed.org

Susan G. Komen for the Cure—www.komen.org

T.H. Chan School of Public Health—www.hsph.harvard.edu

U.S. Anti-Doping Agency—www.usada.org

Women's Heart Foundation—www.womensheart.org

부록 B

<웰니스로 가는 길 닦기> 프로그램에 참여하거나 안내하기

온라인 또는 오프라인 그룹

당신은 어느 시점에 < 웰니스로 가는 길 닦기 > 프로그램에 대한 참여를 연장하거나 확장하기로 결심할 수 있다. 그런 경우에는 다음을 고려하라.

- 당신이 현재 <웰니스로 가는 길 닦기> 온라인 또는 오프라인 프로그램에 참여하고 있지는 않지만, 추후 프로그램에 참여하고 싶거나 더 많은 정보를 얻고 싶다면 www.bethfratesmd.com 사이트에 방문하라.

- 웹사이트 방문을 통해 온라인 또는 오프라인 페이빙PAVING 그룹에 참여할 기회를 마련할 수 있다.

- 프레이츠 박사, 커맨더 박사, 톨레프슨 박사에게 훈련을 받은 건강 전문가들이 <웰니스로 가는 길 닦기> 그룹을 진행하고 있다. 그들은 다른 진행자에게 고품질 훈련을 제공하기 위해 최선을 다하고 있으며, 모든 참가자는 페이빙PAVING 프로그램에 참여하는 동안 힘을 얻고 교육을 받고 지원받을 수 있다.

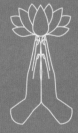

- 만약 당신이 건강 전문가이며 <웰니스로 가는 길 닦기> 프로그램 진행자가 되는 데 관심이 있다면, www.bethfratesmd.com 사이트를 방문하여 자세히 알아보라.

- 이 워크북을 완료했더라도 온라인 또는 오프라인의 <웰니스로 가는 길 닦기> 그룹 중 하나에 참여하는 것을 환영하고 격려한다. 페이빙PAVING 프로그램 과정을 통해 웰빙 증진에 전념하는 사람들이 모인 커뮤니티의 일원이 되는 것은 매우 강력하다.

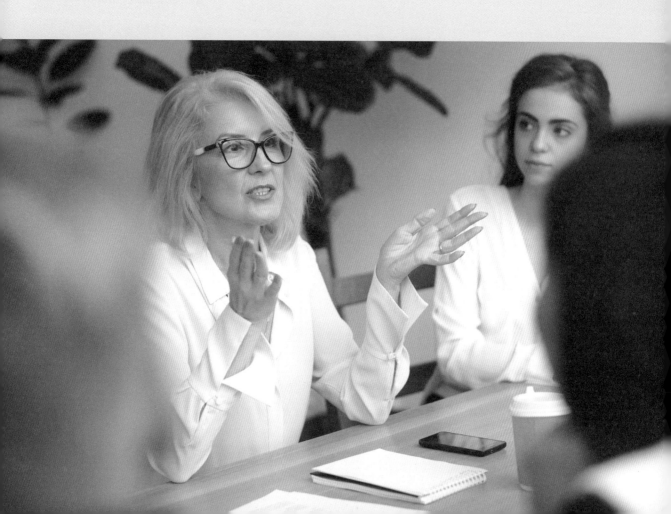

부록 C 페이빙 바퀴(PAVING Wheel) 양식

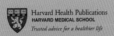

Harvard Health Publications HARVARD MEDICAL SCHOOL *Trusted advice for a healthier life*	웰니스로 가는 길 닦기
KNOWme	페이빙 바퀴(PAVING Wheel)를 사용해서 전반적인 웰니스 측정하기

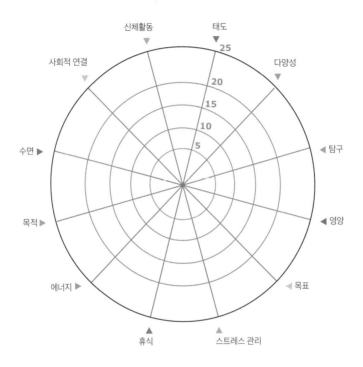

페이빙 바퀴를 사용하는 방법

점수 페이빙 바퀴의 각 구성 요소에 대한 총점을 도형에
표시하세요.

연결 각 점수를 연결하세요.

평가 페이빙 바퀴의 결과(오른쪽의 예시 참조)를 활용하여 개선하고
싶은 영역을 평가하고 자세한 지침은 해당 모듈을
참조하세요.

재평가 전반적인 웰니스와 개선해야 할 요소들을 측정하고 싶을
때마다 이 페이빙 바퀴를 정기적으로 재사용하세요.

예시

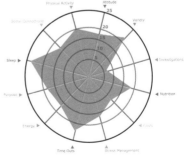

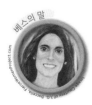

베스의 말

"정답도 오답도 없습니다. 좋은 점수나 나쁜 점수도 없고요.
페이빙 바퀴를 사용하면
자신의 웰니스를 평가하고 개선해야 할 영역을 확인할 수 있어요."

INSTRUCTIONS

아래의 각 항목을 1~5의 척도에 기초해 점수를 매기세요. 12개 부분 각각의 총점을 계산한 후, 페이빙 바퀴에 그 점수를 표시해 보세요.

1 전혀 하지 않는다.	**2** 거의 하지 않는다.	**3** 가끔 한다.	**4** 자주 한다.	**5** 일과 중 하나로서 규칙적으로 한다.

모듈 1 신체활동

나는 일주일에 5일을 하루 30분씩 운동한다.

나는 운동할 때 즐겁다.

일주일에 두 번 근력 운동을 한다.

나는 규칙적으로 유연성 운동을 한다.

나는 규칙적으로 균형 운동을 한다.

신체활동 총점:

모듈 1 스트레스

나는 스트레스와 그것이 심신에 미치는 영향에 대해 배웠다.

나는 스트레스 감소 기술을 잘 알고 있으며, 내가 불안하거나 화나거나 걱정하고 있음을 느낄 때 적어도 한 가지의 기술을 사용한다.

나는 스트레스 회복탄력성에 대해 알고 있으며, 규칙적으로 나의 회복탄력성을 향상시키는 연습을 한다.

나는 쉽게 화를 내지 않는다.

나는 명상, 심호흡, 요가 또는 '마음챙김기반 스트레스 감소법(MBSR)'을 규칙적으로 실시한다.

스트레스 총점:

모듈 2 태도

나는 실수를 배움과 성장의 기회로 사용한다.

나는 감사 편지를 쓰거나 나의 감사한 마음을 구두로 잘 표현한다.

나는 무엇을 성취/성공했을 때 축하한다.

나는 일할 때 방해받지 않고 온전히 집중한다.

나는 하루 일상에 대해 낙관적이다.

태도 총점:

모듈 2 휴식

나는 1시간 이상 앉아 있는다면, 매시간 일어나서 5분 정도 휴식을 취한다.

나는 좌절하거나 화가 나면, 안정을 찾기 위하여 심호흡을 한다.

나는 매년 휴가를 갖는다.

집에 있을 때는 저녁 식사 시간에 적어도 한 시간 정도는 컴퓨터를 끄고 일을 멀리한다.

몇 시간 동안 같은 프로젝트를 작업한 후, 그것을 넓은 관점에서 바라보기 위해 한 발짝 떨어져 본다.

휴식 총점:

모듈 3 다양성

나는 다양한 운동을 한다.

나는 무지개 색으로 구성된 식단으로 먹으려 노력한다.

나는 다양한 과일과 채소를 즐긴다.

나는 새로운 활동을 시도하기를 좋아한다.

나는 넓은 범주의 친구들을 사귀고 그들과 시간을 보낸다.

다양성 총점:

모듈 3 에너지

나에게 에너지를 주는 친구가 있다.

나는 나에게 즐거움과 활력을 주는 활동을 최소 한 가지는 알고 있다.

나는 나의 에너지를 고갈시키는 상황과 사람을 피할 수 있다.

나는 하루에 커피를 2잔 이하로 마신다.

나는 빠른 에너지 상승을 위해 단 음식이나 쿠키에 의존하지 않는다.

에너지 총점:

모듈 4 탐구

나는 규칙적으로 나 자신에 대해 작은 실험을 실시한다.

나는 어떤 음식이 내 몸에 좋은지 궁금하다.

나는 신체활동이 내 몸에 어떤 영향을 미치는지 궁금하다.

나는 의학, 영양, 수면, 스트레스 관리, 운동 등에 관한 최신 연구 결과들을 읽는다.

나는 가족, 친구와 함께 건강에 대해 이야기한다.

탐구 총점:

모듈 4 목적

나는 인생에서 분명한 목적을 가지고 있다고 느낀다.

나는 나의 활동이나 프로젝트의 우선순위를 쉽게 결정할 수 있다.

나는 나의 활동이나 프로젝트가 나의 가치와 일치하도록 한다.

나는 나에게 가장 중요한 사람과 활동을 식별할 수 있다.

나는 나의 목적을 이루기 위해 나의 강점을 사용한다.

목적 총점:

모듈 5 영양

나는 하루에 네 가지의 과일을 먹는다.

나는 하루에 다섯 가지 이상의 채소를 먹는다.

나는 단백질, 탄수화물, 지방의 적정 섭취량을 알며, 그만큼 먹는다.

나는 내가 먹는 음식에 대해 생각하고 그것이 내 몸에 좋은지 스스로에게 물어본다.

나는 음식을 약으로, 연료로, 즐거움으로 여긴다.

영양 총점:

모듈 5 수면

나는 밤에 7~8시간 잔다.

나는 오후에는 커피를 마시지 않는다.

나는 잠자리에 들기 전에 스트레칭을 하는 취침 습관을 가지고 있다.

나는 침실에 전화기를 두고 자지 않는다.

나는 너무 피로할 때 20분 정도 낮잠을 잔다.

수면 총점:

모듈 6 목표

나는 나 자신을 위한 장기 목표를 세우고, 그것을 누군가와 공유하며 검토한다.

나는 나 자신을 위한 3개월 목표를 세우고, 그것을 누군가와 공유하며 목표를 달성하고자 노력한다.

나는 월간 목표를 세우고, 그것을 누군가와 공유한다.

나는 주간 목표를 세우고, 그것을 누군가와 공유한다.

나는 나 자신을 위한 일일 목표를 세우고, 그것에 대해 스스로 책임진다.

목표 총점:

모듈 6 사회적 연결

나는 나에게 힘을 주는 최소 한 사람의 이름을 말할 수 있다.

나는 그룹(활동, 운동 수업, 미술 교실, 종교 단체 등)에 참여하고 있다.

나는 일주일에 최소 5번은 친구와 통화하거나 만난다.

나는 나의 배우자나 파트너 또는 친한 친구와 건강한 관계를 맺고 있다.

나는 매일 같이 시간을 보내며 돌보는 화초나 반려동물이 있다.

사회적 연결 총점:

저자·옮긴이에 대하여

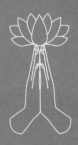

| 저자 |

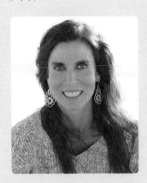

베스 프레이츠 Beth Frates, MD, FACLM, DipABLM

베스 프레이츠 박사는 생활습관의학에 대한 전문 지식을 지닌 재활의학 전문의이자 건강 및 웰니스 코치이다. 또한 하버드 의과대학에서 수상 경력이 있는 임상 조교수이다. 생활습관의학의 선구자인 프레이츠 박사는 2014년 하버드 익스텐션 스쿨Harvard Extension School에서 생활습관의학 과정을 개설하고 최초로 가르쳤다. 이 과정은 여전히 학교에서 제공되는 가장 인기 있는 과목 중 하나이다. 2020년 그녀는 미국생활습관의학회The American College of Lifestyle Medicine, ACLM의 차기 회장으로 선출되었다.

프레이츠 박사는 생활습관의학에 대한 강의계획서syllabus를 작성했으며, 강사와 교수는 미국생활습관의학회 웹사이트에서 커리큘럼을 템플릿으로 내려받을 수 있다. 또한 프레이츠 박사는 《생활습관의학 핸드북: 건강한 습관의 힘에 대한 소개Lifestyle Medicine Handbook: An Introduction to the Power of Healthy Habits》를 공동 저술했다. 이 책은 2018년 '북어쏘러티BookAuthority'가 발표한 의학서적 상위 20위 안에 선정되었다. 그녀는 강의계획서, 핸드북과 함께 12주 분량의 파워포인트와 교수용 매뉴얼이 포함된 대학 커리큘럼인 '생활습관의학 101Lifestyle Medicine 101'을 공동 제작했으며, 두 자료 모두 미국생활습관의학회 웹사이트에서 무료로 받아 볼 수 있다. 최근 프레이츠 박사는 교수용

슬라이드 자료와 함께 2020년 10월에 출판된 《청소년 생활습관의학 핸드북The Teen Lifestyle Medicine Handbook》을 공동 저술했다.

프레이츠 박사는 하버드 의과대학 계열인 스폴딩 재활병원Spaulding Rehabilitation Hospital의 뇌졸중 연구 및 회복 연구소Stroke Institute for Research and Recovery에서 웰니스 프로그램 디렉터로서 환자와 의료 종사자를 위한 〈웰니스로 가는 길 닦기PAVING Path to Wellness〉라는 12단계의 웰니스 프로그램을 만들어 실시했다. 현재 그녀는 매사추세츠 종합병원Massachusetts General Hospital, MGH 외과에서 생활습관의학 및 웰니스 디렉터로 재직 중이다. 또한 생활습관의학에 기반한 컨설팅/코칭 프로그램을 운영하며 일대일 및 그룹으로 환자를 돌보고 있다.

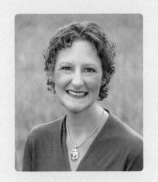

미셸 톨레프슨 Michelle Tollefson, MD, FACOG, DipABLM, FACLM

미셸 톨레프슨 박사는 산부인과 전문의이며, 콜로라도주 덴버에 있는 메트로폴리탄 주립대학교Metropolitan State University of Denver 보건학과 교수로서 생활습관의학 프로그램과 웰니스 코칭 그리고 생활습관의학 경로를 만들고 감독하고 있다.

톨레프슨 박사는 크레이턴대학교Creighton University에서 이학학사와 의학박사 학위를 모두 받았다. 그녀는 캔자스주의 미주리대학교University of Missouri에서 레지던트 과정을 마쳤고 산부인과 전문의 자격을 취득하였다. 또한 생활습관의학에서 전문의 인증을 받았으며 미국생활습관의학회의 펠로우이다.

그녀는 10년 넘게 미국생활습관의학회의 위원으로 활동하면서 '여성 건강 관심 그룹Women's Health Member Interest Group'과 '생활습관의학 예비 전문인 교육 관심 그룹Pre-Professional Lifestyle Medicine Education Member Interest Group'을 설립하고 공동 의장을 맡았다. 그녀는 현재 미국생활습관의학회의 집행 위원회 사무총장으로 활동하며 '교육 및 회원 위원회Education and Membership Committees'에서 활동하고 있다.

톨레프슨 박사는 최근에 제임스 리페James Rippe 박사의 생활습관의학 책 시리즈의 하나인 《일생에 걸친 여성의 건강 향상Improving Women's Health Across the Lifespan》을 공동 편찬했다. 또한 그녀는 생활습관의학과 여성의 건강이라는 주제에 관한 전미 회의National conference에서 워크숍을 이끌고 발표자로 참여하였다.

톨레프슨 박사는 유방암 생존자로서 그 경험을 통해 자신의 삶을 풍요롭게 만든 사람이다. 그녀는 유방암 생존자 및 폐경기와 그 이후에 건강을 최적화하려는 여성들을 위한 〈웰니스로 가는 길 닦기〉 온라인 그룹을 맡아 진행하고 있다.

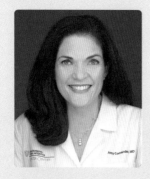

에이미 커맨더Amy Comander, MD, DipABLM

에이미 커맨더는 유방 종양학 전문의이며, 월섬에 있는 매사추세츠 종합병원MGH 암센터 및 뉴턴 웰즐리 병원Newton Wellesley Hospital의 유방 종양학 및 생존자권Breast Oncology and Survivorship의 책임자이다. 또한 매사추세츠 종합병원 암센터의 공동 의료 책임자이자 하버드 의과대학의 강사이다.

커맨더 박사는 하버드대학교를 졸업했으며, 학부 시절 행동의 생물학적 기초를 이해하려는 열정을 키웠다. 그 후, 다양한 학문에서의 정신, 뇌, 행동을 연구하기 위해 신경생물학과 심리학을 공부했다. 그리고 예일대학교 의과대학에서 의학박사 학위를 받았다. 또한 베스 이스라엘 디코니스 메디컬 센터Beth Israel Deaconess Medical Center와 하버드 의과대학에서 내과 레지던트 과정과 혈액 종양학 펠로우십 훈련을 받았다. 그녀는 혈액학, 종양학 및 생활습관의학에서 전문의 인증을 받았다.

유방 종양학 전문의인 커맨더 박사는 그녀의 환자들이 1차 암 치료 과정 및 완료 후에 겪는 어려움을 목격하면서, 생활습관 개입을 통해 유방암 생존자의 전반적인 건강과 웰빙을 개선하는 일에 열정을 가지게 되었다. 그녀는 미국생활습관의학회 유방암 위원회의 창립 공동 의장이다. 프레이츠 박사와 협력하여 유방암 생존자를 위한 〈웰니스로 가는 길 닦기〉 프로그램 그룹 관리를 시작했다. 그녀는 매사추세츠 종합병원 암센터의 다른 동료들에게 페이빙PAVING 그룹을 운영하도록 교육하여 더 많은 유방암 생존자 그룹이 이러한 변화를 경험할 수 있도록 하였다.

커맨더 박사는 지금까지 일곱 번 연속 보스턴 마라톤에 참가하는 등 마라톤을 뛰면서 자신이 설파한 대로 실천하고 있다. 그녀는 마라톤 달리기를 인생에 대한 비유로 보고 있으며, 그녀가 가장 좋아하는 달리기와 관련된 격언은 이것이다.

"그곳에서의 모든 마일이 선물이고, 모든 결승선이 선물입니다Every mile out there is a gift and every finish line is a gift."(앰비 버풋Amby Burfoot, 1968년 보스턴 마라톤 우승자)

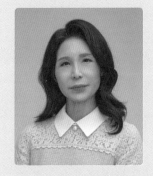

이승현 박사^{PhD, MPH, DipIBLM/ACLM, FACLM}

북텍사스 주립 의과대학 가정의학과에 이어서 현재 미국 로마린다 의과대학 예방의학과 교수로 새직 중이다. 고등학교 영어 교사 출신으로서, 국내의 영문학 및 운동생리학에서 미국의 신경운동/행동과학 및 건강행동과 교육 및 증진 분야까지 다학제적으로 전공했으며, 전문 의학은 생활습관의학 Lifestyle Medicine, LM이다. 한국인으로서 최초의 '미국 및 국제 생활습관의학 보드 전문가'로 공인되었으며, 미국LM학회 위원이자 '펠로우Fellow'에 선정되기도 했다. 또한 미국 기반 건강 및 웰니스 코치, 웰니스 전문가, 건강교육 전문가 등 다수의 자격증을 갖고 있으며, 하버드대학 기반 LM101 코스 전담 교수이자 LM 서적 출판 파트너이기도 하다. 영국LM학회 학술지 편집위원이며, 예일대학 그리핀 예방연구센터 기반 LM 중심의 글로벌 '참된 건강 발의True Health Initiative' 디렉터 카운슬 위원이며 국제LM보드기관/글로벌LM연맹기관의 집행 자문위원 등 여러 국제적 LM and Wellness 역할을 담당하고 있다.

국내에서는 2019년, 국제LM보드기관 및 글로벌LM연맹기관 그리고 아시아LM카운슬 소속이자 미국LM학회 자매기관인 국제LM인증의교육기관, 대한생활습관의학교육원 Korean College of Lifestyle Medicine을 설립해 LM을 국내 의학계와 의료보건복지계 및 일반 대중에게도 안내하고 교육하며 지원하고 있다. 짧은 3회의 연간 국제/한국LM보드시험을 통하여 약 90여 명의 국제LM보드전문의/전문인 및 한국LM보드실무자를 양성했다. 삶을 향하여서, 이승현 박사는 특히 성장형 사고방식과 의미 및 목적 지향성의 신경과학과 생활습관의학 기반 수행자이자 노력파이다.

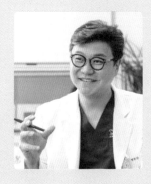

이동엽 박사^{MD, PhD, DipIBLM/KCLM}

신경외과 전문의이자 척추 전문의. 연세대학교 의과대학 및 동 대학원을 졸업하고 고려대학교 의과대학에서 박사학위를 받았다. 신촌세브란스병원 신경외과 전임의 및 임상조교수, 한국야구협회KBO 반도핑 위원회 위원 등을 역임하였고, 연세대와 고려대 의과대학 외래교수, 대한통증학회 임원, 대한통증연구학회 상임이사, 대한신경통증학회 상임이사로 활동 중이다. 현재 참포도나무병원www.champdonamu.com 병원장이다.

신경외과 의사 최초로 국제 생활습관의학 보드 전문의 자격증을 취득했다. 여러 책을 저술했으며, 공중 교육에 큰 관심을 두고 있다. 바른 자세와 생활습관의 중요성을 대중에게 알리는 척추 건강 국민 프로젝트 시리즈 《평생 바른 몸 만드는 자세 혁명》과 《내 아이의 척추가 위험하다: 평생 바른 몸 만드는 내 아이의 자세 습관》을 다국어로 출간했다. 유튜브 채널 〈이동엽 원장의 자세혁명〉에서는 바른 자세의 중요성과 성장기부터 노년기에 이르기까지 척추 건강과 웰니스 생활을 강조하고 있다.

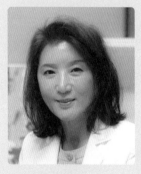

이혜원 박사MD, PhD, DipIBLM/KCLM

고려대학교 의과대학을 졸업하고, 고려대학교 병원에서 마취통증의학과 전공의 수련 후 임상교수, 전임교수로 재직했다. 현재 고려대학교 마취통증의학과 명예교수이자 건강보험평가심사위원이며, 우신향병원 통증센터장으로 일하고 있다. 최근에 국제생활습관의학 보드 전문의를 취득했으며, 만성 통증 환자에게 적용할 생활습관의학 가이드라인을 제공하는 데 심혈을 기울이고 있다.

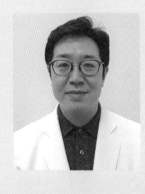

이정한 박사DKM, PhD, DipIBLM/KCLM

원광대학교 한의과대학을 졸업하고, 원광대학교 한방병원 수련 과정을 거쳐 한방재활의학 전문의를 취득했다. 최근 국제 생활습관의학 보드 전문의를 취득하고, 현재는 원광대학교 한방병원과 장흥통합의료병원 병원장을 겸임하고 있다. 생활습관의학을 한의학과 접목해 교육 및 연구와 함께 임상에서 최선의 의료를 제공하기 위해 힘쓰고 있다. 저서로는 《한방재활의학》, 《추나의학》 등이 있다.

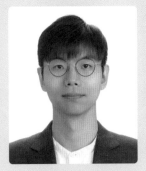

김민균 의사MD, DiplBLM/KCLM

연세대학교 의과대학을 졸업했고, 국제 생활습관의학 보드 전문의를 취득한 뒤 현재 KCLM 3기 총무를 맡고 있다. 코칭, 운동, 아로마테라피 등 표준 의학과 더불어 환자 치료에 필요한 분야들에 관심을 두고, 관련 자격증 취득 및 공부를 계속하고 있다.

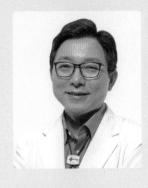

이대희 의사MD, Medical MBA, DiplBLM/KCLM

서울대학교 의과대학을 졸업하고, 서울대병원 내과 레지던트, 국립암센터 혈액종양내과 전임의 과정을 거쳤다. 현재 안양샘병원과 지샘병원 혈액종양내과 과장으로 재임하는 동시에 의료법인 효산의료재단 이사장으로 병원 경영을 책임지고 있다. 암 진료 의사이자 국제 생활습관의학 보드 전문의로서 평소 생활습관의 중요성에 대해 깊이 공감해 병원 내 생활습관의학 클리닉을 개설하는 등 국내 LM 선도 병원의 입지를 다지고 있다. 저서로 《샘병원 이야기》, 번역서로 《통합종양학》(공저)이 있다.

웰니스로 가는 길

초 판 1쇄 발행·2022. 9. 20.
초 판 2쇄 발행·2022. 10. 20.

지은이　　　베스 프레이츠, 미셸 톨레프슨, 에이미 커맨더
옮긴이　　　이승현, 이동엽, 이혜원, 이정한, 김민균, 이대희
발행인(공동)　이승현, 이상용
발행처(공동)　대한생활습관의학교육원, 청아출판사
출판등록　　1979. 11. 13. 제9-84호
주소　　　　서울특별시 서초구 양재동 바우뫼로 182, 203호 (S&C 빌딩)(대한생활습관의학교육원)
　　　　　　경기도 파주시 회동길 363-15(청아출판사)
대표전화　　031-955-6031　　팩스 031-955-6036
홈페이지　　http://lifestylemedicinekorea.org(대한생활습관의학교육원)
전자우편　　manager@lifestylemedicinekorea.org(대한생활습관의학교육원)
　　　　　　chungabook@naver.com(청아출판사)

ISBN 978-89-368-1210-2 03510

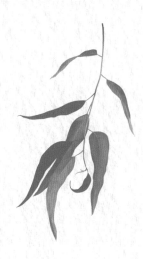